图书在版编目（CIP）数据

灵兰集萃：中华珍贵医药典籍展图录 / 国家图书馆，国家古籍保护中心，中国中医科学院编.—北京：国家图书馆出版社，2011.5

ISBN 978-7-5013-4602-8

Ⅰ.①灵… Ⅱ.①国… ②国… ③中… Ⅲ.①中国医药学—古籍—汇编 Ⅳ.①R2-52

中国版本图书馆CIP数据核字（2011）第077326号

书　　名　灵兰集萃——中华珍贵医药典籍展图录

编　　者　国家图书馆　国家古籍保护中心　中国中医科学院　编

责任编辑　孙　彦　王燕来

装帧设计　九雅工作室

出　　版　国家图书馆出版社（100034 北京市西城区文津街7号）

发　　行　（010）66139745,66175620,66126153

66174391（传真），66126156（门市部）

E-mail　cbs@nlc.gov.cn（投稿）

Website　www.nlcpress.com→投稿

经　　销　新华书店

印　　刷　北京嘉彩印刷有限公司

开　　本　889×1194毫米　1/16

印　　张　14

版　　次　2011年5月第1版　2011年5月第1次印刷

书　　号　ISBN 978-7-5013-4602-8

定　　价　280.00元

靈蘭集萃

中华珍贵医药典籍展图录

国家图书馆
国家古籍保护中心
中国中医科学院 编

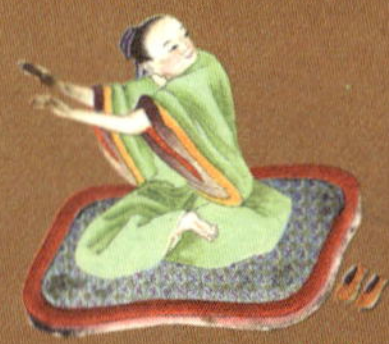

国家圖書館出版社

编纂委员会

鸣 谢（按汉语拼音顺序排列）

北京大学图书馆
北京同仁堂（亳州）饮片有限责任公司
北京藏医院
甘肃省博物馆
湖北省蕲春县人民政府
湖北省蕲春县李时珍纪念馆
湖北省荆州市博物馆
湖南省博物馆
南京图书馆
新疆维吾尔自治区博物馆
新疆维吾尔自治区维吾尔医药研究所
中国嵩山少林寺
中央民族大学少数民族古籍研究所

目 录

前 言……………………………………………………………… 1
序言一………………………………………………………… 孟庆云 1
序言二………………………………………………………… 郑金生 3
功在当代 利在千秋
——中医古籍抢救、发掘与利用…………………………… 曹洪欣 6

先秦两汉时期
甲骨文与中医学……………………………………………… 3
简帛医书……………………………………………………… 9
黄帝内经……………………………………………………… 14
难经…………………………………………………………… 17
神农本草经…………………………………………………… 20
伤寒杂病论…………………………………………………… 22

魏晋南北朝时期
脉经…………………………………………………………… 29
针灸甲乙经…………………………………………………… 31
肘后备急方…………………………………………………… 34
补遗雷公炮制便览…………………………………………… 36
刘涓子鬼遗方………………………………………………… 39

隋唐时期
诸病源候论…………………………………………………… 43
敦煌遗书中的医药文献……………………………………… 45
新修本草……………………………………………………… 48
千金方………………………………………………………… 50
外台秘要方…………………………………………………… 53
龙门药方洞药方……………………………………………… 55
四部医典……………………………………………………… 58

两宋时期

经史证类备急本草…… 63
履巉岩本草…… 68
太平惠民和剂局方…… 71
圣济总录…… 74
三因极一病证方论…… 77
妇人大全良方…… 79
小儿药证直诀…… 81
古今录验养生必用方…… 84
医说…… 86

金元时期

素问玄机原病式…… 91
医学启源…… 93
儒门事亲…… 95
东垣十书…… 97
丹溪心法……100
世医得效方……102
饮膳正要……104
回回药方……107

明清时期

本草品汇精要……113
本草纲目……119
普济方……123
景岳全书……125
古今图书集成·医部全录……127
医宗金鉴……131

医门法律……134
温病条辨……137
银海精微……139
重楼玉钥……142
串雅……144
理瀹骈文……148
薛氏医案……150
名医类案……153
临证指南医案……156
导引图……158
献药经……164
普济杂方……166
难经脉诀……169

东渐西被

医心方……173
东医宝鉴……176
中华帝国全志……179
中华医学……183

附 录

展品目录……189

后 记……201

前 言

中华医药（包括少数民族医药）以其独特的理论体系、显著的临床疗效、丰富的养生保健和防病治病方法，为中华民族的繁衍生息作出了巨大贡献，对人类文明与发展具有重要影响。

中华医药典籍卷帙浩繁，自春秋战国以降，凝聚着先人智慧的医经、本草、方书、诊法、养生等医药典籍，广泛传播，普惠民生，是中华民族宝贵的文化遗产，其中很多内容在今天的社会生活中仍然起着积极的作用。

新中国成立以来，中医药事业得到党和政府高度重视。“中华古籍保护计划”把中华医药典籍保护作为重要工作之一，计划全面启动《中华医藏》的编纂和出版。为此我们特别举办“中华珍贵医药典籍展”，通过展出珍贵典籍、药具和药物标本，使观众藉此感受源远流长、博大精深的中国传统医药文化，共同肩负保护中华医药典籍的使命。

序言一

孟庆云

中华文化源远流长，中医药乃是其中一朵绚烂的奇葩，自神农尝百草，伏羲制九针，伊尹调汤药，历代医贤传承岐黄之道，不断融会新知，于中华民族血脉之延续、天下苍生性命之护佑，厥功甚伟。

纵观数千年中医药文明发展之历程，汗牛充栋的古籍文献无疑是其最为重要的载体，诸如《黄帝内经》、《千金要方》、《本草纲目》等，皆为中医学术史上之鸿篇巨制，乃至在海外亦影响深远。《中国中医古籍总目》收录中医古籍近万种，其中不乏珍品。“盛世修典”乃古来之优秀文化传统，历史上的每一次大型文献整理活动都无一例外极大地推动了中华文化的赓续、创新。今逢盛世，党和政府高度重视古籍整理工作，学术界对于《儒藏》、《子藏》的编纂工作正在进行（《佛藏》、《道藏》早已有之）。对于同样是中国古代文化集中体现的医药古籍而言，对其进行大规模的调查、研究便显得尤为迫切，而且中医药是中国古代自然科学中唯一至今依然运用、发展的学科，对中医古籍中蕴含的科学内涵和丰富的学术资源进行整理，也具有重要的现实意义和应用价值。由此可见，《中华医藏》的编纂已亟待付诸实施，这一点也得到了已故著名学者任继愈先生的认同，同时也是千万中医药人之心愿。

旧时古籍大多束之高阁、藏之金匮，社会大众无缘得见。为充分展示中医药之文化，促进中医药知识的传播，扩大中医药之影响，推动中医古籍的保护，由国家图书馆（国家古籍保护中心）和中国中医科学院（全国中医行业古籍保护中心）联合承办“中华珍贵医药典籍展”，精选一批珍贵的中医古籍面向公众展出。

展览以历史年代为线索，列叙各时期的医药典籍和医学发展特点。先秦两汉时期乃是中国医学奠基之时，中医学经典之作《黄帝内经》、《伤寒杂病论》即产生于此时期，此外上世纪七八十年代出土的马王堆、张家山出土医学文献亦为了解这一时期医学情形的宝贵材料。晋唐时期在医学实践方面积累了较为丰富的经验，出现了不少大型医著，如第一部针灸学专著《针灸甲乙经》、第一部病候学专著《诸病源候论》、唐代孙思邈之《千金要方》。宋金元时期乃中国医学历史上的大发展阶段，随着印刷技术的革新，宋代政府对于医学的重视，出现了《太平惠民和剂局方》、《圣济总录》、《证类本草》等官修医药著作，金元时期乃中医学门户初现之时，金元四大家以其鲜明的学术风格在中医学术发展史上独树一帜。明清时期在医学理论和实践方面都取得了较大的发展，出现了一些有较大影响的著作，如明代李时珍之《本草纲目》在古代本草著作中收载药物最多，确立的纲目分类体系亦是前所未见，影响深远，甚至波及海外，该书目前已入选《世界记忆亚太地区名录》。此外，少数民族医药也是中国医学中独具特色的部分，本次还将展出一些民族医药古籍。

此次展览还涉及养生与医案类古籍。养生文化在中国有着极为悠久的历史传统，是民众生活的重要内容，其运用也是以中医学理论、方法为基础和指导。医案是医学诊疗活动的历史记载，也是医家学术思路的反映，对于医学发展甚为重要，历史上不少名医都极为重视医案的学习与记载。我国最早的医案见于《史记·扁鹊仓公列传》所载仓公之诊籍，后世逐渐增多，尤以明清时为甚，此次展出中即有著名的明代医案《名医类案》。

实物（文物）是文字记载的有益补充，而且其带来的感性认识和视觉冲击亦是书籍文献所无法给予的。本次将展出若干明清时期的药物器具如药罐、碾槽等，其材质有石、玉、瓷、铜诸种，另有药房之模型。睹物思情，静静凝视这些历经风雨的医学文物，不仅能够唤起对于中华医药之温情与敬意，更能燃起传承中华医药之信念与决心。

作为一种优秀的文化和实用的技术，中华医药无疑具有极强的吸引力和影响力。自汉代起，中华医药便已向周边国家传播，日本、朝鲜等国甚至遣派专人来学习，并结合自身国家之情形，形成了以中医药为基础的汉方医学与韩医，出现了一些有代表性的著作，如《东医宝鉴》。随着交通的发展、国际交流的加快，中医药亦远播西方诸国，如今世界范围内的针灸热、中医热便为其证。中医古籍被翻译成诸多文字，流行于世。此外，有一些中医古籍在我国已佚，但在其他一些国家尚得以保存，对这些散落在海外的中医古籍进行整理研究可使中医药的文化传承更为完整。

中医药文化博大精深，中医古籍为数众多，尽管本次展览仅涉及部分内容，但充分反映了中医古籍的内涵和特色。我们希望以此为契机，促进中医药文化的普及与传播，唤起全社会对于中医古籍的关注，广泛、充分地听取各方面对于中医古籍保护工作的意见和建议，切实推进《中华医藏》工程的开展，为中华医药文明的传承贡献一份力量。

序言二

郑金生

回顾我国古代众多科技伟人及其经典著作，宛如仰望璀璨的星空，那样高远深邃、明亮皎洁，令人神往。李时珍和他的《本草纲目》，就是这星空中闪烁着的一颗硕大明星，千秋万代，为人景仰。

李时珍（1518—1593）是明代蕲州（今湖北蕲春县）的一位名医。他出生于世医之家，从小受到医学熏陶并接受儒学教育。十几年科举之路的颠踬，使他最终弃儒从医，义无反顾地踏上了攀登医药高峰的不归路。他一面用他高超的医术救治病人，一面不断思索如何在医药领域有所作为。最后他确定以事关用药安全有效的“本草”之学（中国古代药学）作为研究主攻方向，立志改变千百年来遗存本草之书颇多讹误遗漏的现状。

一位民间医生，不可能具备朝廷医官所拥有的优越条件，无法借助国家图书和政府职权的帮助，去完成划时代的历史使命。李时珍深知自己条件有限，但他仍然无私无畏，“奋编摩之志”，去重修本草。这一决定意味着他必须付出昂贵的人生代价。他为编写《本草纲目》，花费了整整27年（1552—1578），稿凡三易，还动员了子孙、门人参与全书校订。书成之后，他又为寻求出版机会耗费了十几年。此时的李时珍，已经是“晬然貌也，癯然身也”，耗尽了毕生心血。等到1593年《本草纲目》刚刚刻成，李时珍就溘然长逝。他以整个生命为代价，给世间留下不朽的科技巨著——《本草纲目》。

李时珍的《本草纲目》问世之后，洛阳纸贵，400多年间翻印了100多次。该书不仅得到了中国古代众多医药学家和社会名士的高度赞誉，也在东被西渐的历史过程中，受到了东方邻国和西方世界医药及科技人士的一致称颂。

《本草纲目》不过是一部医药著作，为什么具有如此神奇的学术魅力，能倾倒古今中外无数学人？仅仅因为它卷帙浩大（52卷，图2卷，约190万字）、药品众多（1897种）吗？并不尽然。要论卷帙部头之巨，超过《本草纲目》的古代医书还有很多。《本草纲目》充满魅力的奥妙，是因为李时珍在其中倾注了超前的眼力、非凡的智能和卓越的科研才能。

古代中国医药典籍汗牛充栋，著书立说者代不乏人。但李时珍与众不同，他俯瞰千百年间的医药书籍编纂史，毅然把取材“不厌详悉”作为编纂原则。这是因为他认识到“天地品物无穷，古今隐显亦异”。不同时代对药物的认识有“隐”（未被充分认识）、有“显”（被充分认识与利用），这就决定了“古今药物兴废不同”的客观事实。有些药物若因当时认识不足（隐）就放弃记载，那么该药就失去了让后世发展利用的机会。有鉴于此，《本草纲目》中广采各种药物资料，书考800余种，“上自坟典，下及传奇，凡有相关，靡不备采”。该书收载的“三七”一药，当时还只在边远地区的军队中使用。李时珍虽然也没有见过该药的原植物，但却第一次将此药载入本草。该药现代已经成了活血化瘀的名药。

除此以外，李时珍《本草纲目》各药之下，

并非只记载药物的效用，而是广泛记载药物的命名及意义、产地、生境、形态、习性、相关典故史实、采收栽培以及制备方法、医药以及其他各种用途等内容。这样一来，一部药物书，俨然成为一部博物书。无怪乎当今中外许多学科（如生物学、物候学、化学、民俗学等）的研究者们均把该书视为一座宝库，孜孜不倦地予以发掘。英国伟大的生物学家达尔文因此而称赞《本草纲目》为“中国古代的百科全书”！这一成就的取得，得益于李时珍独到的超前眼力，所以《本草纲目》才能在取材广博方面胜出诸书，雄踞于世，无可替代。

李时珍编纂《本草纲目》取材“不厌详悉”，并非有文必录，獭祭堆砌。仅靠取材“不厌详悉”，则《本草纲目》必定跛足，充其量只能算一部大型药学类书，而谈不上是医药学术名著。该书的学术成就，更重要的是得益于另一个编纂原则——“立言破惑”。

所谓“立言破惑”，就是要敢于发表自己的研究意见，拨乱反正，破除疑难及困惑。李时珍这一编纂思想的确立，乃基于千百年来血的教训。中国古代很长时间存在割股疗亲的陋俗，有人把这一歪风的风源归咎于唐代陈藏器《本草拾遗》中记载了“人肉”疗瘵。李时珍认为，在陈藏器之前，割股疗亲已经存在。但陈藏器的罪过不在于他记载了“人肉”疗瘵，而在于他没有“立言以破惑”，没有指出用“人肉”作药的荒谬。所以李时珍感叹：“本草可轻言哉！”稍有不慎，一个错误记载就可能在社会上引起轩然大波，贻害无穷。

李时珍“立言破惑”，堪称无所顾忌。就在李时珍生活的万历年间，上自皇帝，下逮显贵，皆沉迷于“以人补人”（用出自人身的物品去补益人体）的邪风之中。其时盛行服食红铅（女子月经制品）、蟠桃酒（榨取童女的乳汁），以助行淫。李时珍不畏权贵，斥责此风为“方士邪术”，乃“妖人所为，王法所诛”。他宣布《本草纲目》不收载这些邪术方，并详尽阐述该邪术的荒谬。

历代本草书中，由于受时代的影响，使许多带有巫术气息的迷信药物也混杂其中。汉唐以来，神仙方士热衷于炼丹求仙，许多方士的不经之言也进入了本草。李时珍大力破解丹药、仙药可令人长生的谬说，不遗余力。例如在晋代葛洪《抱朴子》一书记载白蝙蝠乃“肉芝”，食之长命百岁。李时珍反其道而行之，引证食用白蝙蝠致死的事例来“破惑”，并宣称“葛洪误世之罪，通乎天下”！

此外，古代本草中的药物混乱讹谬现象大量存在。因此“析族区类”、“绳谬正讹”，是李时珍必须解决的头等大事。为此，李时珍运用各种方法，去进行考察研究，纠正了许多药物来源和使用方法的错误。他不惜沿用最古老的神农尝药的方法，口尝身受，来验证某些药物的毒性和副作用。他长年跋山涉水，亲自观察采集药物，去比较鉴别各种混淆药物。他还运用丰富的文字训诂及语源知识，探求各种药物异名形成的规律，解决因药名造成的药物品种混乱问题。李时珍在《本草纲目》中“立言破惑”之处比比皆是。破除本草中的千年疑惑，需要深厚的医药学术造诣，需要科学的研究方法，更需要敢于献身的精神及大无畏的勇气。李时珍的众多科学创新之见，是《本草纲目》的精粹和灵魂。后人不仅能从中了解丰富的医药知识，也能学习到许多科学的研究方法，以及为科学研究献身的伟大精神。

李时珍确立的取材“不厌详悉”、注重“立言破惑”，是《本草纲目》得以顶天立地的两大支柱。但要建造前所未有的本草殿堂，还必须在两大支柱的支撑下，再下工夫精心设计框架，巧妙搭建殿堂。

历代积淀下来的药物和方剂成千上万，浩如烟海。在李时珍之前约500多年，有一部集大成的宋代《证类本草》，它用粗略的草木虫鱼分类法来组织药物。该书包含的千年间众多本草书，都沿袭着儒家注经的旧法，一代一代，层层加注。但医药学与经学不同，它是一门治病救人的实用学科。医药书需要能快速查找，以便实用。如何才能把浩瀚的方药数据组织起来，使之好查好用，是李时珍必须直面的又一难题。

李时珍以他旷世罕有的睿智，创造了李氏独特的“纲目”组织体系，《本草纲目》也因此而得名。“纲目”体系的最大优点，就是纲举目张。该书以大纲带小纲，以小纲带细目，使一部卷帙浩繁的《本草纲目》，如同一棵参天大树，由干而枝，由枝而叶，井然有序。

李时珍运用“纲目”体系，可以说是得心应手、出神入化。概而言之，其“纲目”体现在三大方面：药物分类——以部为纲，以类为目；药物单元——基原为纲，附品为目；叙述药物——标名为纲，列事为目。其中药物分类以16部为“纲”，60类为目，建立了新型的二级分类法。16部的排列，按照万物产生的先后为序。水、火为万物之先，排在最前面，次为植物（草、谷、菜、果、木），次为动物（虫、鳞、介、禽、兽），人为万物之贵，故“人部”药排在最后。整个分类从微至巨、从贱至贵，已经具备生物进化的思想萌芽。

在李时珍之前的历代本草著作中，药物名目繁多混乱，连划分药物单元也缺乏统一的标准。至李时珍才有了药种的“纲目”划分法。简而言之，即以药物的基原（物种）为“纲”，以该基原派生的或变种的物品为“目”。以“牛”为例，牛作为一种家畜，只算是一种药，此为“纲”。其他牛身上可以做药的所有对象（牛角、牛皮、牛乳、牛心、牛肝等）、牛的变种（黄牛、水牛等），都属于“目”。这一来，就归并了以往散乱的几十种与牛相关的药物。

在药学内容表述方面，李时珍一改《证类本草》层层加注的“贴补式”编纂法，变为分项叙事的“剪裁式”体例。具体来说就是“标名为纲”（以药名为纲），“列事为目”：各药名下分八件“事”（内容主题）来归纳药物知识。这八件“事”分别为释名、集解、正误、修治、气味、主治、发明、附方，其内容则涵盖了药名解释，药物生成及来源、炮制、性味功用、附方，以及改正前人谬误、阐发药效之理等多方面。分项说药成为当今药物书籍的常例，但追溯其影响之源，当数《本草纲目》。

李时珍就是这样运用“纲目”体系，举重若轻、巧妙而又缜密地解决了本草书编纂的千古难题，建造了宏大、华丽而井然有序的本草殿堂。明末名士王世贞是《本草纲目》最早的读者，他在序言中用了一连串美好辞藻，称赞阅览《本草纲目》，“如入金谷之园，种色夺目；如登龙君之宫，宝藏悉陈；如对冰壶玉鉴，毛发可指数也”。

本次展览的亮点之一，是李时珍与他伟大的科技著作《本草纲目》。《本草纲目》是中国古代科技的瑰宝，是中国古代医药宝库的重要组成部分。我们希望通过这一展览，向来宾展示《本草纲目》的组成、内容、流传、价值等方面内容，也希望借此展览，弘扬科技伟人李时珍的不朽业绩及其科学精神。

高山仰止，景行行止。李时珍的伟大业绩，将永远激励中华儿女献身科学，造福人类，将永远伴随中华民族的生命而永生。

功在当代　利在千秋

——中医古籍抢救、发掘与利用

曹洪欣

中华文化源远流长，中医药乃是其中一朵绚丽的奇葩，自神农尝百草，伏羲制九针，伊尹调汤药，历代医贤传承岐黄之道，不断融会新知，留下了浩如烟海的文献典籍，传承至今尚存13000余种。医药典籍与其他文化典籍一样，都是中华民族智慧和文明成果的重要载体，是前人为我们留下的宝贵精神财富和历史见证，也是全人类文明的瑰宝。

中医古籍是不可再生的珍贵文化遗产，对具有悠久历史的中医药学而言，古籍不但是不可替代的底本资料，而且具有极高的学术和实用价值，如果不能妥善保存、及时抢救，则必然会随着岁月流逝而最终湮灭。保护中医古籍不仅是中医药学术传承与创新的源头活水，也是弘扬中华文化的历史重任。

由于历经社会动荡和岁月流逝，部分中医古籍遗失散佚海外，国内也有近半因虫蛀鼠咬、水湿霉烂、风化焦脆，存在不同程度的损坏。因此，及时有效地抢救、发掘与利用古医籍是迫在眉睫的重要工程。

1　中医古籍资源调查研究

1.1　国内普查

为更好地开展古籍保护与利用相关工作、彻底查清全国中医古籍的存世状况，自20世纪50年代开始，中国中医科学院图书馆曾在全国范围内组织了三次大规模的、多单位协作的中医古籍资源普查与调研，运用“点面结合”的方法，基本理清了国内现存古籍资源状况。所谓点是指文博馆、藏书楼、私人藏书家、民间收藏等，面是指国内外公藏图书机构（国立、省、市图书馆）。

第一次调研完成于1958年。中国中医科学院的前身中国中医研究院与北京图书馆联合主编了第一部《中医图书联合目录》，收录了全国59个图书馆和两位私人藏书家收藏的中医图书7661种，开启了当代大型中医专科书目编纂之先河。

第二次调研开始于20世纪70年代末。由中国中医研究院图书馆在《中医图书联合目录》的基础上，再次进行全国中医古籍资源调查，广泛收集全国各地区各系统图书馆收藏的中医古籍图书书目资料。经过系统深入的调研、核实和整理，于1991年编辑出版了《全国中医图书联合目录》。

第三次调研自2005年至2007年。在1991年版《联目》的基础上，扩大调查范围，整合各种社会信息资源，编写一部能够全面、准确反映现存中医古籍收藏分布情况的《中国中医古籍总目》，以适应新形势下继承发扬中医药学的需要。

目前已经编纂完成的《中国中医古籍总目》（以下简称《总目》），收录了150个图书馆的馆藏中医书目13000多种，其中新增品种达1000多种。重点收录1911年以前历代刊行的中医古籍，以及这些古籍在民国期间的重刻本、影印本和复制本。在此次发掘收录的过程中，新发现的一些古籍，有的并未见于历代书目，有的则已被列入亡佚书目录中，此番发现，实为意外收获。

如宋杨介所撰《存真图》，已被文献辞典列为亡佚类，现已发现该书的清抄绘本，收藏于国家图书馆；又如明彩绘本《补遗雷公炮制便览》，是出自宫廷画师之手的珍品，堪称国宝级文献，从未见诸公私书目，现收藏于中国中医科学院图书馆。凡此种种，不胜枚举。除了这些新发现的古籍，我们还发现了不少古籍的新版本，为过去认定为“孤本”的古籍摘掉了“孤本”的帽子，同时为在国内原以为失传的古籍填补了空白。

新版《总目》订正了1991年版《联目》在学科划分、作者判断、成书年代以及版本源流等方面存在的错讹不足之处，提高了本书的编纂质量及学术水平，获得了2007年度华东地区古籍优秀图书奖。

参加此次《总目》编写的图书馆达151个，较1991年版《联目》新增了38个，增幅33.6%。其中，有国内外知名的综合性大学图书馆5个，中医专业图书馆5个，省市公共图书馆19个，少数民族地区（巴彦淖尔市）图书馆1个，中国民族图书馆1个，藏书楼1家，出版单位图书馆1家等。新参加馆的成分变化，突破了原有三大系统图书馆的格局，增强了参加馆的多样性和代表性，也显示着中医古籍资源蕴藏的巨大潜力。

1.2　海外调研

海外回归国内失传的中医古籍是一项追本溯源的基础性工作，此次调研先后调查11个国家、两个地区137个图书馆收藏的中医古籍2.7万部（包括不同版本与副本）；考证清初及以前国内失传的学术价值高的珍贵古籍与版本420余种，约占国内现存同期著作的15%，发现了最早的明代血症专著《血症全集》、最早的明代军阵外科书《军门秘传》、最早的清代望诊专著《望色启微》、现存最早的元代本草歌诀《图经备要本草诗诀》等珍贵古籍。

为了让从海外复制回归的大批中医善本古籍能尽量多地为当代中医发展服务，中国中医科学院进行了海外回归中医善本古籍的数字化抢救与整理研究，制作电子光盘版，采用影印或校点的形式将复制回归中医古籍善本整理出版。已经出版的此类影印书籍有《日本现存中国稀觏古医籍丛书》（含子书15种）、《海外回归中医古籍善本集粹》（21种）、《珍版海外回归中医古籍丛书》（20种），校点出版了《海外回归中医善本古籍丛书》（61种）及其《续集》（26种）。获得2004年中华中医药学会科学技术奖·著作奖一等奖1项、2004年中华医学科技奖二等奖。

1.3　调研成果

书目调查使许多已被历代书目定为亡佚失传、具有重大学术价值的中医古籍重现世间，宋代杨介《存真图》、明代赵金《医学经略》、宋代初虞世《古今录验养生必用方》是国内普查的撷英，南宋吴洪《脉赋解义》、南宋蔡元定《脉经》、明代《草药便览》则是海外调研的集萃。

2　中医古籍保护工作

由于古籍具有文物价值与文献价值的双重属性，目前在古籍的保护上分别采取了原生性保护与再生性保护两种方式。前者主要是指改善藏书环境，或者进行原本脱酸、照原样修复。后者是缩微复制、扫描复制、照原样影印等。

2.1　原生性保护——古籍保护的根柢

在这个信息技术日新月异的时代，原生性保护依然是古籍保护工作的重中之重，数以千万计的古籍是古人留给我们不可再生的宝贵财富，古籍蕴含的文本知识或许可以通过扫描、影印等现代技术保存、利用，但真正的古代文本历史厚重感以及版本知识是再生性保护无法实现的。

鉴于令人担忧的古籍存世状况及古籍修复工作的特殊性和重要性，作为国内馆藏中医古籍最多的单位，中国中医科学院图书馆自1985年即建立起古籍修复室，通过修复工作挽救已经或濒临损毁的古籍。同时，选派专门人员学习古籍修复技术。20多年来，共抢救、修复珍贵古籍4500余册。2009年成为中医行业唯一的国家古籍修复中心。

2.1.1　中医药古籍保护技术体系的建立

在科技部基础研究专项基金项目“中医药古籍保护技术体系研究与利用”的推动与促进下，

通过对中医专业图书馆及部分大型综合图书馆在古籍保护与修复、保存环境与场所、温湿度控制，防虫防潮防尘措施及保护效果等四个方面的调研，选择适合中医药专业图书馆的相关技术，并对历代有关中药防虫防潮等古籍保护技术进行挖掘研究，建立中医药专业图书馆古籍保护技术体系和规范。制订了中医古籍最佳保护环境标准与措施，整理了历代中药防虫、防潮等古籍保护方法，对于现代研发无污染、环保型古籍防虫防潮方法和产品具有重大的启示作用，进一步完善了现代古籍修复技术，对中医药古籍文献的原生性抢救保护具有示范作用。

2.1.2　建立中医古籍评定分级方法

根据中医古籍特色创造性地提出古籍定级历史文物性、学术资料性和艺术代表性相结合的定级方法，使一批原已定为二级的中医古籍被国家调整确定为一级古籍，如《本草纲目》等，提高了中医古籍的整体地位。

2.2　再生性保护——古籍保护的新枝

再生性保护的最大优点是既能将那些久已绝版而又传世孤罕的古籍版本化身千百、永无失传之虞，又可广泛传播，便于读者披览研读。

再生性保护从最初的缩微复制、电子光盘到现在的古籍全面数字化以及各种珍善孤本古籍的影印出版，真正实现了“继绝存真，传本扬学”的宏伟目标。

2.2.1　从缩微复制到全面数字化

中国中医科学院图书馆早在上世纪80年代就开始了古籍缩微复制的尝试，先后复制古籍640余种，在当时的技术条件下，这种方式对减少古籍阅览次数、保护古籍善本有着重大贡献，但其缺陷也是有目共睹的，尤其是遇到那些翻拍抄写或刻印质量较差的书籍制成的胶卷，往往令人由于字迹模糊而望书兴叹。而高分辨率的数码照片、扫描的图像则不存在这样的问题，数字化技术的引入既有利于保护古籍，也有利于使这些难得一见的稀世珍品得到广泛传播。

首次建立了“全国中医药珍善本古籍档案系统”、“中医药珍善本古籍多媒体数据库”（1500种国内现存中医古籍）、“海外回归中医善本古籍集萃”光盘数据库（420种），制定出“有重大学术价值和历史意义的中医药珍善本古籍再生性保护与抢救标准”，初步形成了网络版的中医古籍电子图书系统，并在此基础上建设了中医古籍阅览系统，在永久保护原书的同时提供了强大的搜索功能，实现了对海量古籍图片信息的高效检索和对知识的准确挖掘，为进一步挖掘、整理和利用这些珍贵的历史遗产提供了平台。相关研究成果获2005年中国中医科学院科技进步二等奖，2009年中华中医药学会科技进步二等奖、2010年中华中医药学会科学技术一等奖。

目前，古籍数字化已经成为古籍再生性保护的重要手段，与传统以古籍修复为主的延缓性保护法相辅相成，较好地解决了古籍保护与利用之间的矛盾，使古籍文献走出公私藏书之家，化身千万，便于获取，减少了读者奔波之苦，同时数字化的古籍便于检索查阅，节省了读者大量时间和精力，极大地提高了古籍的使用效率。

2.2.2　全面系统地组织与实施中医古籍善本再造——孤本古医籍出版

通过几次全国中医古籍资源调查，现存于世的中医古籍约万余种，其中孤本医书4300余种。这些孤本医书中不乏稀世珍品。如宋元以来历代精刻之善本，名医手稿，世代相传的诊疗经验和验方，名家批校本，精写本，刻书底稿，彩绘本草图，经络图，内景图以及导引图等。这些珍贵的医药典籍，有的已流失海外，国内不存；有的被束之高阁，无人问津。更为令人痛心的是，有些孤本医书由于保管不善，残破严重，已经濒临失传的危险。抢救、保存、传播这些珍贵的文化遗产已成为刻不容缓的历史任务，也是继承发扬中医药学的基础之一。

抢救、保存、传播这些珍贵的文化遗产已是刻不容缓的历史责任，也是继承发扬中医药学的任务之一。鉴此，中国中医科学院自20世纪90年代开始，根据这些书的学术内容、文献价值、版本价值、应用价值、书品状况，选择其中书品完好、有重大学术价值和推广应用价值的孤本医书，精心校勘编辑，去粗取精，去伪存真，影印出版《中医古籍孤本大全》系列丛书。影印本古籍是最接近古籍原貌的载体，而且阅读起来较原书更为便利，完全可以取代古籍原书的阅读使用功能。本项目在中医界首次全面系统地组织与实施中医善本再造，经过十几年的努力，共完成孤本调研任务1000余种，抢救的孤本古医籍数量可达到130种，具有“功在当代，利在千秋”的深远历史意义及社会公益性。

3 中医古籍知识挖掘及利用

浩瀚的中医药文献中还蕴藏着极其丰富的学术资源，保护的最终目的是为了充分挖掘其价值，并有效利用。近年来中医古籍学术界开展了很多相关工作，出现了一些有代表性的成果。

3.1 建立中医文献名词术语规范方法和标准

在整理研究规范中医名词术语概念10万余条的基础上，理清中医药概念的各种不同表达方式，为中医药知识挖掘提供科学支撑，编撰出版《中国中医药学术语集成》（10册、1400余万字），建立了中医文献名词术语规范方法和标准。

3.2 温病类古医籍知识挖掘的示范研究

温病学说是中医学术理论体系的重要组成部分，“十一五”期间，中国中医科学院通过专家论证及多方调研，决定全面整理温病学说，精选了100余种学术价值较高的温病学著作、120种医案著作汇集成温病学全书——《温病大成》（共6部，计1300余万字）。通过对温病名著版本学研究以及温病理论的整理发掘，不仅解决了温病学科的诸多悬疑问题，而且丰富了中医瘟疫理论体系，对指导SARS、甲型H1N1流感、手足口病等新发瘟疫的防治具有积极意义。并以此为基础建设了温病大成数据库，使各类温病知识形成有效关联系统，实现数据共享与数据挖掘，完成“温病古籍数据库应用平台建设”。开创了将中医文献整理与知识深度挖掘紧密结合的编纂模式以及人工智能化信息系统整理与发掘中医古籍创新潜质的研究思路。

4 古籍保护相关工作

4.1 《国家珍贵古籍名录》及《世界记忆名录》申报

在组织完成中医行业中医古籍普查、定级等调研工作的基础上，遴选珍善本中医古籍申报《国家珍贵古籍名录》，中医馆入选古籍共83种，文史古籍3种，中医古籍80种。中国中医科学院图书馆入选古籍41种，文史古籍3种，中医古籍38种。中国中医科学院图书馆有7种珍贵古籍参展国家珍贵古籍特展。

2007年中国中医科学院图书馆承担了中国传统医药档案文献申报世界记忆工程与《中国档案文献遗产名录》的申报、评审的组织工作。其中《本草纲目》［明（1593）·金陵版］和《黄帝内经》（元刻本）成功入选《世界记忆亚太地区名录》，申报《世界记忆名录》也已经进入最后的攻坚阶段。

珍贵古籍名录以及世界记忆工程的申报不但扩大了中医珍贵古籍在全国甚至全世界范围的影响，提升中医古籍的地位，而且促进了古籍保护事业的发展，为古籍保护事业提供强有力的保障和支撑。

4.2 组织开展全国中医古籍保护研究培训

中国中医科学院图书馆与国家图书馆合作从2006年起先后联合举办五期国家中医药管理局继续教育项目“中医古籍保护与修复、古籍数字化”培训班，全国20余家中医专业图书馆数百名学员参加了培训，在行业古籍保护中起到了宣传与推动作用。为此，我们的中医古籍保护工作也得到“国际图联保存保护中心中国中心”的支持与肯定，赞扬中医科学院图书馆的古籍保护工作做得有声有色。

4.3 行业保护中心建设

2008年中医科学院图书馆和南京中医药大学图书馆因其收藏的众多古籍珍稀版本以及出色的古籍保护工作成为首批入选全国古籍重点保护单位的中医药图书馆。2009年文化部批准中医科学院图书馆成为“全国中医行业古籍保护中心”。

以此为契机，先后组织上海中医药大学图书馆、安徽中医学院图书馆通过全国古籍重点保护单位的申报，为推动全国的中医古籍保护工作提供了良好的契机和难逢的机遇。

5 创新点

5.1 开创中医古籍资源调查和书目信息集成先河

《中国中医古籍总目》的编写基本查清了新世纪全国中医古籍资源现存状况，为开展中医文献学、版本学研究，厘清中医学术发展源流，抢救保护、研究利用古籍文献，促进中医药学术进步与科技创新，提供了重要保障与支撑。这项工作开启了当代大型中医古籍资源调研和书目信息集成之先河，为全国古籍资源普查提供了范例，并且首创点面结合的调查方法以及科学完善的中医古籍三级分类法。该分类法既符合中国传统目录学"辨章学术，考镜源流"的特点，又能够明晰表达中医学科体系和类目间的逻辑关系，可容纳类分历代流传下来的全部中医古籍，填补了中医古籍分类的历史空白。

5.2 首次开展海外中医古籍资源调研

从1996年开始，中国中医科学院正式启动对海外中医古籍的调研。在文献、版本、目录学研究和海外中医古籍资源普查的基础上，理清了国内失传的中医古籍，确定了回归的书目。

如此世界范围内开展中医古籍普查，不仅前无古人，而且在当代其他国家（如日本、韩国等）也从来没有过类似的研究。本项目为世界范围的中医文献资源的信息共享提供了条件，为中医学术研究及临床运用提供了大量重要文献，目前已发表学术论文28篇。这一研究发表之后，得到学界与社会的一致好评，全国20余家报刊予以报道，其中包括《人民日报》、《光明日报》、《科技日报》、《医药导报》、《中国中医药报》、《中国医药报》等，《人民日报》还为之撰写编辑短论《让国粹代代流传》。

5.3 研究模式对古籍文献传承与丰富发展中医理论体系具有示范作用

从中医古籍存世的实际情况出发，构建了资源普查-原生性保护-再生性保护-文献整理与知识发掘紧密结合的中医古籍抢救保护、发掘利用模式，为有效抢救濒于失传的中医古籍、发掘古医籍中具有原创优势的中医知识、丰富发展中医理论、有效指导临床实践、保护中华优秀文化具有示范作用。

6 小结

相对于整个中华古籍而言，中医古籍数量虽少但极具特色。承载着历代医家临床经验和学术心得的中医药古籍是中医药学研究的基础之基础，是当代中医药学继承和发展创新的源泉，在现代中医临床中仍然具有不可替代的生命力。有鉴于此，中医古籍的利用相较其他古籍是更为紧迫的课题，而多年来中医古籍工作者筚路蓝缕，薪火相传，在实践中积累的经验，探索的道路，开创的技术，也为中华古籍的保护和利用提供了示范作用。

中医古籍保护是一项庞大的系统工程，我们应紧紧抓住当前国家重视古籍保护工作的良好契机，为弘扬中华民族悠久的历史文化，为打造古籍保护与利用大平台作出应有的贡献。我们有理由相信，在各级主管部门的关心支持下，在古籍保护从业人员的积极努力下，中医药古籍一定可以穿越历史的尘埃，在21世纪的今天重新绽放光芒！

先秦两汉时期

先秦两汉是中国医学的奠基时期。从殷墟甲骨文到马王堆帛书和张家山汉简都有中医学相关内容的记载。《汉书·艺文志》著录医经七家，经方十一家，房中八家，神仙十家，共计八百八十一卷，说明当时医学理论、临床方药与养生保健已具有一定的规模。这一时期的代表作有：《黄帝内经》、《伤寒杂病论》、《神农本草经》、《难经》等。

甲骨文与中医学

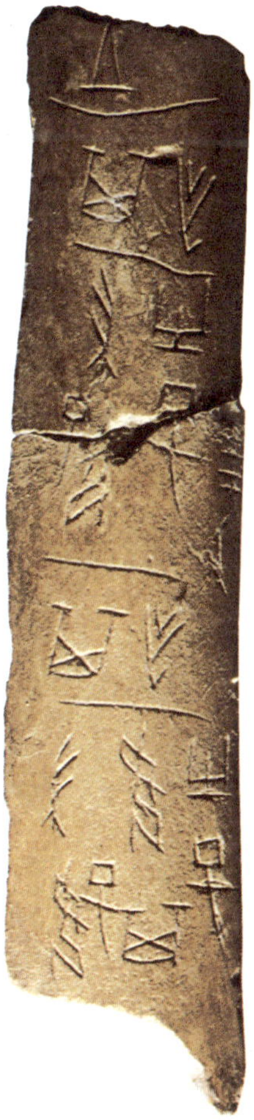

卜辞　商武丁时期（前1250—前1192）　兽骨　10.3×2.4cm

存17字。记录有关妇好怀孕的内容，《甲骨文合集》著录为13927号。胡厚宣旧藏。

释文：（1）……［往］……

（2）其乍。

（3）其乍。

（4）帚（婦）好有子？四月。（译文：妇好怀孕了吗？四月）

（5）帚（婦）好毋其有子？　（译文：妇好是没有怀孕吗？）

国家图书馆

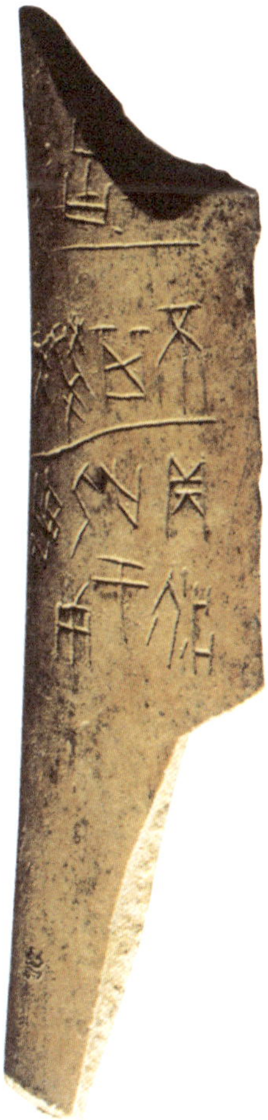

卜辞　商武丁时期（前1250—前1192）　兽骨　9.6×3.3cm

存12字。记录有关疾病和农业的内容，《甲骨文合集》著录为13689号。

释文：（1）……舌……

（2）不其受年？（译文：上天不会保佑农业丰收吗？）

（3）贞疒（病）止于妣庚御？（译文：问求疾病终止于妣庚，进行御祭禳灾？）

国家图书馆

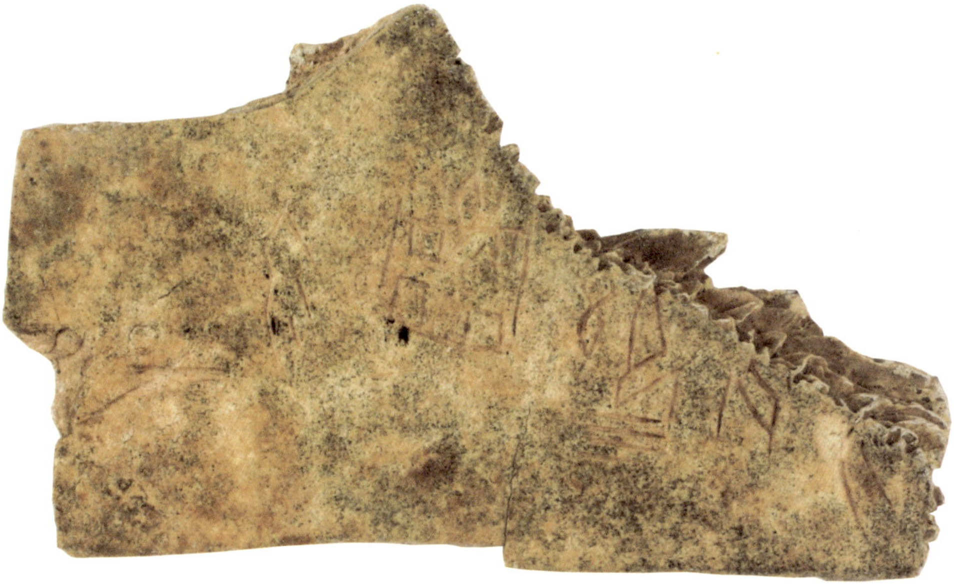

卜辞　商武丁时期（前1250—前1192）　龟甲　2.4×4.2cm

存3字。该卜辞中的“龋”字，是商代有关龋齿的记载，比埃及和印度的同类记载要早700至1000年。《甲骨文合集》著录为13662号。刘体智旧藏。

释文：（1）……御……龋……（残辞译文：即为龋齿病举行御祭禳灾）

（2）……勿……

国家图书馆

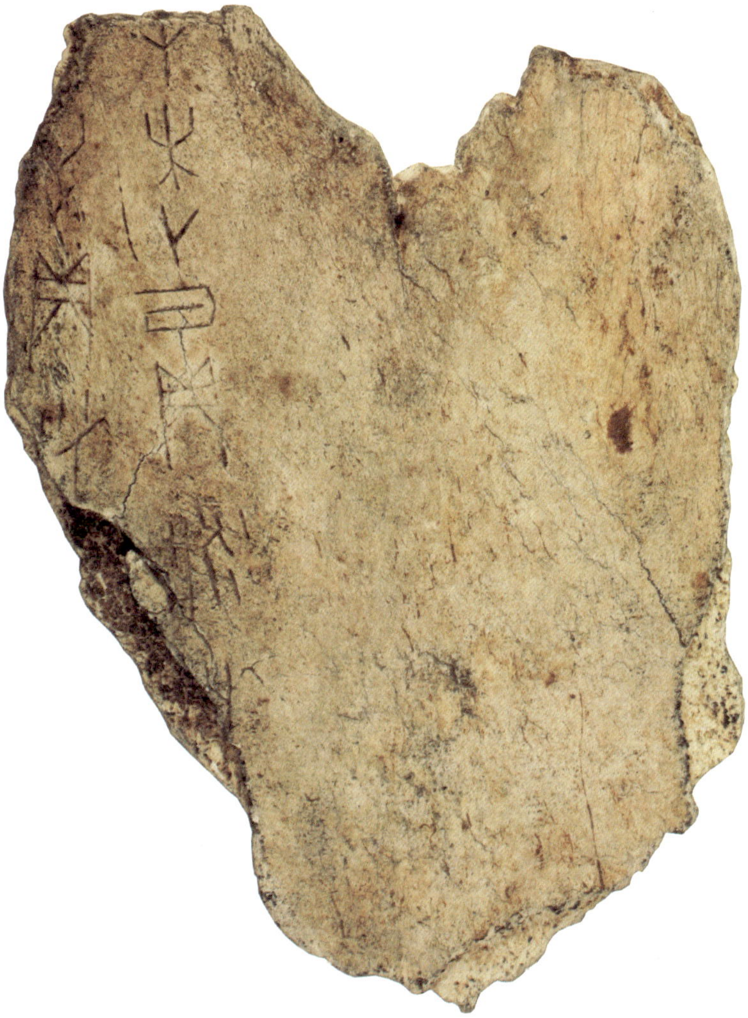

卜辞 商武丁时期（前1250—前1192）龟甲 10.4×7.6cm

存10字。商代人对人体各部位的疾病有较深刻的体验和认识，对体表的不同部位赋予许多专名。该卜辞记录了有关脚趾疾病的内容，《甲骨文合集》著录为13687号。刘体智旧藏。

释文：（1）辛未卜，亘贞：疒（病）趾？（译文：辛未日占卜，亘问：脚趾患病了？）

（2）……争贞：呼……

国家图书馆

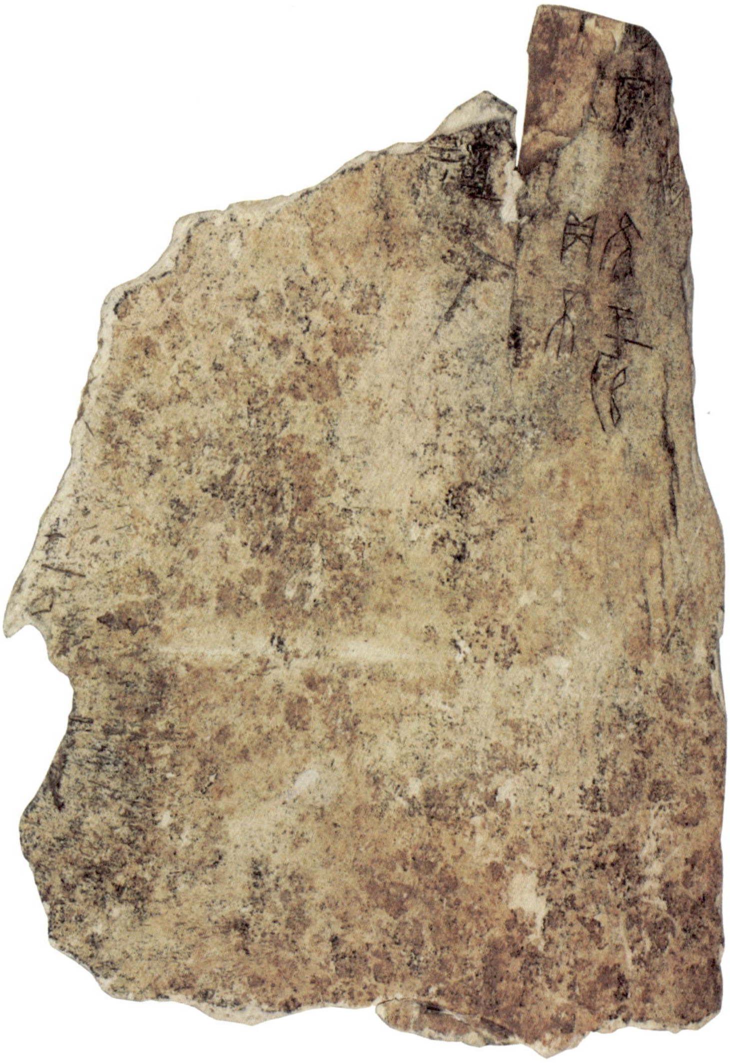

卜辞　商武丁时期（前1250—前1192）　龟甲　12.8×9.6cm

存8字。甲骨卜辞中有求生、受生；有孕、有子；娩与育等不同阶段的记录。该卜辞记录有关分娩生育的内容，《甲骨文合集》著录为14049号。刘体智旧藏。

释文：（1）贞不惟孽？二告。（译文：贞问不会有孽吧？进行第二次告祭）

（2）……娩……妫……

国家图书馆

距今3000多年前的殷商甲骨文，是现存最早的古文献资料。然而，百余年前甲骨一直被当地人当“龙骨”卖入药店，直到清朝末期才被世人知晓。1899年，王懿荣因病服药，在药材“龙骨”上发现有人工刻画。酷爱金石古文字的他意识到这可能是古代文字，立即分派家人，到北京各大药店收集所有划痕的“龙骨”，几天之内，竟收集到三四百片。因《尚书》中所载“惟殷先人，有典有册”，王懿荣认为应该是殷商时期的文字。

甲骨文主要出土于河南安阳殷墟，亦被称为殷墟文字。早期由于古董商守密，直到1910年，罗振玉才通过考证找出甲骨的真实出土地为安阳小屯。甲骨文的发现，在中外学术界引起很大震惊，但始终没能引起内忧外患的清政府的重视。贪图厚利的古董商们四处搜罗、贩卖甲骨，导致了小屯附近几近疯狂的大规模私挖乱掘甲骨的行为，一直持续到1928年中央研究院开始对殷墟展开科学发掘，才有所收敛。经学者考证，甲骨文中的商王世系与《史记·殷本纪》等古文献的记载一致，从而，使得夏商两代由传说神话的时代进入了有可靠历史的时代。

甲骨文的内容涉及社会生活的各个方面，若将众多的甲骨文碎片资料综合起来，可称得上是研究商代社会的百科全书，为研究殷商时期的社会政治经济生活、思想信仰、帝王世系等各方面提供了大量珍贵资料，是研究古代科技史的重要文献。其中，甲骨文中有许多关于疾病和治疗方法的记录，表明商代人对疾、病、生、育等与人体健康相关的方面已经有了相当高的认识水平。比如，北图7286号甲骨有关龋齿的记载，比埃及和印度的同类记载要早700至1000年；在世界上享有盛誉的传统针灸学，在甲骨文中也有相关记录。

《山海经》中记载的疾病多达50多种，《周礼》中也有关于医疗机构的设置，以及“食医”、“疾医”、“疡医”、“兽医”等等不同分工的记载，这些均能找到相应甲骨卜辞来印证。这两部文献中所记载的医学疾病材料，也包含和传承了殷商时期的医学成果和认识水平。所以，我们有理由认为传统的中医学在商代就已进入形成期了。

甲骨文中有大量的象形、会意文字，从字形上看，可以看出商代人对人体各部位的疾病有了比较深刻的认识和体验，对体表的不同部位赋予了许多专名。如（首）、（耳）、（目）、（自，即鼻）、（口）、（齿）、（手）、（止，即趾）等。此外，甲骨文中还有一些较复杂的组织器官或生理现象等的名称，如：（心），像人的心脏形状，迄今为止，这是甲骨文中发现的唯一内脏器官名称。，骨架的象形。（孕），表示女子怀孕后腹部较大，内有“子”字，是胎儿的象征。认识虽然质朴，但却是人类认识自身的开端。

甲骨文中有关于求生、受生；有孕、有子；娩与育的不同生育阶段的记录。“求生”即“生”，是已婚妇女向神灵祈求能生孩子；“受生”，则是确认受孕的孕早期记录；“有孕”、“有子”的占卜，多是孕中期的活动，而且大多还会卜问是男婴是女婴。如“妫”，即嘉，在甲骨文中指生男孩。

"娩"和"毓"一般是关于孕后期的预产期占卜。又如《甲骨文合集》14001和14002两片甲骨，完整地记录了商王武丁分别在甲申日和壬寅日，前后18天占卜，对妇好的预产期进行预卜。武丁预测若在丁日、庚日或甲日分娩吉利，会生男孩，若甲寅日分娩不吉利，会生女孩，日期往后推则都是生女孩。结果一个月后的甲寅日妇好分娩了，果然"不（嘉），隹（惟）女"。在3000多年前，妇好生孩子的预产期计算如此准确，实在令人惊奇。

殷商时期人们对疾病的认识已经相当广泛，甲骨卜辞中发现的疾病名称与种类颇多，常见的如"疒首"、"疒目"、"疒耳"、"疒鼻"、"疒齿"、"疒趾"、"疒骨"、"疒心"等30多种。这些疾病名称大多是按照人体的体表部位来区分的，但也有一些是根据疾病的主要特征来命名的，如"疒言"是指说话困难或声音嘶哑，"疒软"为周身软弱无力之疾，"疒年"则指多疾之年，即传染病的流行。甲骨文中还出现有专管疫疾的职官"小疾臣"，是掌管医师政令的小臣，医官之职。疾病卜辞记录主要是巫师用宗教手法对付疾病，其他治疗手段尚不明确。商代帝王和贵族患病时，祈祷、占卜、祭祀仍是主要的形式，而医药治疗则处于巫控制下的附属地位。

从甲骨文得知，商代的医学已经具有一定的基础。虽然甲骨文保存有大量的关于疾病和生育的记载，但是由于甲骨文仍有大量文字未被认识，关于如何治疗及用药的情况，我们至今尚未发现有明确的记载。

据最新资料统计，收藏遍布全世界的甲骨总共约有13万片。国家图书馆藏有35651片，约占出土总量的1/4，是目前世界上收藏甲骨最多的单位。这批甲骨均属新中国成立前非科学发掘时代的殷墟出土物，多为名家如孟定生、罗振玉、胡厚宣、刘体智等收藏，最终归藏国家图书馆。馆藏甲骨中的约9000片被《甲骨文合集》等书著录发表过，在已经发表的甲骨文资料中，有关医药卫生的甲骨拓片不超过1000片，而其中的100余片甲骨实物就珍藏在国家图书馆。

参考文献：

胡厚宣：《殷代婚姻家族宗法生育制度考》，《甲骨学商史论丛初集（上）》，成都：齐鲁大学国学研究所，1945年。

胡厚宣：《殷人疾病考》，《甲骨学商史论丛初集（下）》，成都：齐鲁大学国学研究所，1945年。

袁庭栋等：《殷墟卜辞研究——科学技术篇》，成都：四川省社会科学院出版社，1983年。

彭邦炯：《甲骨文医学资料释文考释与研究》，北京：人民卫生出版社，2008年。

韩康信等：《考古发现的中国古代开颅术证据》，《考古》1999年第7期。

柳志清等：《针灸源于跨湖桥文化》，《浙江国土资源》2006第4期。

（胡辉平）

简帛医书

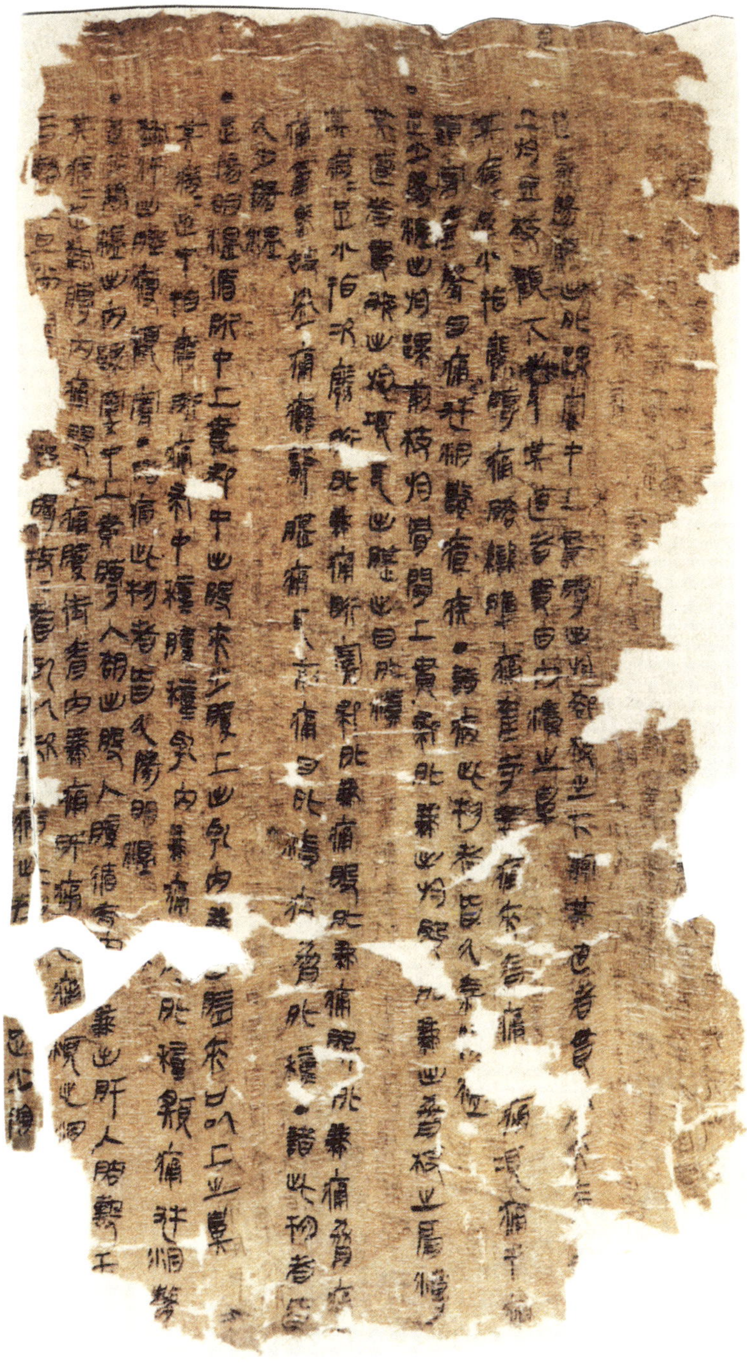

足臂十一脉灸经　西汉 帛书 湖南长沙马王堆3号汉墓
湖南省博物馆

脉书　西汉　竹简　湖北江陵张家山247号汉墓

湖北省荆州市博物馆

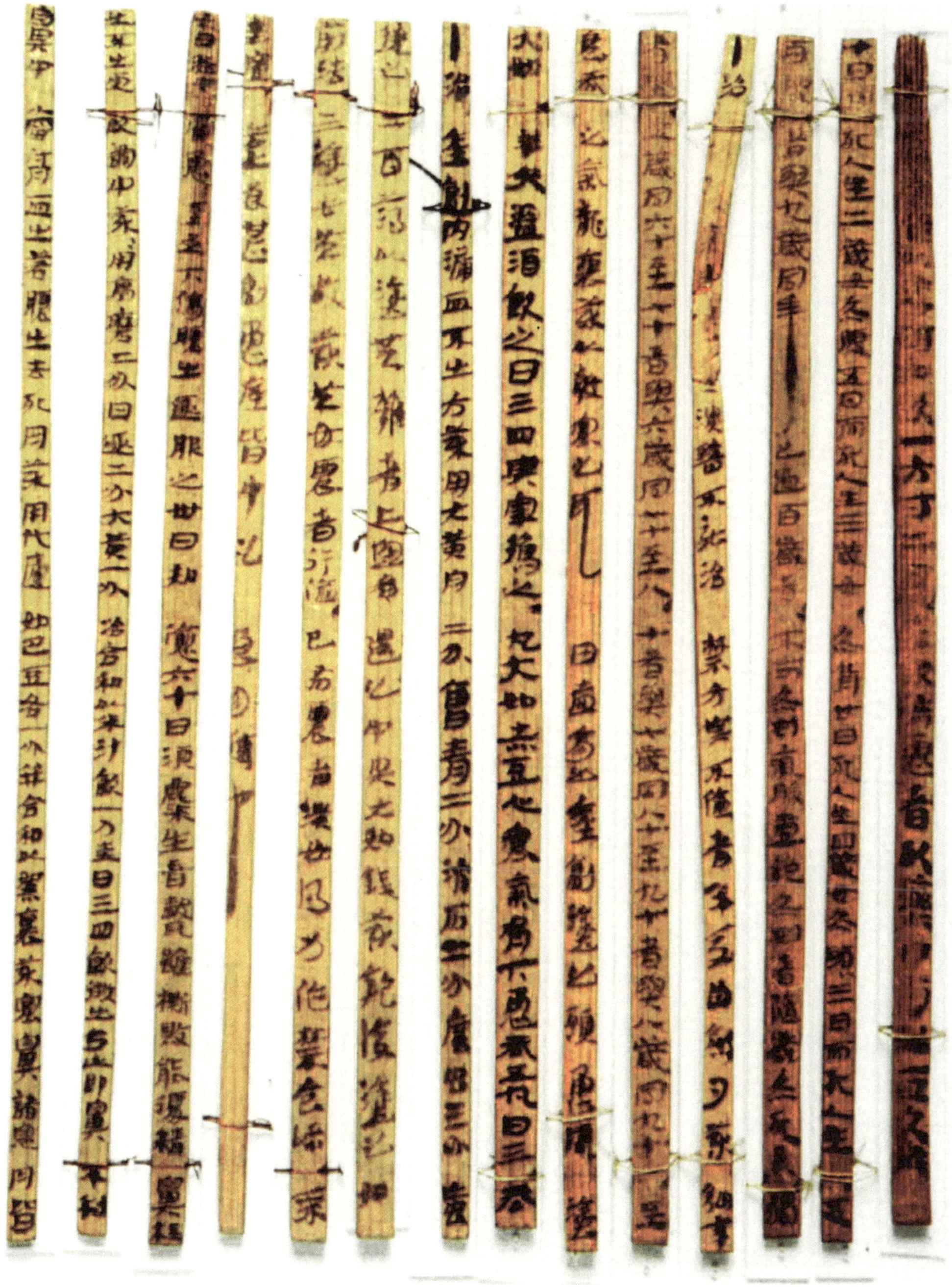

东汉医简　东汉　木简　甘肃武威旱滩坡1号汉墓
甘肃省博物馆

简帛医书多为未传世的医籍，历史久远，内容丰富，从中我们可以探寻传世古医籍的源头，梳理中医发展的脉络，发掘古代医学的成就，校勘传世古医籍，因而具有重要的学术价值。

马王堆出土医书

1973年，湖南马王堆汉墓出土的古医书共14种，抄录于简帛上，其成书年代多在战国时期，内容包括经络理论、针灸、砭石疗法、药物疗法、病因病理、养生、导引等多方面。以下择要简述其内容。

《足臂十一脉灸经》：论述十一脉之循行、病候及治法（灸法），其中足脉6条、臂脉5条，论述的次序是先足后臂，脉的循行皆起于四肢，止于头面或躯干，循行路径描述得极为简略，以“其病某某”的形式统述病候。

《阴阳十一脉灸经》（甲本、乙本）：甲本、乙本均有残缺，可互参。此书亦历述十一脉之循行、病候，但其次序是先阳脉后阴脉，脉之命名亦不以臂足言之，既有三阴三阳之名，又有肩、耳、齿之简称。就循行而言，描述亦较为简略，其走向大部分仍如《足臂十一脉灸经》自四肢走向头面躯干，少部分自头身而止于四肢。此书对于病候的描述详于《足臂十一脉灸经》，且分为“是动则病”和“其所产病”。

《脉法》（甲本）：主要论述脉诊以及砭法治疗痈脓的原则与方法。

《阴阳脉死候》（甲本）：主要论述三阴脉与三阳脉所主死亡病候的不同及其理论。

《五十二病方》：目前我国最古老的方书，共论述52种疾病之治法，绝大多数为外科病，其次为内科疾病，还有少量妇儿科疾病。书中所述疾病治疗之方，以用药为主，有内服、外用之分，灸、砭、熨、熏等外治之法亦有运用，尚可见一些祝由之法。

《导引图》：共44幅，描绘各种人体运动之姿态，部分尚配合呼吸运动、器械运动。图中有少量文字，或记述病名，如烦、聋等，或说明动作之形态，如龙登、熊经等。张家山汉简《引书》中所述各种导引，有相同或相似者。

张家山出土医书

1983–1984年，湖北省江陵县张家山247号汉墓出土了一批与医学相关的竹简。据考证，其墓葬年代为西汉。其中一简背后题有“脉书”，当系书名。《脉书》共66枚竹简，按其内容可分为相对独立的五部分。

《病候》：论述了67种病名及其症状、部位，以内科病为多。此外尚有外科、五官科、妇科、儿科疾病。

《阴阳十一脉灸经》（丙本）：论述十一脉循行、病候等，与马王堆帛书《阴阳十一脉灸经》甲本、乙本相同，个别文字略有差别，故称之为丙本，保存文字多于甲、乙本，三本可互参补充。

《阴阳脉死候》（乙本）：内容与马王堆帛书《阴阳脉死候》同，仅个别文字之差异，故称乙本。但此本顺序在《阴阳十一脉灸经》之后，而马王堆帛书《阴阳脉死候》则在《脉法》之后。

《六痛》：论述人体的“气、血、肉、筋、骨、脉”6种组织的生理功能与病痛的特点，及对其调摄的重要性。全文四字一句，体例殊于其他文献。

《脉法》（乙本）：内容与马王堆帛书《脉法》同，仅个别文字有差异，故称乙本。内容较甲本完整，可互参补充。

武威汉简

1972年11月，甘肃省武威县旱滩坡一座东汉时期墓葬中出土了一束散乱的简牍，总计92枚，包括木简78枚，木版14枚。末简抄“右治百病方”，为尾题书名。简牍所载内容较为丰富，较完整的医方有31个，涉及内科、外科、妇科、五官科疾病等，简首标列医方名称，其下连书用药、行针的具体情况，以及相关禁忌，亦有对疾病理疗方法的论述。治疗方法除汤药外，还有丸剂、散剂、膏剂、酒剂、栓剂等多种剂型，以及针灸疗法等。方剂中所载药物可辨识者约有百种之多。

简帛医书的出土，在医学史上具有重要意义。马王堆出土医书内容，与《汉书·艺文志》“方伎略”之“医经、经方、房中、神仙”相合，于此可见早期医学的真实情形，在药物、治疗、生理病理、诊断等方面提供了实例；马王堆、张家山出土的简帛文献推动了经脉理论的研究，在针灸理论演变等方面产生了深远影响；武威汉简为研究《黄帝内经》与《伤寒杂病论》的流传渊源提供了极其珍贵的史料。

参考文献：

马继兴：《出土亡佚古医籍研究》，北京：中医古籍出版社，2005年。

（杨　峰）

黄帝内经

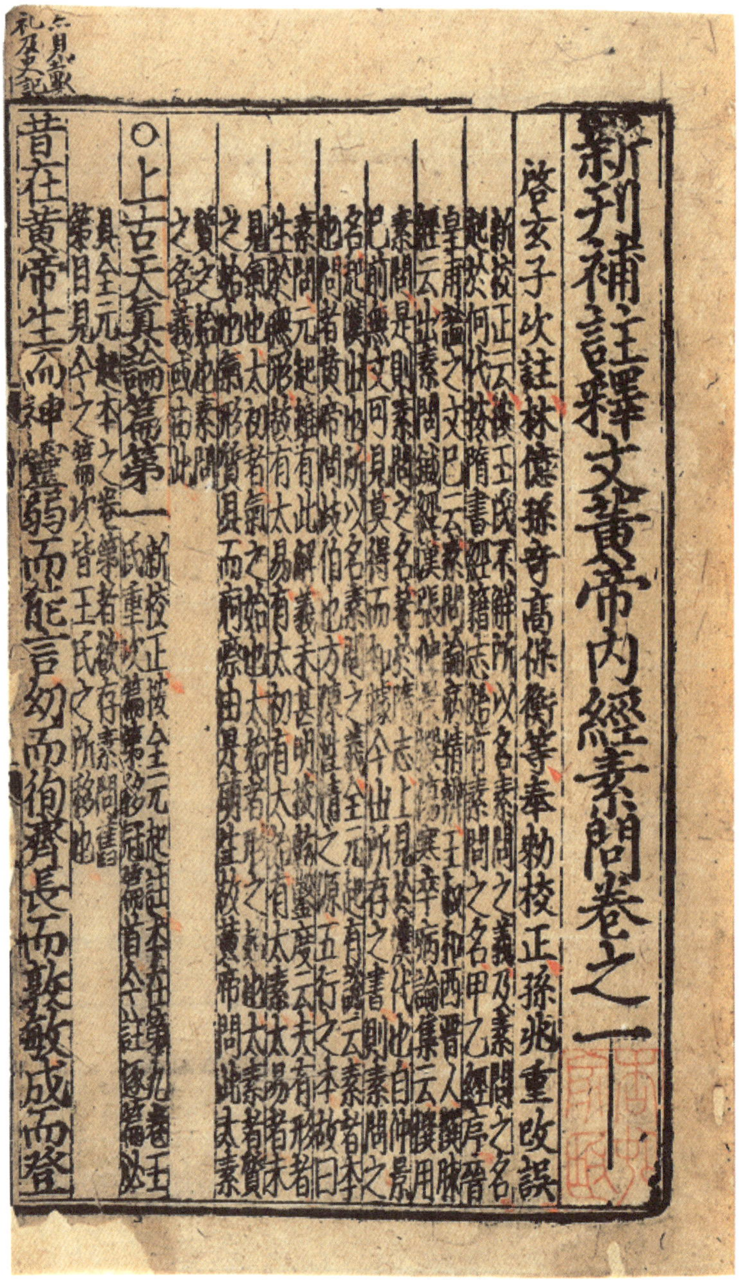
新刊補註釋文黄帝內經素問卷之一

啓玄子次註林億孫奇高保衡等奉勑校正孫兆重改誤

新校正云按王氏不解所以名素問之義及素問之名起於何代按隋書經籍志始有素問之名甲乙經序晉皇甫謐之文已云素問論病精辨王叔和西晉人撰脉經云出素問鍼經漢張仲景撰傷寒卒病論集云撰用素問是則素問之名著於隋志上見於漢代也自仲景已前無文可見莫得而知據今世所存之書則素問之名起漢世也所以名素問之義全元起有說云素者本也問者黄帝問岐伯也方陳性情之源五行之本故曰素問元起雖有此解義未甚明按乾鑿度云夫有形者生於無形故有太易有太初有太始有太素太易者未見氣也太初者氣之始也太始者形之始也太素者質之始也氣形質具而痾瘵由是萌生故黄帝問此太素質之始也素問之名義或由此

○上古天真論篇第一 新校正云按全元起注本在第九卷王氏重次篇第移冠篇首今注逐篇必具全元起本之卷第者欲存素問舊第目見今之篇次皆王氏之所移也

昔在黄帝生而神靈弱而能言幼而徇齊長而敦敏成而登

新刊补注释文黄帝内经素问十二卷 （唐）王冰注 （宋）林亿等校正 （宋）孙兆改误 元后至元五年（1339）胡氏古林书堂刻本

国家图书馆

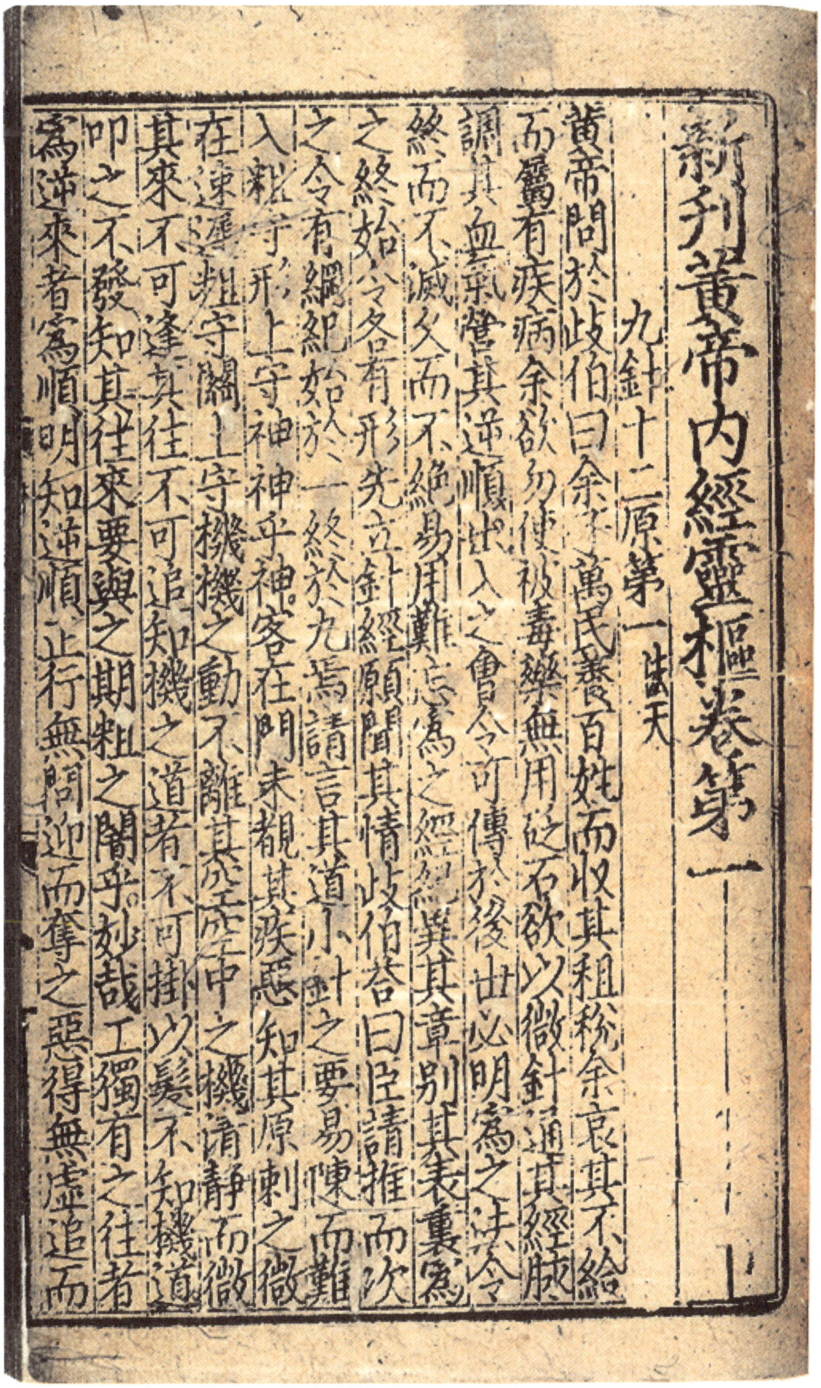

新刊黃帝內經靈樞卷第一

九針十二原第一 法天

黃帝問於岐伯曰余子萬民養百姓而收其租稅余哀其不給而屬有疾病余欲勿使被毒藥無用砭石欲以微針通其經脉調其血氣營其逆順出入之會令可傳於後世必明為之法令終而不滅久而不絕易用難忘為之經紀異其章別其表裏為之終始令各有形先立針經願聞其情岐伯答曰臣請推而次之令有綱紀始於一終於九焉請言其道小針之要易陳而難入粗守形上守神神乎神客在門未覩其疾惡知其原刺之微在速遲粗守關上守機機之動不離其空空中之機清靜而微其來不可逢其往不可追知機之道者不可掛以髮不知機道叩之不發知其往來要與之期粗之闇乎妙哉工獨有之往者為逆來者為順明知逆順正行無問迎而奪之惡得無虛追而

新刊黄帝内经灵枢十二卷 （宋）史崧音释 元后至元五年（1339）胡氏古林书堂刻六年（1340）印本

国家图书馆

《黄帝内经》简称《内经》，包括《素问》九卷、《灵枢》九卷，共十八卷，是现存的早期中医经典著作之一。

《内经》成书于战国时代，集合了不同时期多家作者的篇论，在长期流传过程中，经过众多医家之手补撰修改而成。汉代刘向等人校书时第一次对《内经》进行了系统的整理，并著录于《七略》。汉代以前，《内经》并不专指《黄帝内经》，《汉书·艺文志》将此书列入"医经"，当时尚有《黄帝外经》、《扁鹊内经》、《扁鹊外经》、《白氏内经》、《白氏外经》、《白氏旁经》，共七家。后来只有《黄帝内经》流传下来，所以"内经"也就成了《黄帝内经》的专称。《汉书·艺文志》载："医经者，原人血脉经络骨髓阴阳表里，以起百病之本，死生之分，而用度箴石汤火所施，调百药齐和之所宜。"《内经》是论述人体结构、生理病理、养生预防、治病理论的著作。在人与天地相应的理念指导下，构建了中医医学理论体系。包括摄生、阴阳五行、藏象经络、病因病机、诊法、治法治则、针灸导引、五运六气、传承和医德等方面内容，再涉及天文历法、气象物候、地理方域、人文哲学等多种学科，奠立了中医学理论体系，被历代医家奉为至道之宗。其理论具有恒久的科学价值，在当代仍然有效地指导临床实践。《内经》传世以后，医家学者们对其辨章考镜、校勘训诂、研究发挥，形成了校刊文本、注释章句、分类研究和专题发挥四种治学方式构成的诠释学系统，现存的有关著作达百余种。《素问》、《灵枢》两个传本，在汉代以后仍有所沿革。在传抄中衍化佚失，数历校编和补充，卷数、篇名、序目亦有改变。《素问》在六朝全元起著《素问训解》时已阙一卷，存69篇。唐代王冰注释时将全元起本加以改编，称《黄帝内经素问》，共24卷，81篇。王冰补入"天元纪大论"等"七篇大论"，但第72篇"刺法"、73篇"本病"虽有篇目，仍缺原文。后世称此本为王冰注本，此本除参考多种古书对原文注释外，还将原书的次序重加调整，并对个别文字予以增删。北宋校正医书局医官林亿、孙奇、高保衡等，首对王冰注本校勘注释，改题《重广补注黄帝内经素问》，仍为24卷81篇，又称"新校正"本。宋后皆以此本为通行本。此外，《素问》尚有十二卷本、五十卷本等，其卷数虽有增减，但内容基本不变。《灵枢》最早称《九卷》、《针经》，南北朝至隋唐时又有《九墟》、《九灵》等称谓。北宋时《针经》已经不全，当时虽曾根据高丽国传回的《针经》刊行，却未能流传。南宋时，史崧将家藏旧本《灵枢》九卷，共81篇，重加校订，扩编为二十四卷，正式刊行。此后也有十二卷本刊行。

《内经》在学术方面有着十分深广的国际影响。在古代就被日本、朝鲜、越南等国作为主要的经典著作。1925年以后，相继被译成英文、德文、法文等，有节译本及全译本。

《黄帝内经》现存最早且最完好的版本，是元后至元五年（1339）胡氏古林书堂刻本，今藏国家图书馆。是书已于2010年入选《世界记忆亚太地区名录》。

参考文献：

龙伯坚：《黄帝内经概论》，上海：上海科学技术出版社，1983年。

王洪图：《黄帝内经研究大成》，北京：北京出版社，1997年。

张灿玾：《黄帝内经文献研究》，上海：上海中医药大学出版社，2005年。

钱超尘、温长路：《黄帝内经研究集成》，北京：中医古籍出版社，2010年。

（孟庆云）

难经

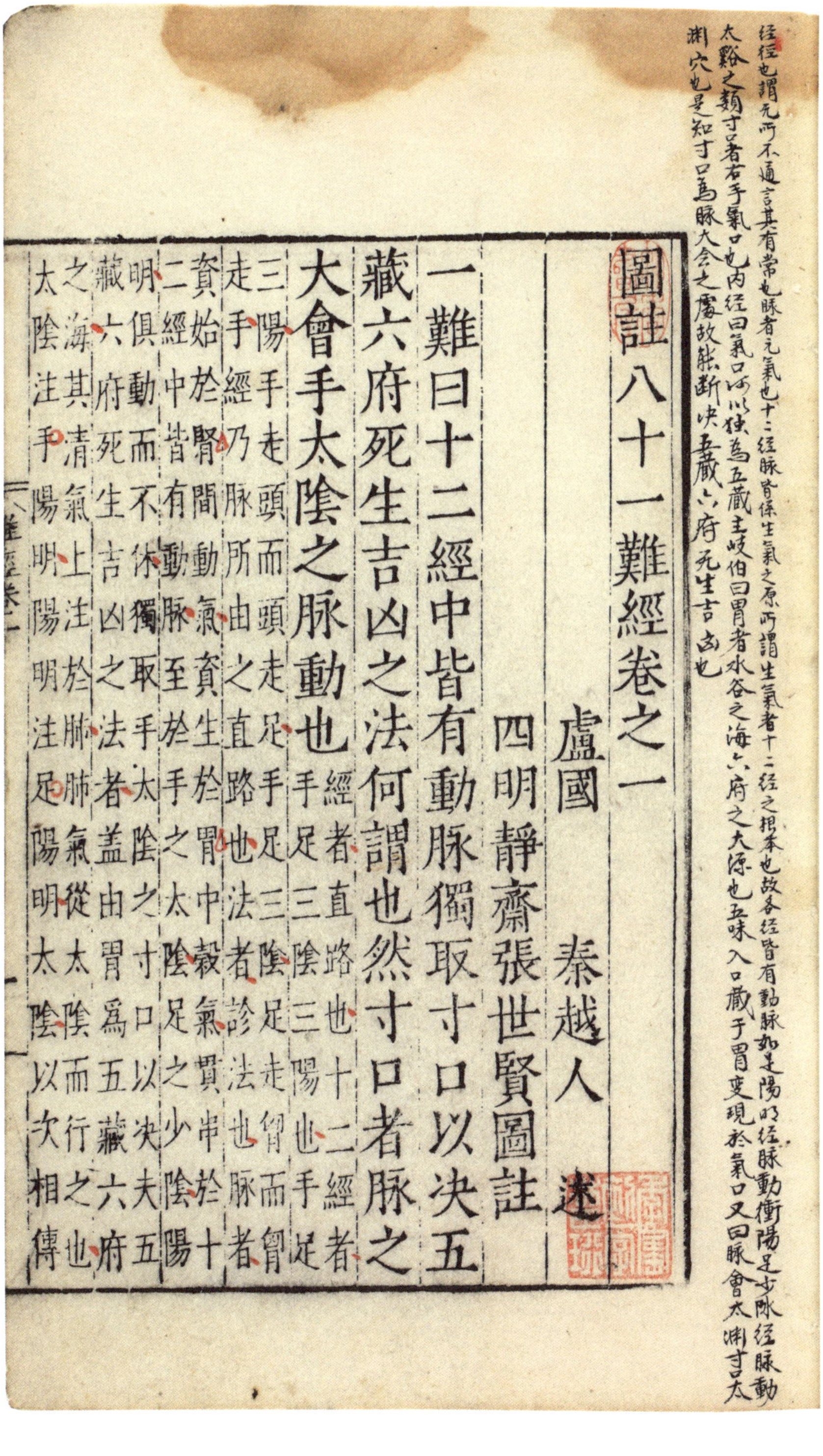

图注八十一难经八卷　（明）张世贤撰　明沈氏碧梧亭刻本

国家图书馆

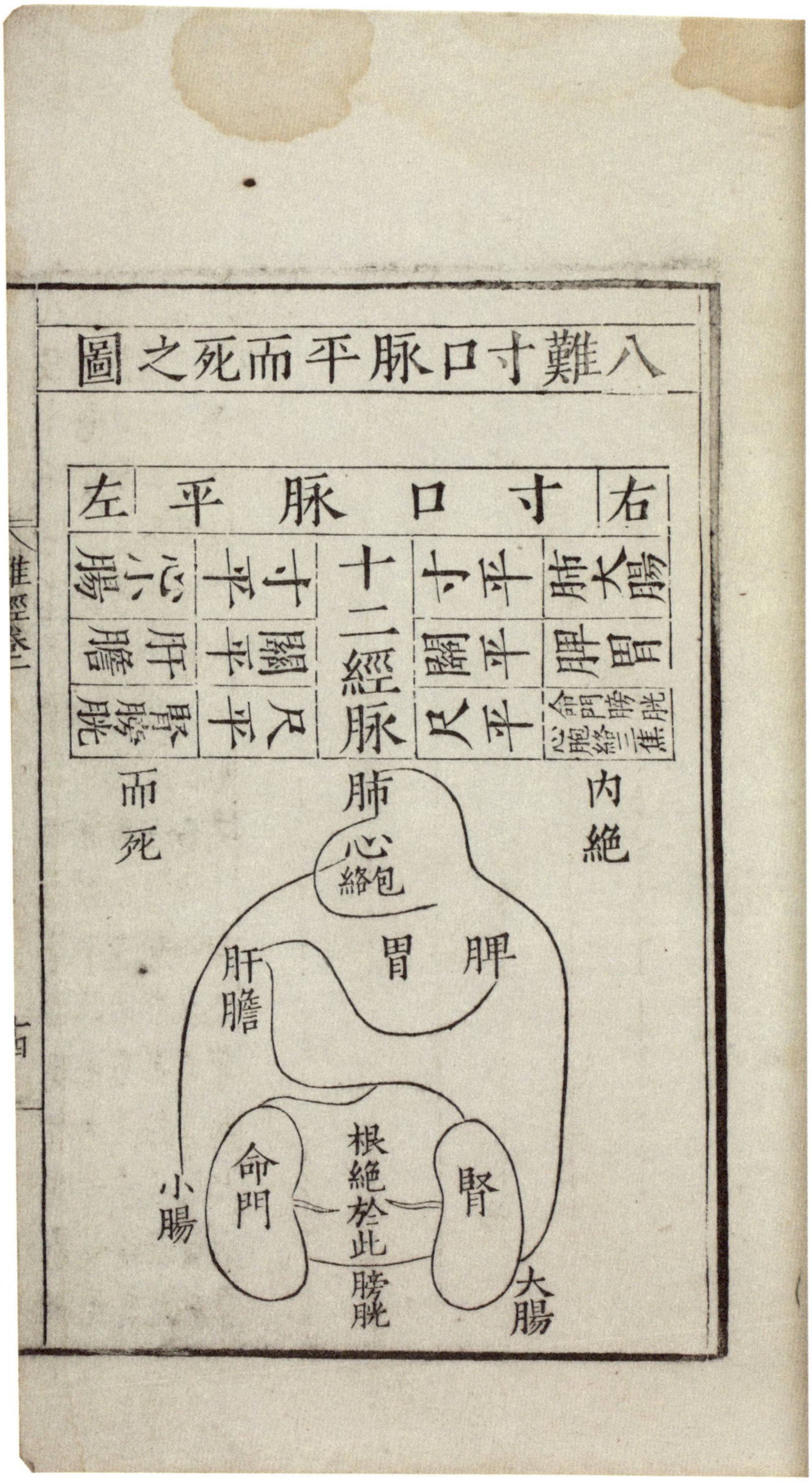
八難寸口脉平而死之圖
右 寸口脉平 左
肺大腸
脾胃
命門心胞絡三焦膀胱
寸平 關平 尺平
十二經脉
寸平 關平 尺平
心小腸
肝膽
腎膀胱
内絶
而死
肺
心
絡包
脾
胃
肝膽
根絶於此
命門
腎
小腸
大腸
膀胱

《难经》是中医经典著作之一，原名《黄帝八十一难经》，题秦越人撰，成书于战国时代，略晚于《黄帝内经》，是扁鹊学派的著作，以设问回答、解释疑难的体例编纂，故名《难经》。

该书基本内容包括经脉脉诊、脏腑七神、阴阳五行、气血营卫、病态分类、腧穴针灸、三焦命火、七冲门以及奇经八脉等理论和疑难问题。涉及生理解剖、疾病证候、诊断治疗等诸多方面，其中关于“独取寸口”和寸关尺三部诊脉法，较之《内经》三部九候诊脉法方便而实用；关于“七冲门”之解剖相当精确；所叙原气、八会和右肾命门理论至为独到；其补泻迎随、补母泻子等诸法，是具有普遍意义的治疗原则。“伤寒有五”之论，对后世伤寒与温病学说的发展产生了一定的影响，宋代大文学家苏轼在《楞伽经·跋》中称颂道：“句句皆理，字字皆法。”

《难经》的刊本、注本和集注本多达数十家。自宋代丁德用首次以插图辅注以后，已有数种图注之书。在诸存世者中，成书最早、插图最丰富精美的，当属明代张世贤的《图注八十一难经》。张世贤，字天成，号静斋，浙江宁波人。明代中期名医，以因脉用药称誉。其著作除《图注八十一难经》外，尚有《脉学奇经考》、《图注脉诀》四卷、《附方》一卷。《鄞县志》、《鄞县通志》有传。张氏以禀赋高、用意密而为《难经》图注，每节为之注，每难为之图，其图对理解脏腑经脉价值极大。《四库全书总目》提要评价该书：“于八十一篇，篇篇有图，凡注所累言不尽者，可以披图而解。”张世贤之图注是以配合图表的方式对《难经》进行注释，通俗易明，成为后世刊本最多、流传最广的一种注本。

《图注八十一难经》初刻于明代正德五年（1510）。是书刊出后，至清代有50余种版本之多，其题名又有称《图注八十一难经辨真》或《张氏图注八十一难经》。此次展出为明嘉靖三十三年（1554）吴门沈氏碧梧亭刻本，此本现仅存4部，分别收藏于国家图书馆、上海图书馆、上海中医药大学图书馆和南京图书馆。图录所收为国家图书馆藏品。

参考文献：

李伯聪：《扁鹊和扁鹊学派研究》，西安：陕西科学技术出版社，1990年。

（孟庆云）

神农本草经

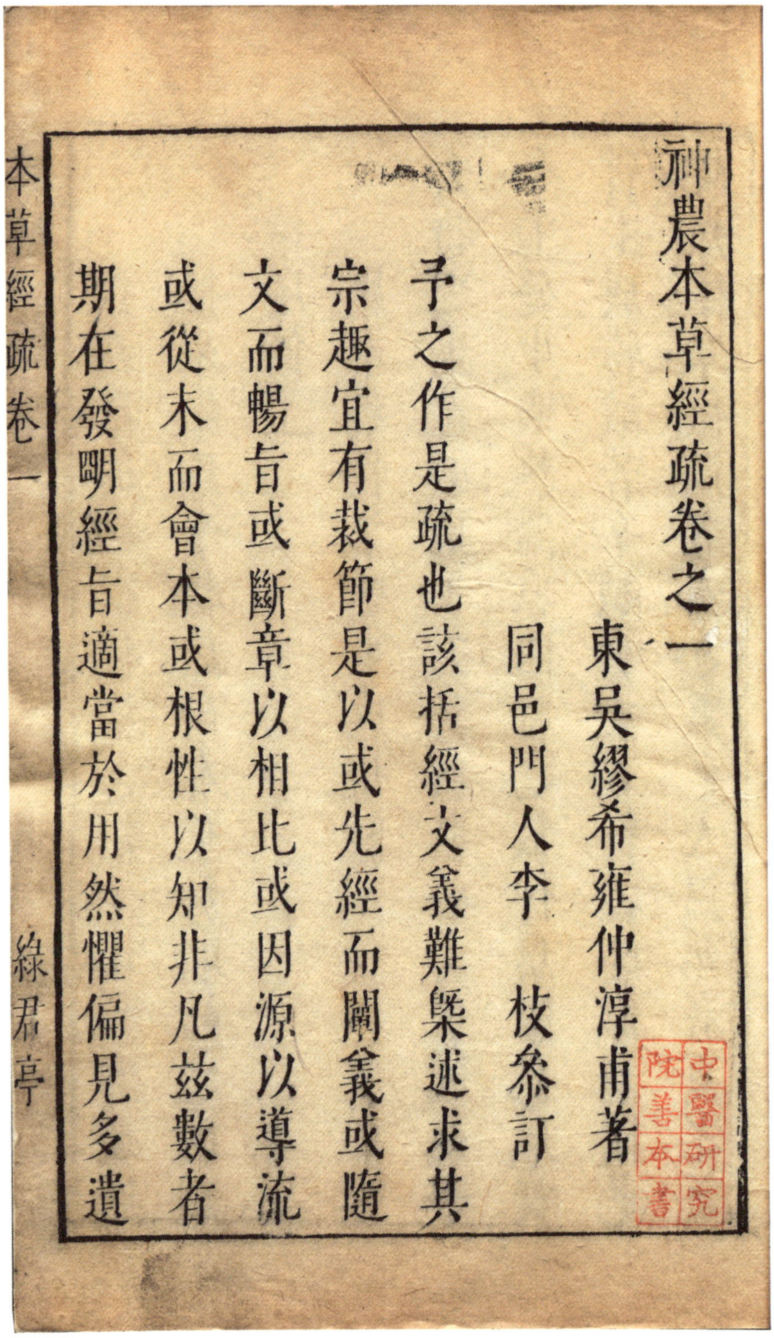
神農本草經疏卷之一
東吳繆希雍仲淳甫著
同邑門人李　枝叅訂
予之作是疏也該括經文義難槩述求其
宗趣宜有裁節是以或先經而闡義或隨
文而暢旨或斷章以相比或因源以導流
或從末而會本或根性以知非凡茲數者
期在發明經旨適當於用然懼偏見多遺
本草經疏卷一　綠君亭

神农本草经疏三十卷　（明）缪希雍撰　明天启五年（1625）毛氏绿君亭刻本

中国中医科学院图书馆

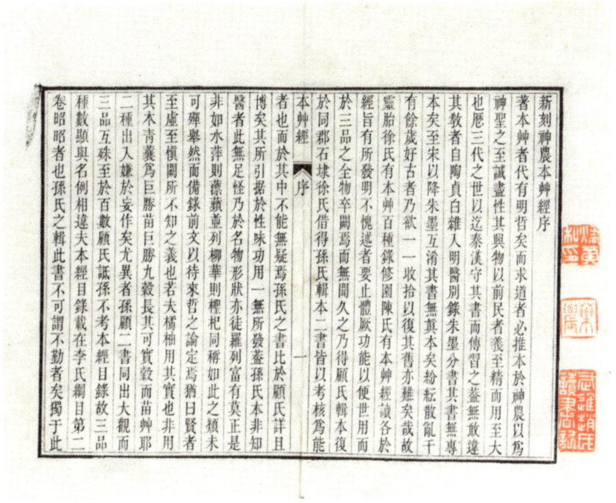
新刻神農本艸經序

著本艸者代有明哲矣而求道者必推本於神農以爲神聖之至誠盡性其與物以前民者義至精而用至大也歷三代之世以迄秦漢守其書而傳習之蓋無敢違其教者自陶貞白雜入明醫別錄朱墨分書其書無專本矣至宋以降朱墨互淆其書無眞本矣紛紜散亂千有餘歲好古者乃欲一一收拾以復其舊亦難矣哉故靈胎徐氏有本艸百種錄修園陳氏有本艸經讀各於經旨有所發明不愧述者要止體厥功能以便世用而於三品之全物卒闕焉而無聞久之乃得顧氏輯本復於同郡石埭徐氏借得孫氏輯本二書皆以考核爲能

本艸經 序 一

者也而於其中不能無疑焉孫氏之書比於顧氏詳且博矣其所引據於性味功用一無所發蓋孫氏本非知醫者此無足怪乃於名物形狀亦徒羅列富有莫正是非如水萍則藾蘋並列柳華則檉杞同稱如此之類未可殫舉然而備錄前文以待來哲之論定焉猶曰賢者至慮至愼闕所不知之義也若夫橘柚用其實也非用其木青蘘爲巨勝苗巨勝九穀長其可實穀而苗艸耶二種出入嫌於妄作矣尤異者孫顧二書同出大觀而三品互殊至於百數顧氏譏孫不考本經目錄故三品種數顚與名例相違夫本經目錄載在李氏綱目第二卷昭昭者也孫氏之輯此書不可謂不勤者矣獨于此

神农本草经 （清）孙星衍辑 清光绪十七年（1891）周氏校刊本

《神农本草经》是现存最早的药学专著，简称《本经》、《本草经》、《神农经》，是汉以前药学知识和经验的第一次总结，它奠定了我国本草学发展的基础。

书名托为神农，是农耕时代的杰出代表，《淮南子·修务训》认为“古者民茹草饮水，采树木之实，食蠃蛖之肉，时多疾病毒伤之害。于是神农乃始教民播种五谷，相土地宜燥润，肥饶高下，尝百草之滋味、水泉之甘苦，令民知所避就。当此之时，一日而遇七十毒”。这说明药物知识是人类长期生活、生产实践过程中逐渐积累形成的。

《神农本草经》分为总论和各论两部分，总论概述三品分类原则、君臣佐使配合、七情、四气、五味、采造时月、真伪陈新、药性调剂宜忌、用药察源、毒药服法、服药时间、大病之主等。各论部分介绍每种药物的具体内容，首创上、中、下“三品分类”原则，载药365种，包括植物药252种，动物药67种，矿物药46种，药名下首叙性味，次列主治、功效、别名等。该书以临床实践为基础，将诸多用药经验总结升华为理论知识，成为本草发展的源头。

陶弘景在整理注释经传抄错简的《神农本草经》的基础上，增加汉魏以来名医的用药经验（主要取材于《名医别录》），撰成《本草经集注》。唐宋药物专家编修本草均保留了《神农本草经》的内容。此后，历代学者中皆有致力于辑复《神农本草经》，以及加以注疏和阐释者。

缪希雍（1546—1627），字仲淳，号慕台，明代海虞（今江苏常熟）人。父早殁，幼年孤苦。17岁患疟疾，自修医学，遍检方书自己治疗，遂至痊愈。故立志从医，搜求医方，苦心研究药道，博涉各种医书，尤精本草之学，撰成《神农本草经疏》。此外，他还著有《先醒斋医学广笔记》、《本草单方》等。

此本为毛氏绿君亭刻本，依《证类本草》所引《神农本草经》之药物，从阴阳、五行、归经、脏腑、虚实等方面进行全面阐释，开创注疏类本草的先河。此本今藏中国中医科学院图书馆。

参考文献：

任春荣：《缪希雍医学全书》，北京：中国中医药出版社，1999年。

王家葵、张瑞贤：《神农本草经》，北京：北京科学技术出版社，2002年。

（万 芳）

伤寒杂病论

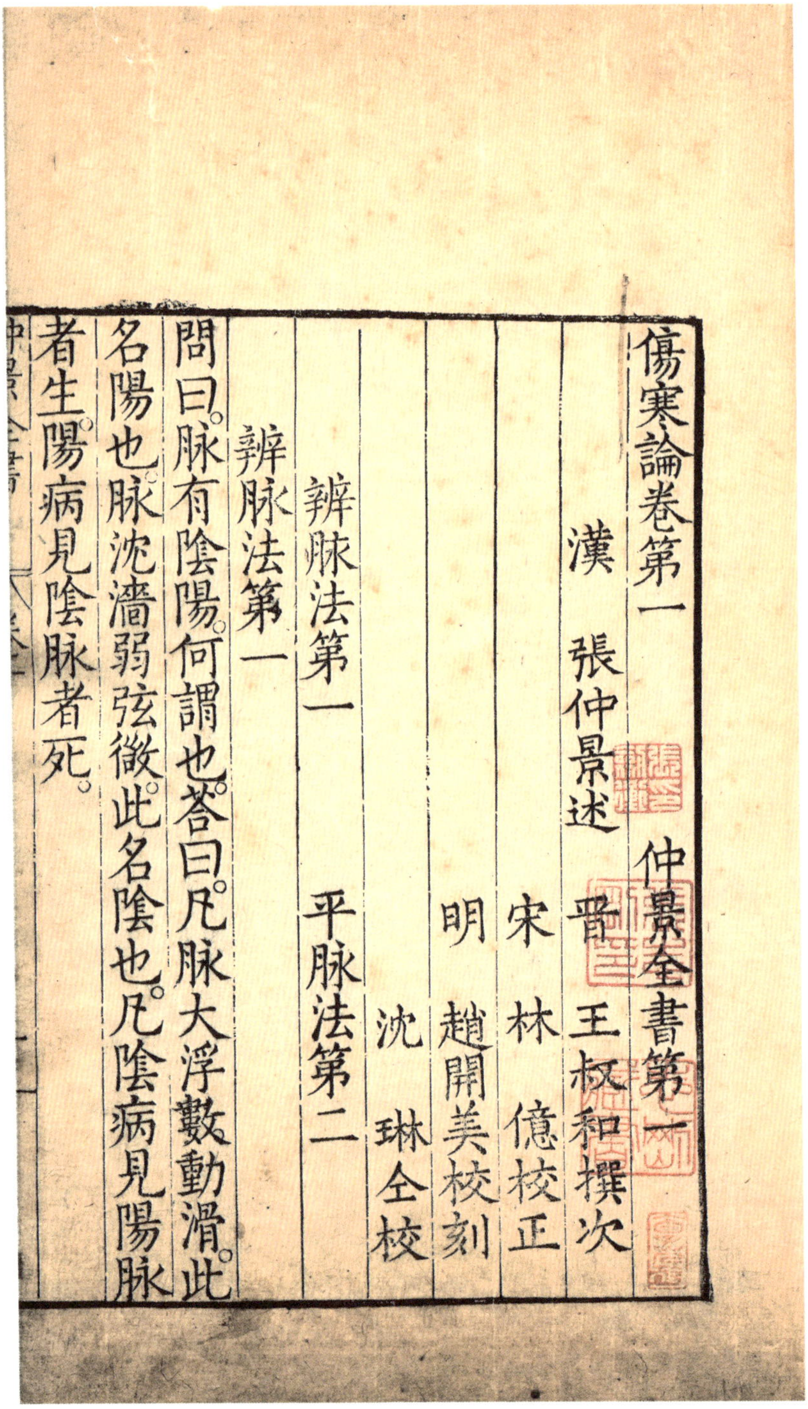

仲景全书二十六卷　（汉）张机等撰　明万历二十七年（1599）赵开美刻本

中国中医科学院图书馆

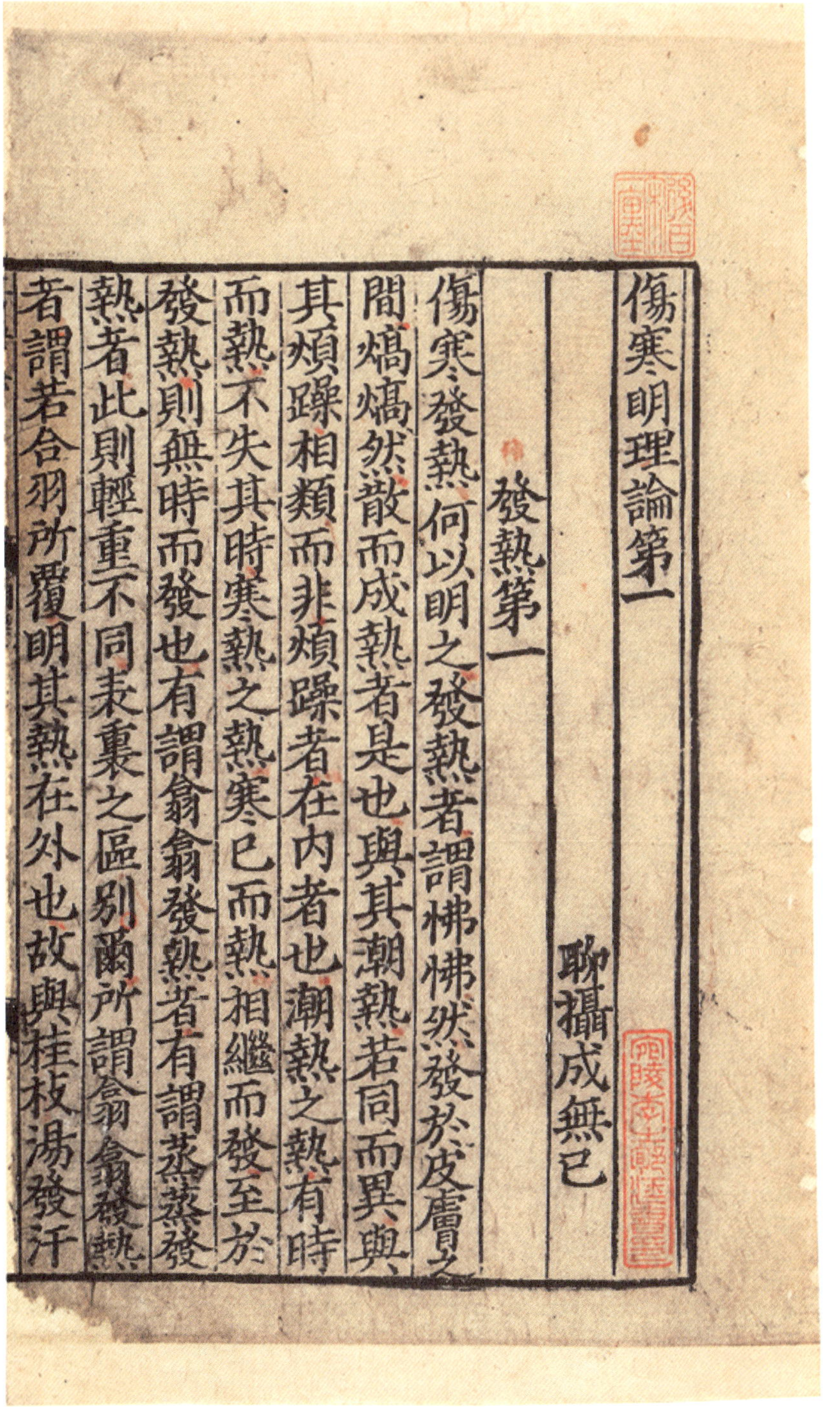

伤寒明理论三卷方论一卷 （金）成无己撰 宋刻本（明理论卷三、方论配清抄本）

国家图书馆

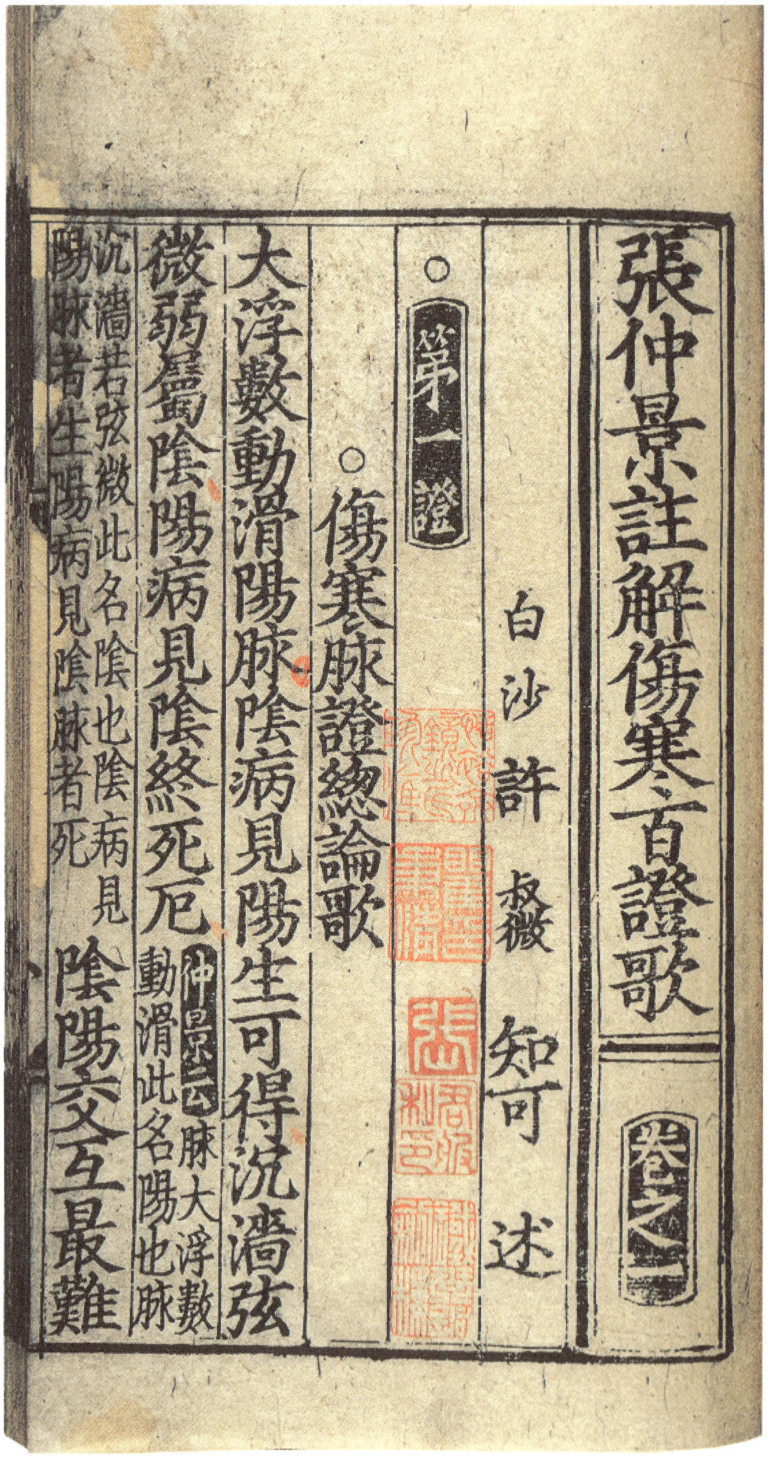
張仲景註解傷寒百證歌 卷之一

白沙許叔微知可述

第一證

傷寒脉證總論歌

大浮數動滑陽脉陰病見陽生可得沉濇弦微弱屬陰陽病見陰終死厄仲景云脉大浮數動滑此名陽也脉沉濇若弦微此名陰也陰病見陽脉者生陽病見陰脉者死陰陽交互最難

张仲景注解伤寒百证歌五卷　（宋）许叔微撰　元刻本

国家图书馆

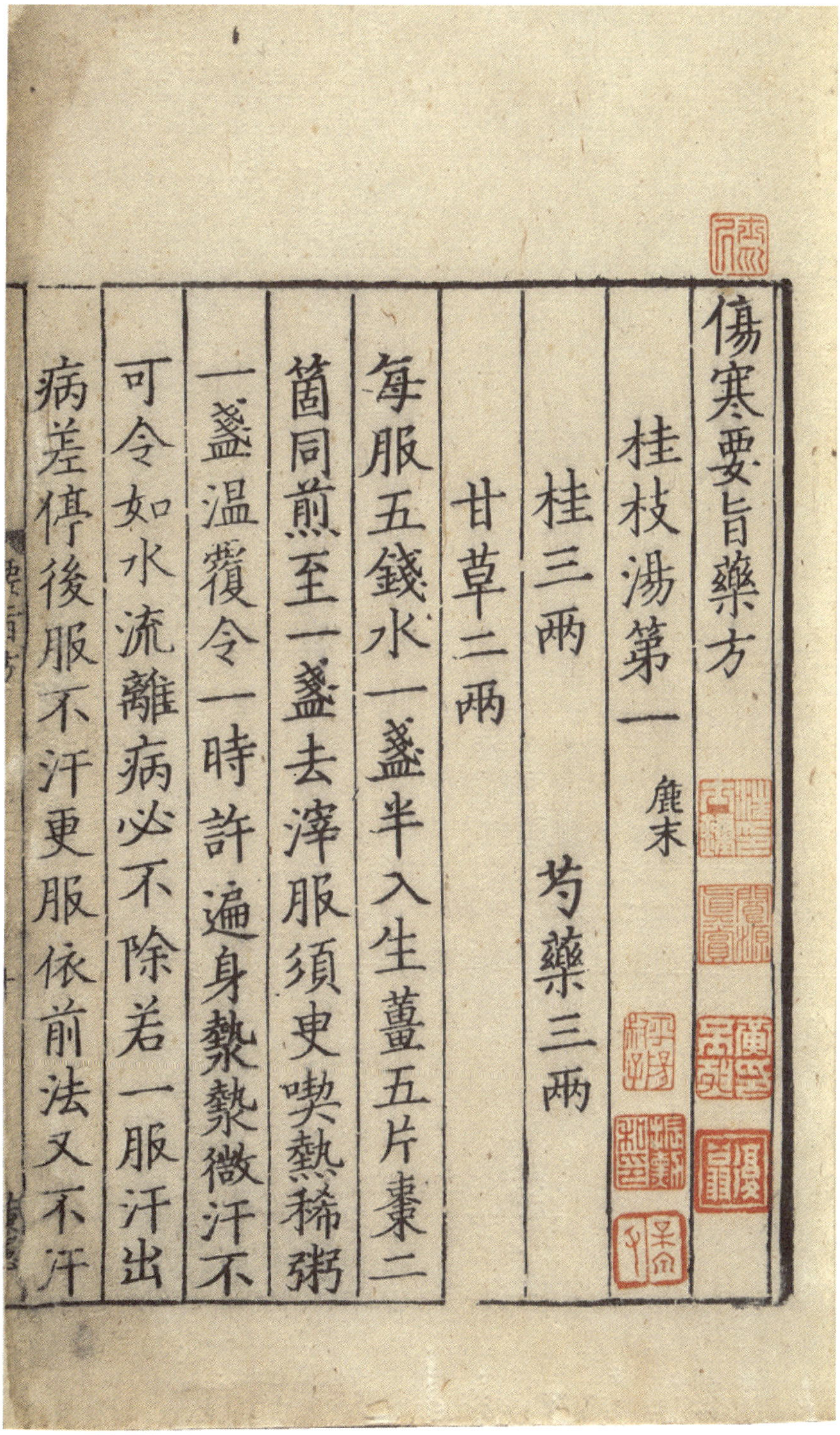
傷寒要旨藥方

桂枝湯第一 麁末

桂三兩　芍藥三兩

甘草二兩

每服五錢水一盞半入生薑五片棗二箇同煎至一盞去滓服須臾啜熱稀粥一盞温覆令一時許遍身漐漐微汗不可令如水流離病必不除若一服汗出病差停後服不汗更服依前法又不汗

伤寒要旨一卷药方一卷　（宋）李柽撰　宋乾道七年（1171）姑孰郡斋刻本

国家图书馆

东汉张仲景的《伤寒杂病论》（一作《伤寒卒病论》）是我国早期的医学名著，也是影响临床各科的代表性医学典籍。

张机，字仲景，以字行，南阳郡（今河南南阳）人，约生于公元2世纪中期至3世纪前期。从同郡张伯祖学医，尽得其传。汉灵帝时“举孝廉，官至长沙太守”。东汉建安年间，伤寒、疫病流行，张仲景的宗族死亡人数达三分之二，其中伤寒病（包括多种疫病）十居其七。张氏乃“勤求古训，博采众方”，参阅《黄帝内经》、《难经》、《阴阳大论》、《胎胪药录》、《汤液经法》等医学名著，结合诊疗所见伤寒、杂病等多种病证，在建安十年（206）以前撰著了《伤寒杂（卒）病论》，共16卷，经后人整理为《伤寒论》和《金匮要略方论》两部分。

《伤寒论》共10卷，以论述伤寒感邪、热病为主，阐述了伤寒六经病证（太阳病、阳明病、少阳病、太阴病、少阴病和厥阴病）。系统介绍多种外感疾病及杂病的辨证论治，理法方药俱全，在中医发展史上具有承先启后的作用，对祖国医学的发展作出了重要贡献。他不仅为诊治外感疾病提出了辨证纲领和治疗方法，也为中医临床各科提供了辨证论治的规范。清代伤寒大家柯琴曾说：“仲景之六经为百病立法，不专为伤寒一科。”《金匮要略方论》简称《金匮要略》或《金匮》，3卷，共分25篇，选方262首。书中阐介的病证颇多，又以内科杂病为主，并介绍很多具有实效的治疗方剂。此外，《金匮要略》还载述了急救猝死、脏腑经络病脉及饮食宜忌等。张仲景在《伤寒杂病论》中总结了东汉以前丰富的诊疗经验，向读者提示了辨证与辨病相结合的临床诊治方法和具体治则，以及一些基本的方药配伍，堪称后世医界之楷模，被誉为“医中之圣”。

在成书后的很长一段时间内，《伤寒杂病论》未得到广泛流传，该书的传本曾一度散失，后经西晋王叔和收集整理，编成《伤寒论》十卷、《金匮玉函要略方》三卷。至北宋，校正医书局王洙从古传本《金匮玉函要略》三卷的蠹简文字重予编校整理，取其中以杂病为主的内容，略去伤寒部分，再将之编订整理为三卷，定名为《金匮要略方论》。北宋治平二年（1065），经校正医书局孙奇、高保衡、林亿等系统整理、校订、刊行，《伤寒杂病论》分为《伤寒论》和《金匮要略》两书。《伤寒论》的注本始于宋代，《金匮要略》的注本则始于元代。明万历年间，当时的著名藏书家赵开美在名医沈南昉处得到宋本，将张仲景《伤寒论》十卷、成无己《注解伤寒论》十卷、宋云公《伤寒类证》三卷、张仲景《金匮要略方论》三卷合刻成《仲景全书》，从而该书得以广泛流传。此本为明万历二十七年（1599）赵开美刻本，基本保持了宋本原貌，弥足珍贵。

参考文献：

钱超尘：《伤寒论文献通考》，北京：学苑出版社，1993年。

钱超尘、傅海燕：《中国医科大学图书馆馆藏〈仲景全书〉版本考证》，《世界中西医结合杂志》2008年第3期。

钱超尘：《宋本〈伤寒论〉版本简考》，《河南中医》2010年第1期。

（余瀛鳌　李鸿涛）

魏晋南北朝时期

魏晋南北朝时期医学发展的主要特点是在医疗实践方面积累了丰富经验，在疾病认识、医方创制、新药发现等方面，都有了较大进步。临证医学日趋专科化，尤其是在内科、外科、骨伤科、妇儿科以及各种急救处理等方面，有专科著作问世。这一时期的代表作有：魏晋间皇甫谧的《针灸甲乙经》，晋代王叔和的《脉经》、葛洪的《肘后备急方》，以及梁代陶弘景的《本草经集注》等。

脉经

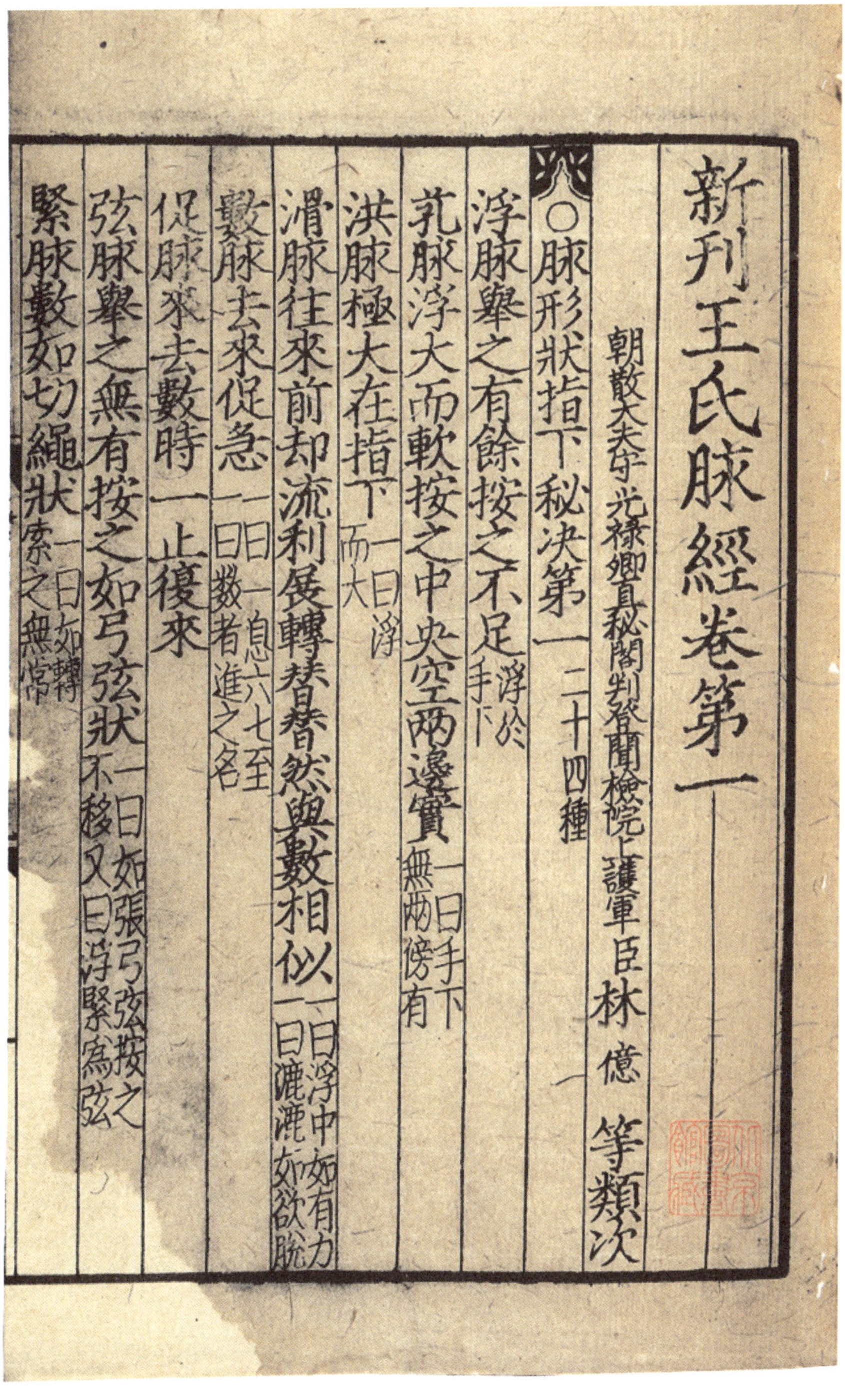
新刊王氏脉經卷第一

朝散大夫守光祿卿直秘閣判登聞檢院上護軍臣林億等類次

○脉形狀指下秘决第一 二十四種

浮脉舉之有餘按之不足 浮於手下

芤脉浮大而軟按之中央空兩邊實 一曰手下無兩傍有

洪脉極大在指下 一曰浮而大

滑脉往來前却流利展轉替替然與數相似 一曰浮中如有力 一曰漉漉如欲脫

數脉去來促急 一曰一息六七至 一曰數者進之名

促脉來去數時一止復來

弦脉舉之無有按之如弓弦狀 一曰如張弓弦按之不移 又曰浮緊爲弦

緊脉數如切繩狀 一曰如轉索之無常

新刊王氏脉经十卷　（晋）王叔和撰　（宋）林亿等校定　元天历三年（1330）广勤书堂刻本

国家图书馆

《脉经》是西晋医学家王叔和编撰的我国现存最早的一部脉学专著。

王叔和，名熙，字叔和，以字行，高平（今山西高平，一说山东济宁）人。西晋时期著名医学家，曾任晋太医令。他性格沉静，喜好著述，博通经方，深识医理，尤其对脉学有深刻的研究。西晋时，东汉名医张仲景所著《伤寒杂病论》简编残乱，濒于失传，王叔和对其中的《伤寒论》部分进行了搜集整理和编撰工作，颇有功于仲景。此外，还将以往文献中有关脉学的内容加以集录和整理，结合个人实践经验，著成《脉经》十卷。

王氏认为“脉理精微，其体难辨”，故参考《内经》、《难经》及扁鹊、华佗、张仲景等诸家有关脉学的论述，剖析脉理，条陈脉法，明辨脉象，说明主病。同时，结合疾病的声色证候，确立治法，告之宜忌。卷一论述人脉寸、关、尺三部，持脉之法有“浮、中、沉”，病脉体象有二十四种（浮、芤、洪、滑、数、促、弦、紧、沉、伏、革、实、微、涩、细、软、弱、虚、散、缓、迟、结、代、动），以及平脉、疾病将瘥和难愈脉候；卷二论“关前”、“关后”脉象，以及寸口、人迎、神门等部位的脉象阴阳虚实变化与所主脏腑经络病变，寸、关、尺各部脉象主病与治疗，奇经八脉的脉象主病；卷三为脏腑的平脉、死脉；卷四论“遍诊法”与独取寸口脉法的各部脉象主病，论杂病的各种病脉，各种亏损病证以及决死生脉候；卷五辑扁鹊和仲景脉法、扁鹊与华佗察色闻声要诀；卷六论脏腑病机与病证；卷七论述汗、吐、下、温、灸、刺、火、水等八法的适应证与禁忌证，热病诸证与死候；卷八论各种杂病的脉症并诊；卷九阐述妇儿科诸病机理、脉症与预后；卷十为“手检图二十一部”，然图已佚，文字亦有残缺，仅存论脉的“前、后、左、右、上、下、中央”诊法以及各种脉象主病等内容。

《脉经》对西晋以前的脉学成就进行了很好的总结，使脉学独立分科，促进了后世脉学的发展。该书约成书于西晋太康年间（280–289），《隋书·经籍志》最早著录此书。敦煌写本《王叔和脉经》残卷（S.8289）是现存最早传本。北宋时期，朝廷曾予整理刊行，南宋时《脉经》刊本已有多种。经过历代流传，翻刊覆刻，传世刊本主要形成两大系统：一为嘉定元年（1208）陈孔硕借医局建本，用阁本参订互考，刻于广西漕司，即广西漕司刻本。元代泰定四年（1327），龙兴道儒学又据广西漕司本刻印，今存者有明成化十年（1474）毕玉据泰定四年龙兴道儒学重刻本。另一系统为宋嘉定十年（1217）何大任依家藏绍圣小字监本刊刻，即何大任刻本。此元天历三年广勤书堂刻本当从宋嘉定何大任本传刻而来。广勤书堂为元时福建建阳名肆，书肆主人叶日增。建阳叶氏广勤堂刻书兴盛于元明之际，从元末叶日增至明代叶景逵，祖孙相继刻有《针灸资生经》、《增广太平惠民和剂局方》、《埤雅》、《唐音》等书。此本刊行后影响很大，其后多有翻刻、仿抄及影印本。此元天历三年（1330）广勤书堂刻本旧藏清代藏书家黄丕烈处，后为民国著名出版家、藏书家张元济收藏，今藏国家图书馆。

参考文献：

沈炎南：《脉经语译》，北京：人民卫生出版社，1993年。

陈婷：《王叔和〈脉经〉文献研究探析》，《北京中医药》2009年第3期。

（张家玮　唱春莲）

针灸甲乙经

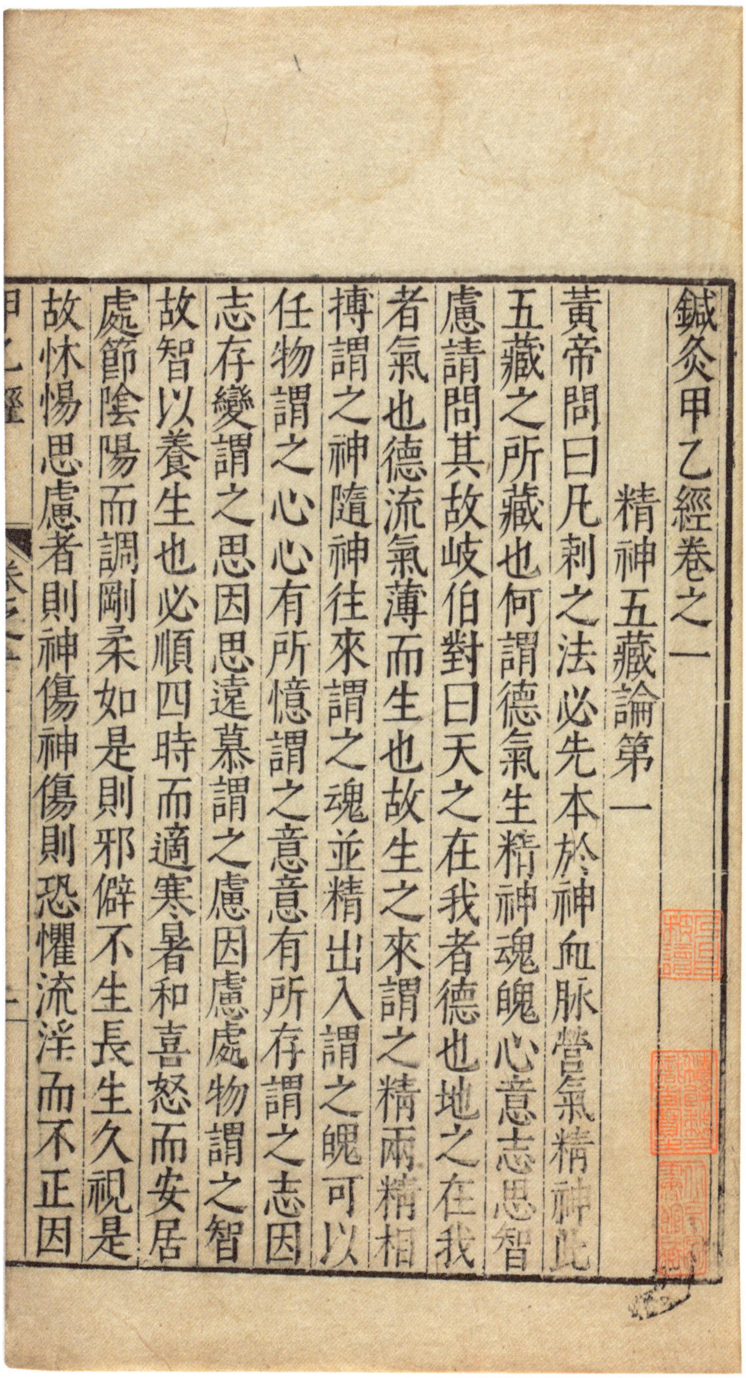
鍼灸甲乙經卷之一
精神五藏論第一
黃帝問曰凡刺之法必先本於神血脉營氣精神此五藏之所藏也何謂德氣生精神魂魄心意志思智慮請問其故岐伯對曰天之在我者德也地之在我者氣也德流氣薄而生也故生之來謂之精兩精相搏謂之神隨神往來謂之魂並精出入謂之魄可以任物謂之心心有所憶謂之意意有所存謂之志因志存變謂之思因思遠慕謂之慮因慮處物謂之智故智以養生也必順四時而適寒暑和喜怒而安居處節陰陽而調剛柔如是則邪僻不生長生久視是故怵惕思慮者則神傷神傷則恐懼流淫而不正因

针灸甲乙经十二卷　（晋）皇甫谧撰　明万历二十九年（1601）吴勉学刻《古今医统正脉全书》本

国家图书馆

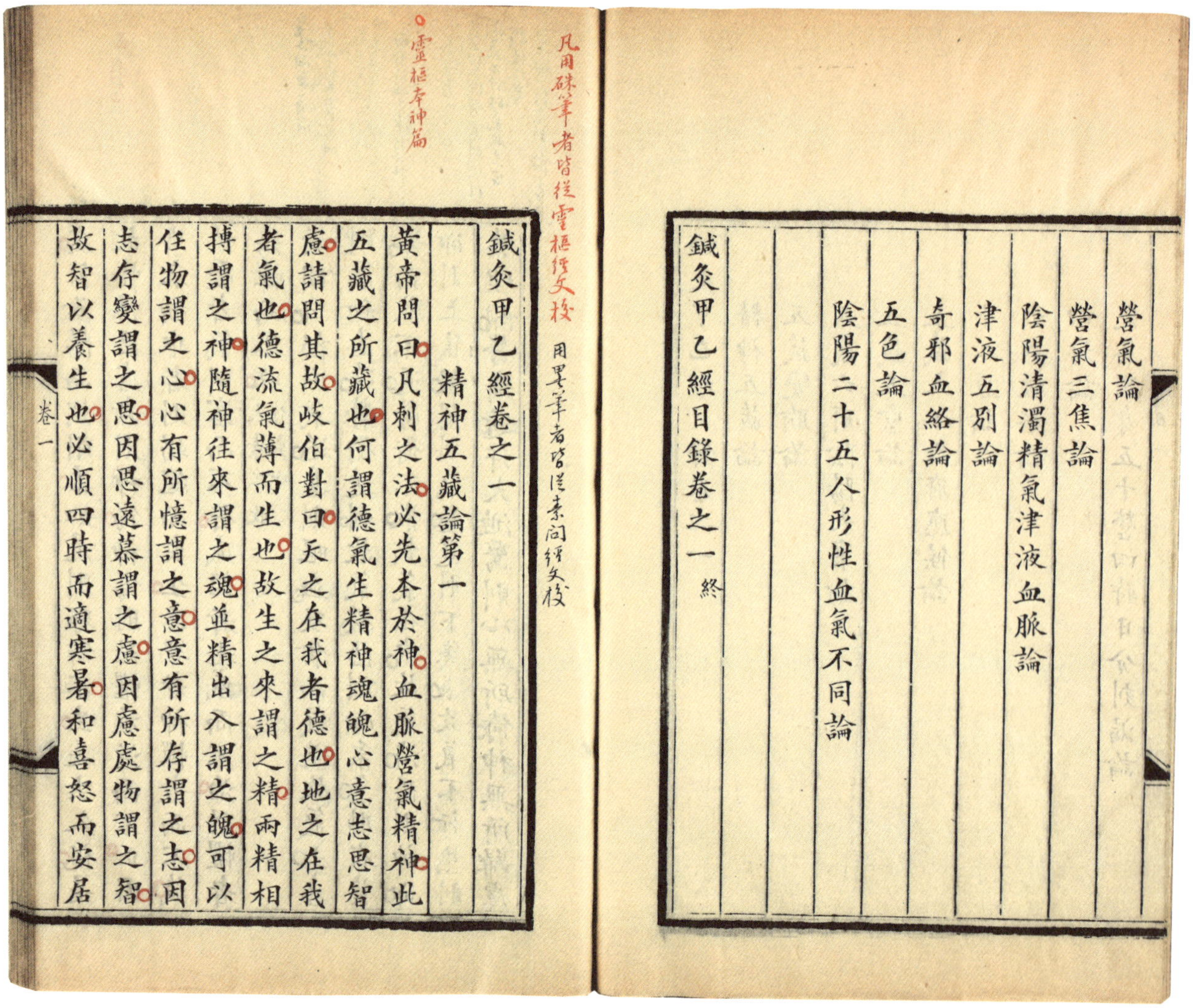
鍼灸甲乙經目錄卷之一

營氣論

營氣三焦論

陰陽清濁精氣津液血脈論

津液五別論

奇邪血絡論

五色論

陰陽二十五人形性血氣不同論

鍼灸甲乙經目錄卷之一 終

凡用硃筆者皆從靈樞經文校

用墨筆者皆從素問經文校

靈樞本神篇

鍼灸甲乙經卷之一

精神五藏論第一

黃帝問曰凡刺之法必先本於神血脈營氣精神此五藏之所藏也何謂德氣生精神魂魄心意志思智慮請問其故岐伯對曰天之在我者德也地之在我者氣也德流氣薄而生也故生之來謂之精兩精相搏謂之神隨神往來謂之魂並精出入謂之魄可以任物謂之心心有所憶謂之意意有所存謂之志因志存變謂之思因思遠慕謂之慮因慮處物謂之智故智以養生也必順四時而適寒暑和喜怒而安居

卷一

针灸甲乙经十二卷　（晋）皇甫谧撰　清光绪十年（1884）陆润庠家抄本 陆润庠校

国家图书馆

《针灸甲乙经》，全名《黄帝三部针灸甲乙经》，是我国现存最早的针灸学专著，也是最早将针灸学理论与腧穴学相结合的一部著作。

皇甫谧（215—282），安定朝那（今甘肃灵台）人。皇甫谧乃东汉名将皇甫嵩之后，至其父时，家道中落，过继于叔父。因叔父的溺爱，谧少时游手好闲。20岁时经叔母严教，乃幡然醒悟，立志发奋，在文学、史学、医学等方面均有建树。皇甫谧著有《帝王世纪》、《高士传》、《烈女传》、《玄晏春秋》等。40岁时患风痹病，开始饱读医书，深感以前的针灸著作不但深奥难懂，而且错误百出，于是通过自身的体会，探究人身脉络与穴位，并结合《灵枢》、《素问》和《明堂孔穴针灸治要》等书，历时近二十年撰成我国第一部针灸专著《针灸甲乙经》。

《针灸甲乙经》分类编排，主要内容涉及阴阳、脏腑、经络、腧穴、病机、诊断、治疗等方面。该书共记载腧穴349个，详述腧穴的部位、适应证、禁忌、针灸方法等，使得有关针灸的知识逐步系统化、规范化，对后世针灸学的发展产生了深远影响，《四库全书总目》提要谓之“与《内经》并行，不可偏废”。《针经甲乙经》在学术史上的重大贡献在于保存了在宋代早已散佚的我国第一部腧穴学专著《黄帝明堂经》的大量原文，为考察早期腧穴学知识提供了极其宝贵的资料。《针灸甲乙经》很早便传至朝鲜、日本等国，被视为学习针灸的必读教材。

据《针灸甲乙经》皇甫谧自序，是书成书于魏甘露（256—259）年间。梁阮孝绪《七录》最早著录此书，南朝宋陈延之的《小品方》则是最早引录《针灸甲乙经》的医书。该书在流传过程中经历两次较大的整理。第一次是北宋校正医书局林亿等校注本，刊行于宋熙宁二年（1069），此后南宋、金、元均未见重刊。第二次是明万历年间吴勉学刊《医学六经》收入此书，《医学六经》后被收入吴氏刊刻的医学丛书《古今医统正脉全书》，因后者流传较广，前者反而鲜为人知。此外，清代藏书家陆心源《皕宋楼藏书记》载有明代蓝格抄本《黄帝三部针灸甲乙经》一部，陆氏藏书后为日人所购，今藏日本静嘉堂文库。《针灸甲乙经》宋版今或亡佚，据《中国中医古籍总目》，现存版本有明万历二十九年（1601）吴勉学刻《古今医统正脉全书》本、清光绪十年（1884）陆润庠家抄本等。

参考文献：

黄龙祥：《针灸名著集成》，北京：华夏出版社，1996年。

（杨 峰）

肘后备急方

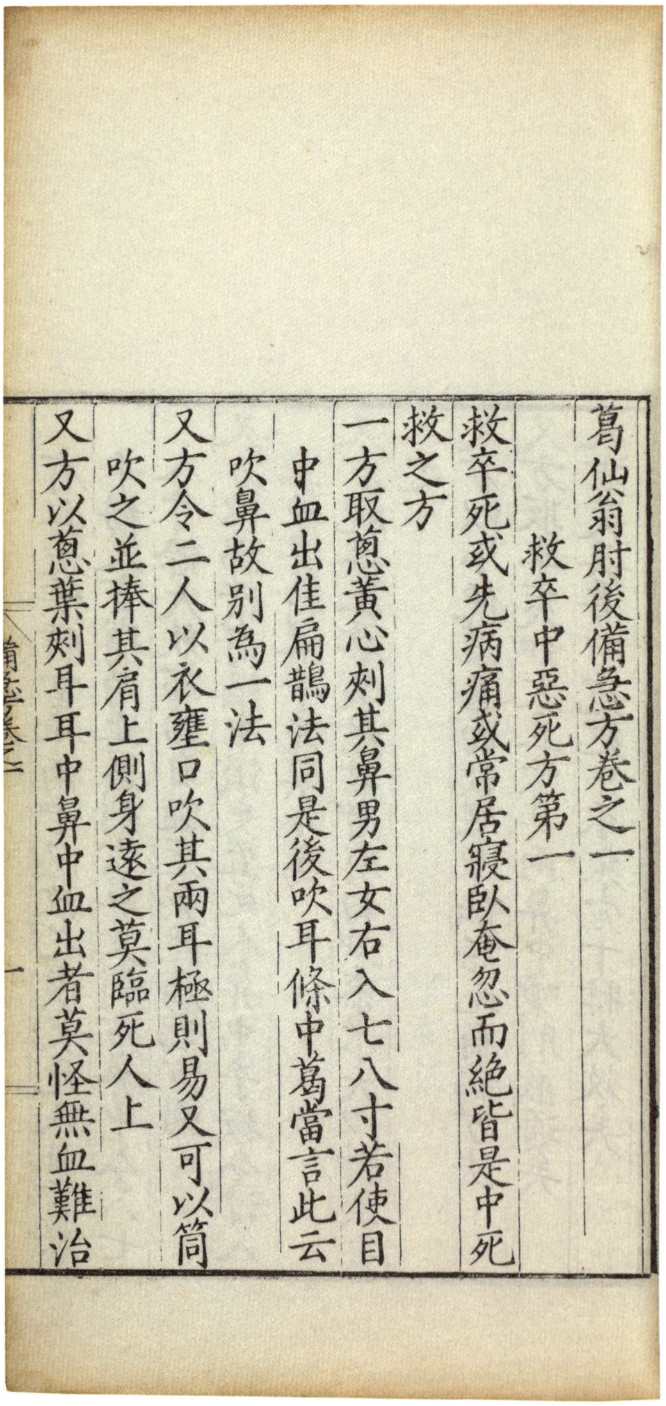
葛仙翁肘後備急方卷之一
救卒中惡死方第一
救卒死或先病痛或常居寢臥奄忽而絶皆是中死
救之方
一方取葱黃心刺其鼻男左女右入七八寸若使目
中血出佳扁鵲法同是後吹耳條中葛當言此云
吹鼻故别為一法
又方令二人以衣壅口吹其兩耳極則易又可以筒
吹之並捧其肩上側身遠之莫臨死人上
又方以葱葉刺耳耳中鼻中血出者莫怪無血難治
備急卷之一　一

葛仙翁肘后备急方八卷　题（晋）葛洪撰　（梁）陶弘景增补　明万历二年（1574）李栻刻本

国家图书馆

《肘后备急方》是我国第一部临床急救手册，由东晋著名道学家、炼丹家和医学家葛洪编著而成。

葛洪（约286—341），字稚川，号抱朴子。东晋丹阳郡句容（今江苏句容）人。早年跟从葛玄弟子郑隐学炼丹术，后从南海太守鲍靓习“内学逆占”之法，兼习医术。因战功受封为关内侯，后因好神仙之术，辞官不授，隐居罗浮。他儒道兼通，为东晋时期著名道教领袖，所撰《抱朴子》一书，广为流传。葛洪在修道炼丹的同时，研习医术，是东晋著名的医学家，撰有大型医书《金匮药方》一百卷（一作《玉函方》）。《肘后备急方》即是从《金匮药方》中摘录医疗急救、实用有效、应肘可得的单验方及简要灸法汇编而成。《肘后备急方》三卷，原名《肘后救卒方》，简称《肘后方》，后经梁代著名医学家陶弘景增补，名《肘后百一方》。此后，金代杨用道摘取《证类本草》中的单方附于其中，成书《附广肘后方》，即今存之《肘后备急方》。

作为一部集大成的急救方书，本书主要收录包括急性传染病、寄生虫病、内科杂病、外科急病以及妇、儿、五官科等急性病及慢性病急性发作的治疗单方及灸法，对个别病的病因、症状等也有阐述，其中不乏珍贵医学资料。该书对天花症状的描述及危险性、传染性的论述颇为精准到位，是世界上最早的有关“天花病”的记录；葛洪是世界上最早发现脚气病的医生，书中对于脚气病症状的描述及危害性的论述与现代医学可谓渊源有自；在寄生虫病方面，本书对恙虫病的症状、发病原因及恙螨形态也有翔实的描述；在医疗技术方面，本书记载了导尿术、洗胃术、疮痈引流术、咽部异物剔除术、下颌关节脱位整复、骨折小夹板治疗、器物灌肠法、捏脊疗法、隔物灸法和口对口呼吸抢救法等，堪为世人叹服。

据《四库全书总目》提要记载：“元世祖至元间，有马某者得其本于平乡郭氏，始刻而传之。”《中医古籍总目》著录现存最早版本为明嘉靖三十年（1551）襄阳吕氏刻本，后世传本多据此刊刻。此本为明万历二年（1574）李栻刻本，今藏国家图书馆。

参考文献：

周学鹏、江静等：《〈肘后备急方〉中医学之最及其临床意义》，《甘肃中医学院学报》2007年第1期。

梅全喜、吴惠妃：《试论〈肘后备急方〉在医药学上的贡献》，《中医药学刊》2005年第7期。

（侯西娟）

补遗雷公炮制便览

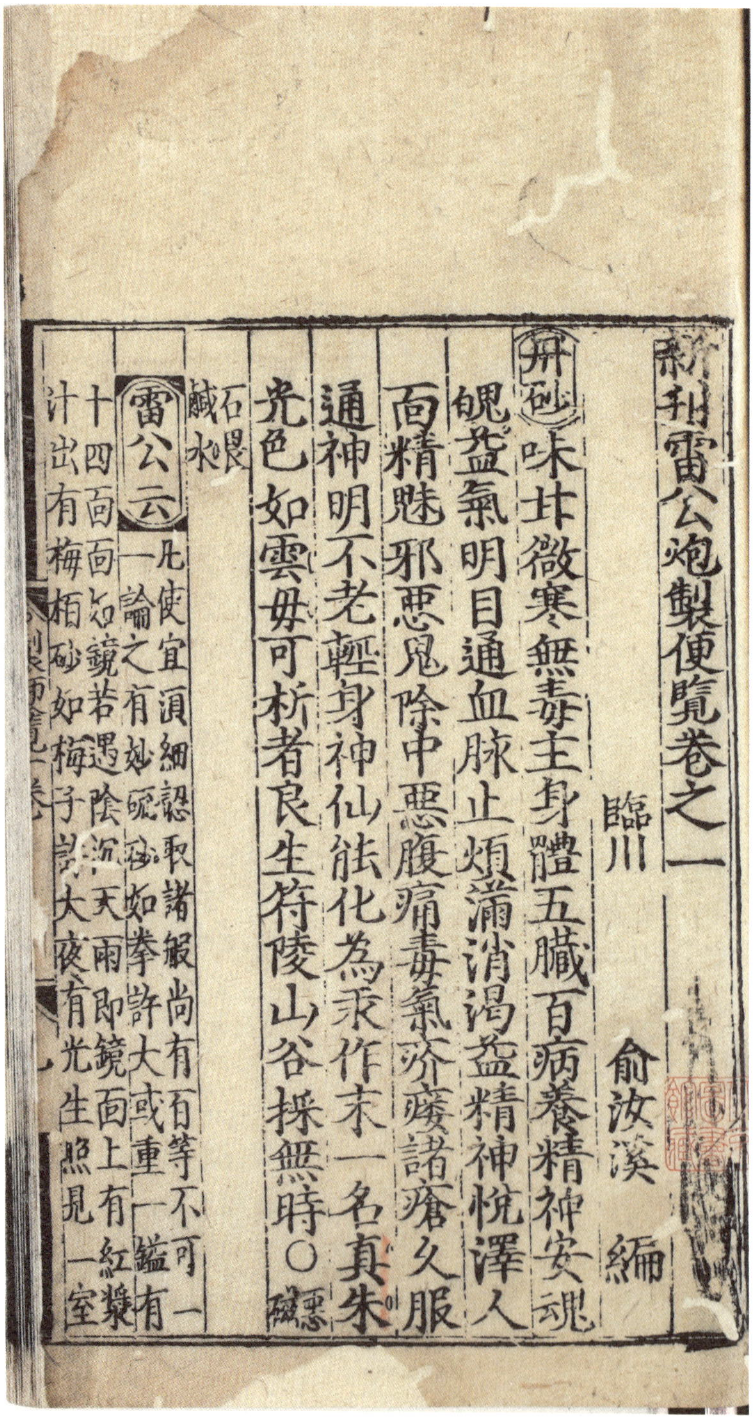
新刊雷公炮製便覽卷之一
臨川　俞汝溪　編
丹砂 味甘微寒無毒主身體五臟百病養精神安魂
魄益氣明目通血脉止煩滿消渴益精神悅澤人
面精魅邪惡鬼除中惡腹痛毒氣疥瘻諸瘡久服
通神明不老輕身神仙能化為汞作末一名真朱
光色如雲母可析者良生符陵山谷採無時○惡磁
石畏鹹水
雷公云 凡使宜須細認取諸般尚有百等不可一
一論之有妙硫砂如拳許大或重一鎰有一
十四面面如鏡若遇陰沉天雨即鏡面上有紅漿
汁出有梅柏砂如梅子許大夜有光生照見一室

新刊雷公炮制便览五卷　（明）俞汝溪编　明刻本
国家图书馆

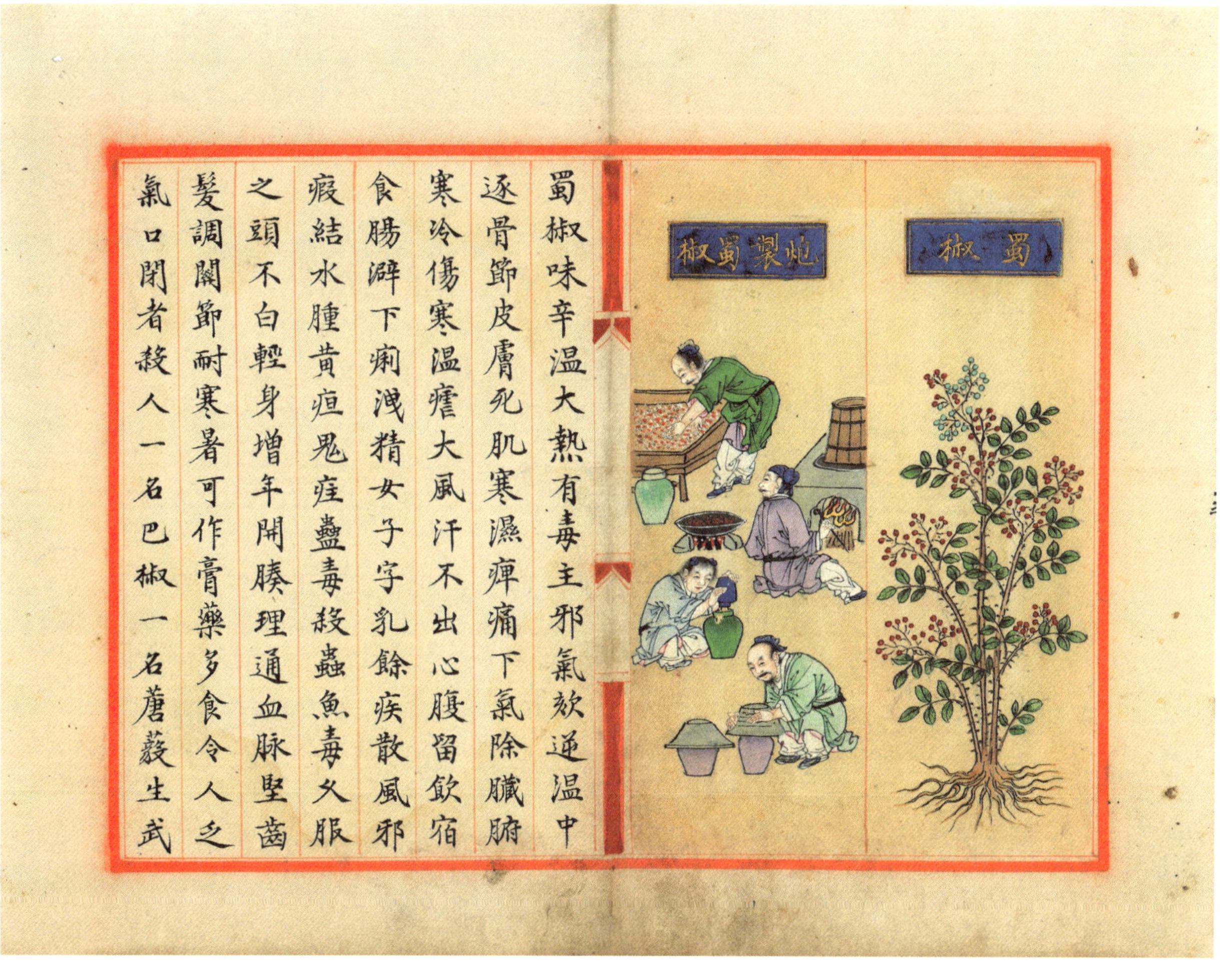

蜀椒味辛温大熱有毒主邪氣欬逆温中逐骨節皮膚死肌寒濕痺痛下氣除臟腑寒冷傷寒温瘧大風汗不出心腹留飲宿食腸澼下痢洩精女子字乳餘疾散風邪瘕結水腫黃疸鬼疰蠱毒殺蟲魚毒久服之頭不白輕身增年開腠理通血脉堅齒髪調關節耐寒暑可作膏藥多食令人乏氣口閉者殺人一名巴椒一名蓎藙生武

补遗雷公炮制便览十四卷　明万历十九年（1591）内府彩绘本

中国中医科学院图书馆

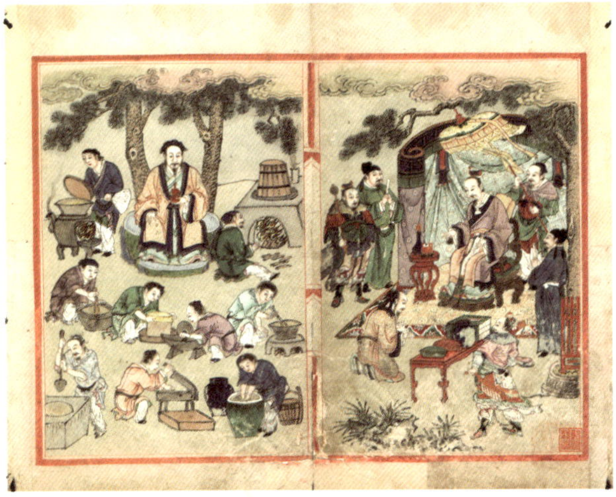

雷公炮制图 雷公授书图

我国现存的第一部炮炙专著是南朝刘宋雷敩的《雷公炮炙论》，是书首次对中药炮制方法进行系统的梳理与著录，对后世影响极大，历代制剂学专著常以“雷公”二字冠于书名之首，如《新刊雷公炮制便览》、《补遗雷公炮制便览》等，反映出人们对雷公以及雷氏制药法的推崇与尊奉。《雷公炮炙论》原书已佚，但部分内容可见《新刊雷公炮制便览》与《补遗雷公炮制便览》。现藏于中国中医科学院图书馆的《补遗雷公炮制便览》，书前手绘牌记“万历辛卯春制”，即此书绘制于明万历十九年（1591），是一部明代大型彩绘本草著作。

《补遗雷公炮制便览》一书分作金石、草、木、人、兽、禽、虫鱼、果、米、谷、菜11部14卷，总目1卷，载药957种。今存13卷，所缺第12卷为果部。该书以明代《新刊雷公炮制便览》一书为原本，其文字内容分为三部分：每味药下首列药名、性味、功效主治等，其次论述该药的炮制方法，最后用七言歌诀归纳药物的性味功能，并以元代胡仕可《图经节要本草歌括》的部分七言药诗作为补遗。在此基础上，再配以精美的彩色插图，其形制及绘图风格与现存的《本草品汇精要》及《食物本草》完全相同，其中有892幅图来源于《本草品汇精要》，293幅图为该书首次绘制。其中炮制图有219幅，是本书的精华所在。在众多的炮制图中，我们可以看到当时所用的铡刀、杵臼、研钵、锅、灶、坛、罐、竹篷等炮制工具和设备，以及众多炮制的场景，为今天中药炮制的研究提供了难得的资料。从学术渊源来看，《补遗雷公炮制便览》上承元、明之《本草歌括》、《新刊雷公炮制便览》以及《本草品汇精要》，下启清代之《精绘本草图》，是考察元、明、清三代药物炮制、本草歌赋及本草绘图的重要著作。此外，《补遗雷公炮制便览》一书的价值，更多地体现在书中众多药物形态图及炮制图中。这些图画出自明朝宫廷画师之手，随文赋形，绘制精美，色彩鲜明，生动流畅，富丽工致，具有很高的艺术水平和学术价值。

此次展出的《补遗雷公炮制便览》是近年我国中医古籍的重要发现之一，今藏中国中医科学院图书馆。

参考文献：

郑金生、裘俭：《新浮现〈补遗雷公炮制便览〉研究初报》，《中国药学杂志》2004年第5期。

肖永芝：《〈补遗雷公炮制便览〉评析》，《中医药信息研究进展》（一），北京：中医古籍出版社，2006年。

（朱　玲）

刘涓子鬼遗方

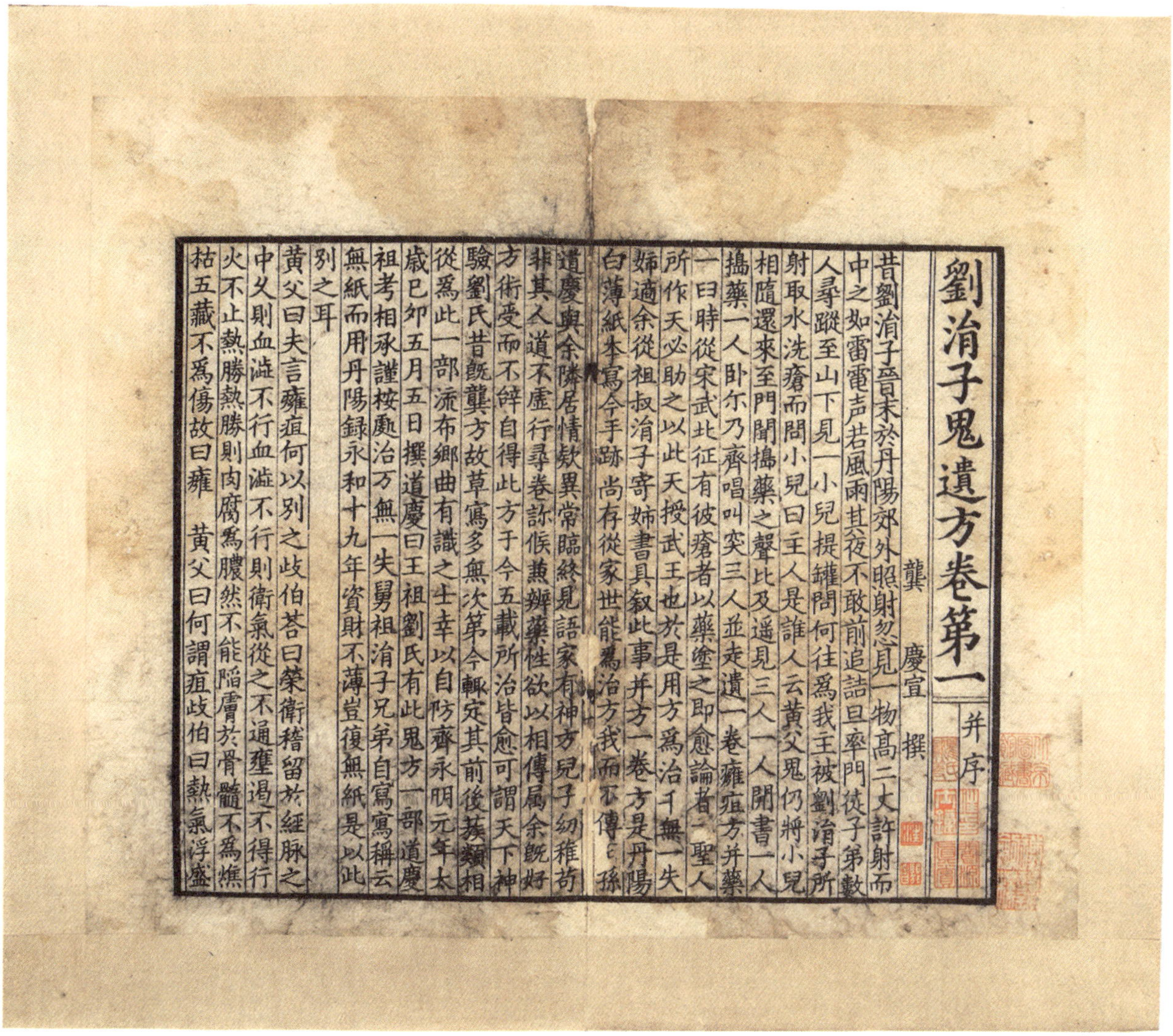

劉涓子鬼遺方卷第一　并序

龔慶宣　撰

昔劉涓子晉末於丹陽郊外照射忽見一物高二丈許射而
中之如雷電声若風雨其夜不敢前追詰旦率門徒子弟數
人尋蹤至山下見一小兒提罐問何往爲我主被劉涓子所
射取水洗瘡而問小兒曰主人是誰人云黄父鬼仍將小兒
相隨還來至門聞擣藥之聲比及遥見三人一人開書一人
擣藥一人卧尔乃齊唱叫突三人並走遺一卷癰疽方并藥
一臼時從宋武北征有被瘡者以藥塗之即愈論者云聖人
所作天必助之以此天授武王也於是用方爲治千無一失
姊適余從祖叔涓子寄姊書具叙此事并方一卷方是丹陽
白薄紙本寫今手跡尚存從家世能爲治方我而不傳子孫
道慶與余隣居情欵異常臨終見語家有神方兒子幼稚苟
非其人道不虛行尋卷訣候兼辨藥性欲以相傳屬余既好
方術受而不辝自得此方于今五載所治皆愈可謂天下神
驗劉氏昔既龔方故草寫多無次第今輒定其前後蔟類相
從爲此一部流布鄉曲有識之士幸以自防齊永明元年太
歲巳夘五月五日撰道慶曰王祖劉氏有此鬼方一部道慶
祖考相承謹按處治万無一失舅祖涓子兄弟自寫寫稱云
無紙而用丹陽録永和十九年資財不薄豈復無紙是以此
別之耳
黄父曰夫言癰疽何以別之歧伯荅曰榮衛稽留於經脉之
中久則血澁不行血澁不行則衛氣從之不通壅遏不得行
火不止熱勝熱勝則肉腐爲膿然不能陷膚於骨髓不爲燋
枯五藏不爲傷故曰癰　黄父曰何謂疽歧伯曰熱氣浮盛

刘涓子鬼遗方五卷　（南朝齐）龚庆宣撰　宋刻本

国家图书馆

《刘涓子鬼遗方》，是我国现存最早的中医外科学专著。该书系统总结了两晋南北朝时期外科学的主要成就，并记载了很多战伤的救治情况，被誉为我国最早的一部军事外科医学著作。

《隋书·经籍志》著录该书为十卷。据说是书为晋末刘涓子在丹阳郊外巧获“黄父鬼”所遗之书，经刘涓子后人传与南齐龚庆宣手中，龚氏将它重新整理，编订为五卷，并撰写序言，详述其缘起。今存宋刻本即为龚氏编订的五卷本。

全书主要论述有痈疽、外伤、疮疖、湿疹、瘰疬、疥癣以及其他皮肤疾病等。卷一用问答形式总论中医外科学痈、疽两大病证的鉴别和诊断；卷二集中描述金疮等外伤的救治，共列诊疗刀箭伤及跌打损伤的处方31首；卷三、卷四论述了痈疽的内治法，治疗方剂中正确运用多种杀菌消毒药，配合使用外洗，外敷软膏、膏药等外治方法；卷五论述皮肤疥癣的治疗。最后附《刘涓子治痈疽神仙遗论》。此书共载方140余首，其中治疗痈疽的方剂有100余首，对痈疽的辨证论治尤详。该书内容主要源于《灵枢·痈疽》，基本反映了两晋南北朝时期外科医疗技术发展的概貌。

1902年，新疆吐鲁番出土唐写本《刘涓子鬼遗方》残叶，被劫往德国。据卷中所题“刘涓子鬼方卷第九”、“刘涓子、甘伯济治秣陵令已用省验方卷十”知是早期十卷本，反映其早期流传形态。惜原件毁于二战，幸有王重民所摄照片存世，保存在国家图书馆。此宋刻本，曾经清代藏书家汪士钟艺芸精舍、瞿氏铁琴铜剑楼收藏，今藏国家图书馆。

参考文献：

高秉钧等：《疡科心得集·刘涓子鬼遗方》，天津：天津科学技术出版社，2004年。

毛光骅：《我国最早的外科医学专著——〈刘涓子鬼遗方〉》，《中原医刊》1981年第1期。

（甄雪燕　李　哲）

隋唐时期

隋唐时期国家统一，社会繁荣，中外交通发达，民族文化融合，促进了医药知识的交流和传播，医学教育、医疗体系、医官政务也随着律例的完善而日益发达。这一时期的代表作有：隋代巢元方的《诸病源候论》，唐代孙思邈的《备急千金要方》和《千金翼方》、王焘的《外台秘要》等，而唐代官修《新修本草》作为国家药典，成为新时期的药物学规范。

诸病源候论

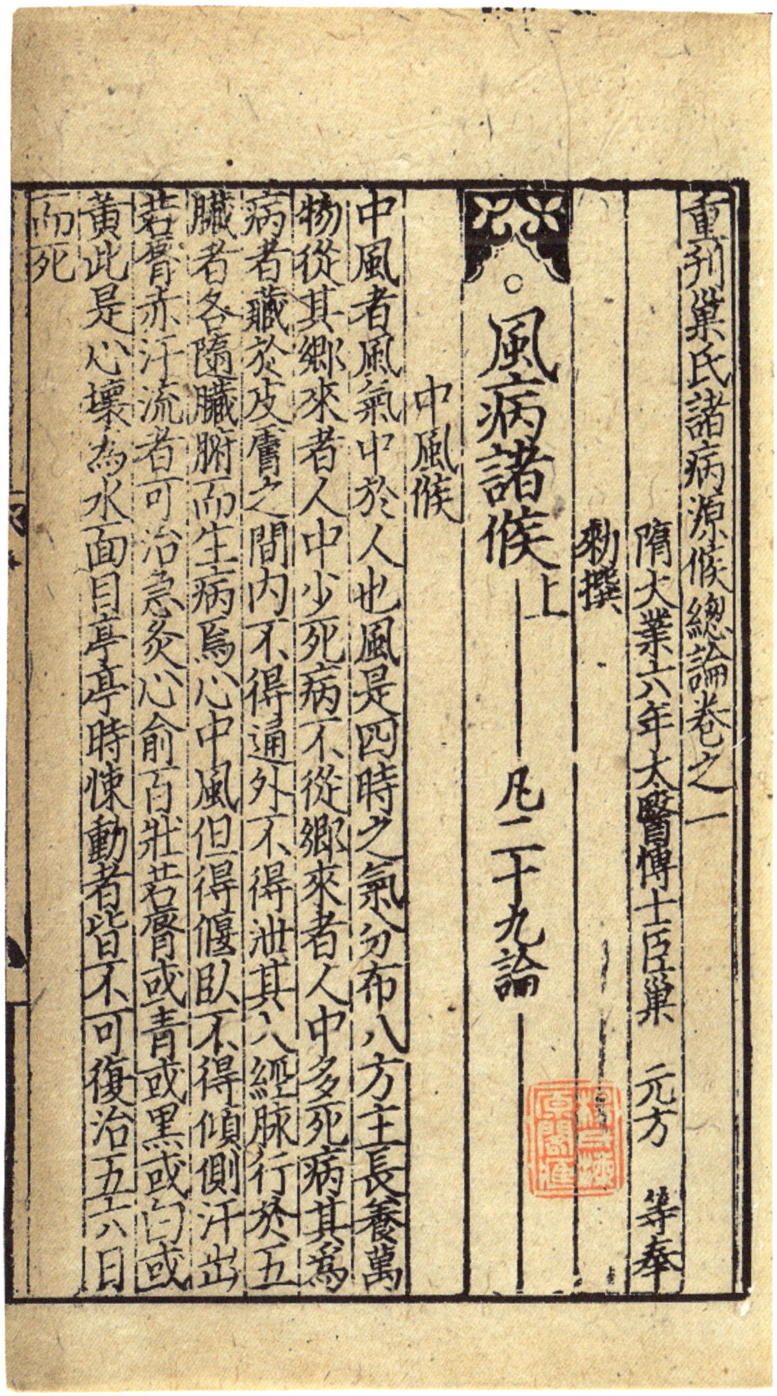
重刊巢氏諸病源候總論卷之一
隋大業六年太醫博士臣巢 元方 等奉
勑撰
風病諸候上 凡二十九論
中風候
中風者風氣中於人也風是四時之氣分布八方主長養萬
物從其鄉來者人中少死病不從鄉來者人中多死病其爲
病者藏於皮膚之間內不得通外不得泄其入經脉行於五
臟者各隨臟腑而生病焉心中風但得偃臥不得傾側汗出
若脣赤汗流者可治急灸心俞百壯若脣或青或黑或白或
黄此是心壞爲水面目亭亭時悚動者皆不可復治五六日
而死

重刊巢氏诸病源候总论五十卷　（隋）巢元方撰 元刻本

国家图书馆

《诸病源候论》是隋代巢元方编著的我国第一部论述疾病病因和证候的专著。

巢元方（约550—630），隋代医学家。大业中任太医博士，大业六年（610）奉诏主持编著《诸病源候论》。《诸病源候论》，又名《诸病源候总论》、《巢氏诸病源候论》、《巢氏诸病源候总论》，简称《巢氏病源》。

此书是我国第一部证候学专著。书中卷一至二十七为内科诸疾；卷二十八至三十为五官科诸疾；卷三十一至三十六为外科和伤科诸疾；卷三十七至四十四为妇产科诸疾；卷四十五至五十为小儿科诸疾。共计71类疾病，1739种病证。全书内容强调以病为纲，以证为目。每类疾病之下，分述各种病证，再论概念、病因和证候，有些病证之后还附有“养生导引法”。书中对于传染病病因的认识，突破六淫学说，认为其病因是感受外界有害物质——“乖戾之气”所致，造成互相传染，并且可以用“预防药”来预防。对于疥的病因，指出“并皆有虫，人往往以针头挑得”；对炭疽的病因，认为是由于人先有疮而后接触牲畜传染；对于漆疮等过敏性疾病，指出与人的禀赋素质有关。书中对小儿护理提出“田舍小儿，任其自然，皆得无横夭”，妇女怀孕期间应劳逸适度，以使“骨气强，胎养盛”。此外，书中对于疾病症状的描述也颇为详尽。

《诸病源候论》继承和发展了中医学的病因病机理论，对后世影响很大。唐代孙思邈所著《备急千金要方》、《千金翼方》，王焘编著的《外台秘要》，宋代大型方书《太平圣惠方》等，都引用了《诸病源候论》中的有关内容。宋代课试医士时，常以《诸病源候论》中的内容作为命题依据。宋以后的医家著作，在探讨病源证候时，亦多以《诸病源候论》为基础。

《诸病源候论》国内现存20多种版本，如元刻本，明嘉靖歙岩镇主一斋刻本，明嘉靖聚奎堂刻本，明万历新安吴勉学校刻本，明抄本，清乾隆五十一年（1786）抄本，清嘉庆十四年（1809）吴门经义斋胡益谦校刻本，清光绪元年（1875）湖北崇文书局刻本等。此元刻本为该书现存最早版本。

参考文献：

丁光迪：《诸病源候论校注》，北京：人民卫生出版社，2000年。

段逸山：《诸病源候论通检》，上海：上海辞书出版社，2008年。

乔文彪、孙理军：《〈诸病源候论〉版本流传考》，《时珍国医国药》2007年第11期。

（张家玮）

敦煌遗书中的医药文献

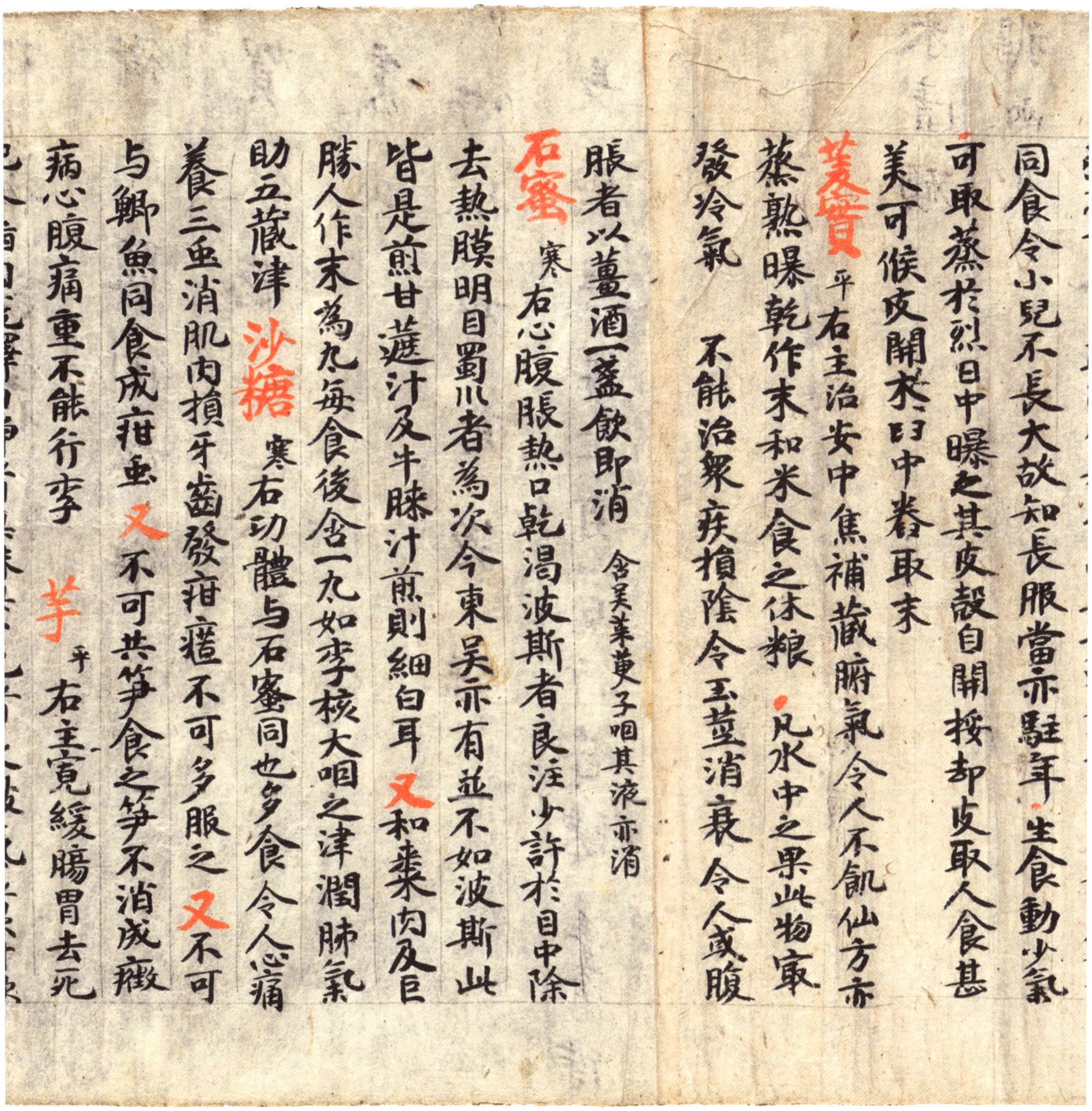

食疗本草　（唐）孟诜撰　唐写本

英国图书馆（S.76）

敦煌文献中现存医药文献写卷约80余件，大都残缺不全，不少文献的书名、卷次、撰者等均已亡佚。这些写卷的抄录时间多在南北朝至唐末五代时期，但绝大多数具体年代不可考。

敦煌医药文献内容广泛，涵盖医经、五脏、诊法、伤寒、医方、本草、针灸、养生及医药史料等多方面内容。例如：脉学方面，存S.5614《平脉略例》、《五脏脉候阴阳相乘法》、《脉经》，P.3477《玄感脉经》，P.3655《七表八里三部脉》、《青乌子脉诀》等写卷，论及诊脉部位、方法、脉象特征及主病等问题；药物学方面，存南朝梁陶弘景《本草经集注》、唐代官修药典《新修本草》多种写本，以及《食疗本草》等药学专书；针灸学方面，S.6168+6262《灸法图》及P.2675《新集备急灸经》是现存最早的两部绘有人体穴位的灸法图谱。诸书中保存的医方多达一千数百首，其中不仅有中古时期医家验证的经效方剂，《辅行诀脏腑用药法要》一书中还保存了汉代以前的若干古“经方”佚文。此外，关于气功、辟谷、石药服饵、疗服石药中毒、方术禁方、房中术、佛家及道家所用医方等，也从不同角度反映了中古时期的医药学成就。

敦煌文献中还保存了多种藏文医药书籍，如P.T.127《藏医灸法》、P.T.1044《藏医灸法》、P.T.1057《藏医杂疗方》等，保存了中古时期藏医的灸疗方法与医方，是珍贵的藏医学研究资料。

敦煌医药文献具有很高的研究价值，保存了众多中古医学典籍，例如，《汉书·艺文志》中著录了多种“五脏论”类文献，宋以后大多佚失，幸而敦煌遗书中保存有《张仲景五脏论》、《明堂五脏论》、《耆婆五脏论》等，为古代脏腑理论的探讨提供了依据。敦煌医药文献抄写年代较早，最能反映早期医学文献原貌，为《黄帝内经》、《伤寒论》、《脉经》等传世古医籍提供了重要的校勘依据，也为《本草经集注》、《新修本草》、《食疗本草》、《张仲景五脏论》等古佚医籍的辑佚工作提供了难得的资料。敦煌医药文献反映了隋唐之际医药学的多方面成就，加深了学术界对中古医学的了解，有助于澄清医药文献的某些疑难问题。

敦煌遗书发现之后，其中的医药文献即引起学者们的研究兴趣。罗振玉影印的《开元写本本草经集注序录残卷》，为敦煌医药文献刊布之始。其后，王国维、李盛铎、唐兰、王重民、刘铭恕、向达、罗福颐、姜亮夫等中国学者与中尾万三、黑田源次、渡边幸三、小川琢治等日本学者，都针对个别残卷进行了研究。

近三十年来，敦煌医药文献的整理研究进入蓬勃发展阶段，取得了很大成就。这一时期的主要著作有：马继兴主编《敦煌古医籍考释》（南昌：江西科学技术出版社，1988），丛春雨主编《敦煌中医药全书》（北京：中医古籍出版社，1994），马继兴等辑校《敦煌医药文献辑校 》（南京：江苏古籍出版社，1998），罗秉芬主编《敦煌本吐蕃医学文献精要：译注及研究文集》（北京：民族出版社，2002），陈明《敦煌出土胡语医典〈耆婆书〉研究》（台北：新文丰出版公司，2005），马继兴《出土亡佚古医籍研究》

（北京：中医古籍出版社，2005），李应存等《俄罗斯藏敦煌医药文献释要》（兰州：甘肃科学技术出版社，2008），陈增岳《敦煌古医籍校证》（广州：广东科技出版社，2008）等。

参考文献：

马继兴主编：《敦煌古医籍考释》，南昌：江西科学技术出版社，1988年。

丛春雨主编：《敦煌中医药全书》，北京：中医古籍出版社，1994年。

罗秉芬主编：《敦煌本吐蕃医学文献精要：译注及研究文集》，北京：民族出版社，2002年。

陈增岳：《敦煌古医籍校证》，广州：广东科技出版社，2008年。

（刘　波）

新修本草

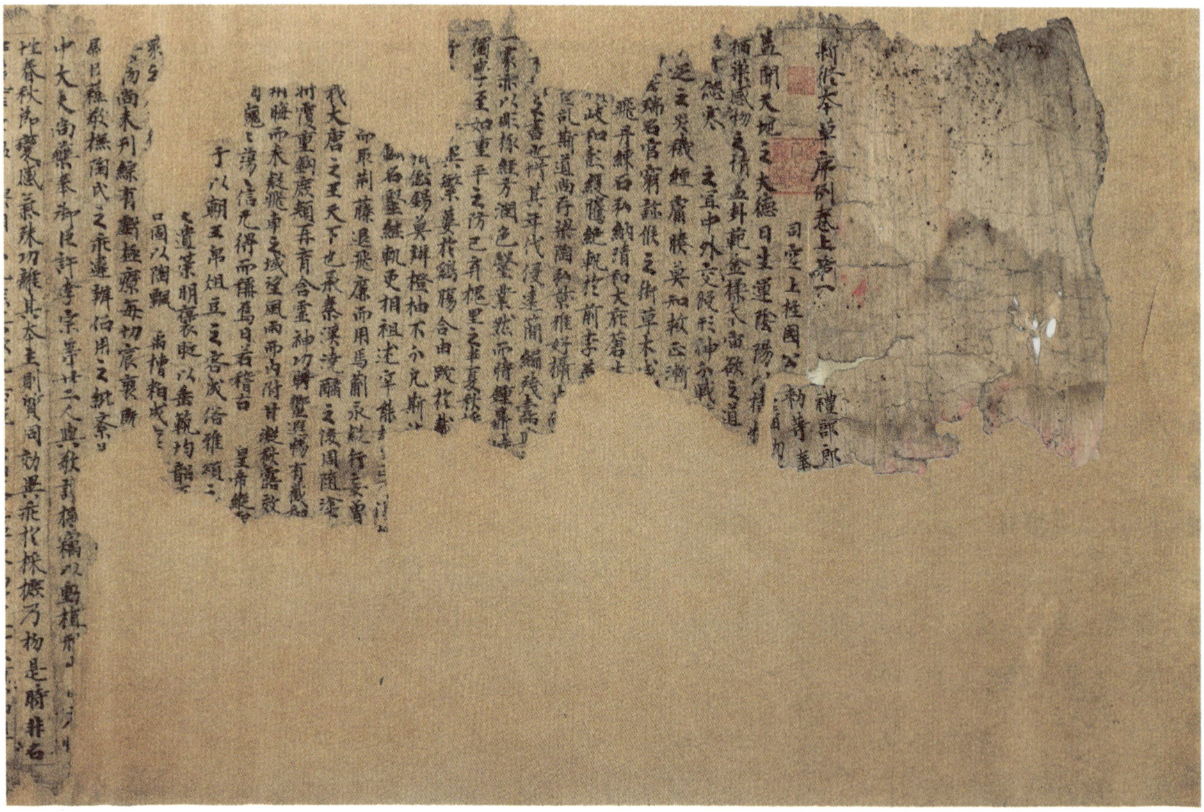

BD12242+羽40缀合图

新修本草序例卷上　归义军时期（851—1036）写本

国家图书馆、（日本）杏雨书屋

《新修本草》（又称《唐本草》），唐显庆四年（657）由苏敬等20多人集体编纂完成，系统地总结了唐以前的中药学成就，是我国历史上第一部由国家颁布、具有药典性质的本草著作，比欧洲最早的《纽伦堡药典》（1542）早800多年。

《新修本草》共54卷，包括正文20卷、目录1卷，《新修本草图》25卷、目录1卷，《本草图经》7卷。《本草》部分主要在梁陶弘景《本草经集注》的基础上增入部分新药和注文重新编订而成，共收载药物850种，分为玉石、草、木、兽禽、虫鱼、果、菜、米谷、有名未用9类，主要论述药物名称、性味、主治和附方等，在编写体例方面遵从朱墨分书的原则。《药图》根据实物绘制，《图经》是对《药图》的说明，主要论述药物产地、形态鉴别、采药时日和炮制加工等。书中订正药物纰缪400余处，增加药物百余种。该书由政府组织编纂，在本草编纂史上留下了浓墨重彩的一笔，代表了唐代药学最高成就。本书不但作为临床用药的依据，而且成为医学生的必修科目，甚至远播日、朝等国，亦被奉为经典，促进了中医药文化的海外传播。

宋开宝以后，原本渐次亡佚，如今只有正经20卷尚有敦煌写本、日本写本残卷。本草部分中的绝大部分为《开宝本草》、《嘉祐本草》、《证类本草》、《本草纲目》、《本草品汇精要》等本草文献所继承，图经部分收载于《蜀本草》及《千金翼方》中。目前，《新修本草》的辑本有清末李梦莹补辑本、1962年尚志钧辑本《补辑新修本草》、日本冈西为人《重辑新修本草》等。

敦煌写本《新修本草》共有6件，S.4534存卷十七果部、卷十八菜部之末和卷十九米部的个别药物，S.9443存卷十七果部二药残文，P.3714存卷十30种药，P.3822存卷十八菜部8种药，国家图书馆BD12242和日本杏雨书屋羽40均为卷上序例，两件可以缀合。敦煌写本虽为断篇残帙，但为现存最早传本，片羽吉光，弥足珍视。

参考文献：

马继兴：《马继兴医学文集》，北京：中医古籍出版社，2009年。

傅维康：《世界药学史上之创举——唐代药物大普查和〈新修本草〉》，《医古文知识》2000年第4期。

谢新年、郑岩、谢剑鹏：《〈新修本草〉成书概要及其学术价值》，《中医学报》2010年第6期。

（林世田　朱　玲）

千金方

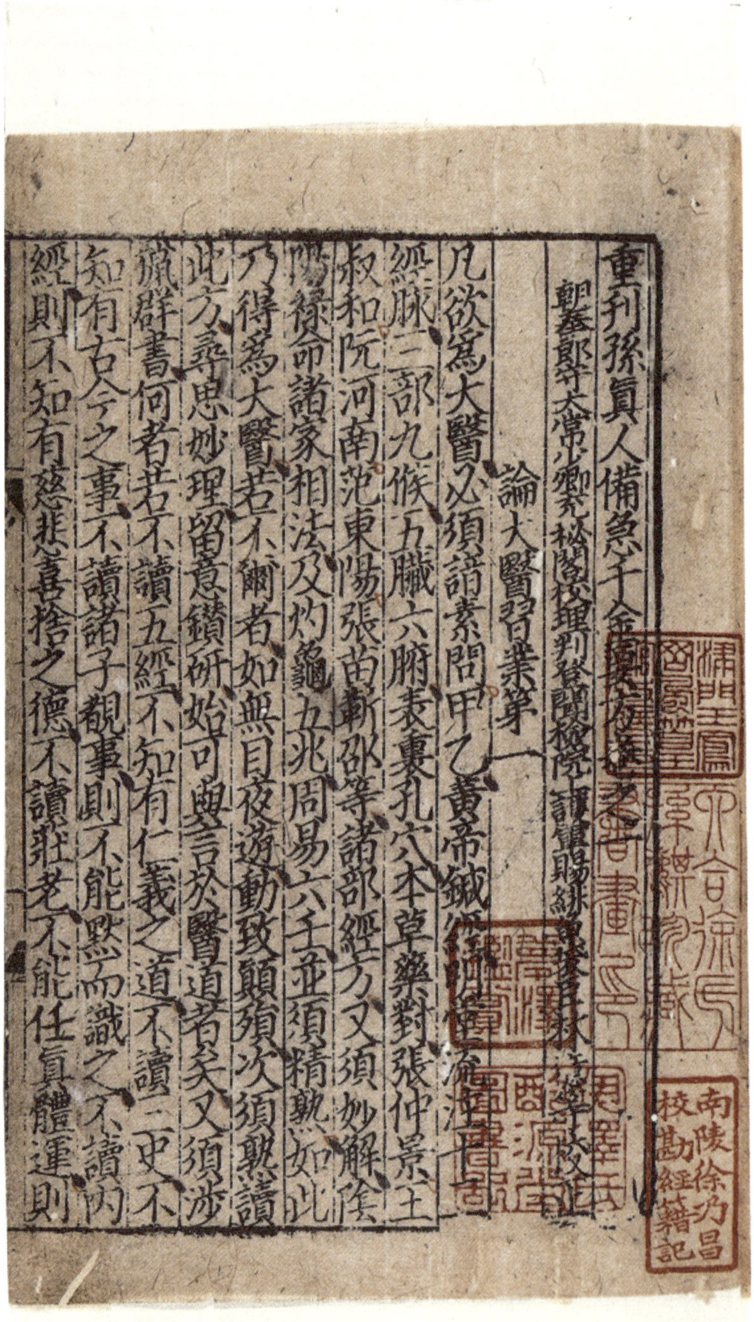

重刊孙真人备急千金要方三十卷　（唐）孙思邈撰　元刻本

国家图书馆

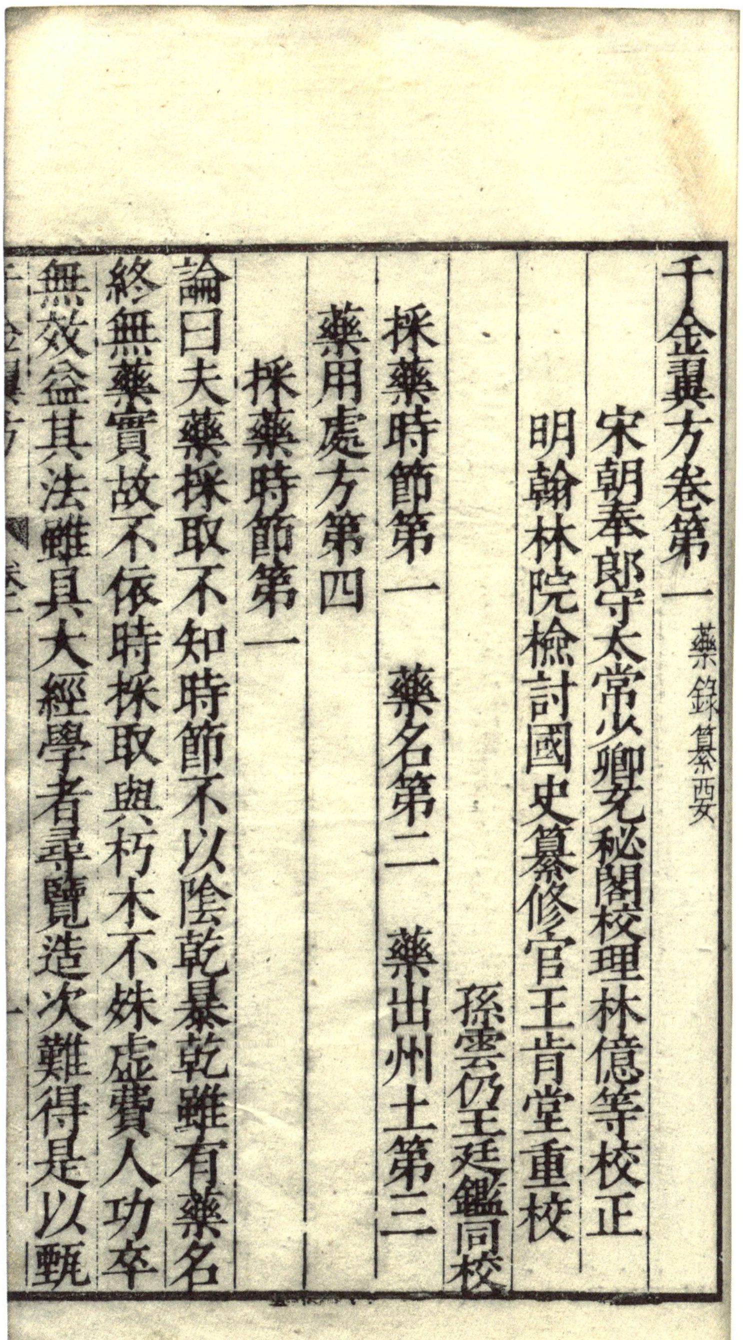

千金翼方卷第一　藥錄纂要
宋朝奉郎守太常少卿充秘閣校理林億等校正
明翰林院檢討國史纂修官王肯堂重校
孫雲仍王廷鑑同校
採藥時節第一　藥名第二　藥出州土第三
藥用處方第四
採藥時節第一
論曰夫藥採取不知時節不以陰乾暴乾雖有藥名
終無藥實故不依時採取與朽木不殊虛費人功卒
無效益其法雖具大經學者尋覽造次難得是以甄

千金翼方三十卷　（唐）孙思邈撰　明万历三十三年（1605）王肯堂刻本

中国中医科学院图书馆

《千金方》即唐代名医孙思邈编撰的《备急千金要方》和《千金翼方》的合称，属方书类著作。对于《内经》以后至唐初的医药资料和临床经验做了系统的记载和总结，起到了上承汉魏，下接宋元的历史作用，具有很高的学术价值。

孙思邈（约581—682），京兆华原（今陕西耀县）人。究心于老、庄及百家之学，亦通佛家经典。由于幼年多病，常求医问药，家资几近耗尽，于是博览医籍，精研医术，以医道见长。他淡薄仕途，隋文帝、唐太宗、唐高宗在位期间，都曾邀其入朝做官，皆被婉言谢绝。他一边行医，一边采药，广泛搜集单方、验方和药物的使用知识，在方剂学、药物学研究方面颇有成就，且医德高尚，不论贵贱贫富，皆如至亲之想。其用药如神，所活甚众，后世尊称他为“药王”。一生著述颇多，其中《千金要方》三十卷、《千金翼方》三十卷大行于世，流传至今。

《备急千金要方》三十卷，成书于唐永徽三年（652）。自序以为“人命至重，有贵千金，一方济之，德逾于此”，故名曰“千金”。本书内容包括医学伦理、本草、临证各科等，共计232门，合方论5300余首。书中既有诊法、证候等医学理论，又有内、外、妇、儿等临床各科；既涉及解毒、急救、养生、食疗，又涉及针灸、按摩、导引、吐纳。孙思邈总结出许多宝贵经验，如水肿病人须注意忌盐，创造用葱管导尿法治疗尿闭，提出“阿是穴”和“以痛为腧”的取穴法，用动物的肝脏治疗夜盲症，用羊的甲状腺治疗地方性甲状腺肿，用牛乳、豆类、谷皮等防治脚气病；在养生方面，他将儒家、道家以及外来古印度佛家的养生思想与中医学的养生理论相结合，提出许多切实可行的养生方法。。

《千金翼方》三十卷，为孙氏辅翼《备急千金要方》之作，故称“翼方”。书中辑录药物800余种，选录《千金要方》未载的古代方剂2000余首。书中内容涉及本草、妇人、伤寒、小儿、五官、养性、补益、中风、杂病、疮痈、色脉以及针灸等各个方面。尤其可贵的是，书中将晋唐时期已经散逸民间的《伤寒论》条文收录其中，单独构成九、十两卷，竟成为唐代广为流传的《伤寒论》传世版本，故学术界又称此本为“唐本”《伤寒论》。

《备急千金要方》和《千金翼方》两书问世后，备受世人瞩目，甚至漂扬过海，广为流传。日本在天宝、万治、天明、嘉永及宽政年间，都曾经出版过《千金要方》，其影响可见一斑。此元刻本《备急千金要方》和明万历三十三年（1605）王肯堂刻本《千金翼方》皆为存世的早期版本，分藏于国家图书馆、中国中医科学院图书馆。

参考文献：

雷自申等:《孙思邈〈千金方〉研究》，西安：陕西科学技术出版社，1995年。

卢传坚：《〈千金方〉版本源流疏理》，《广州中医学院学报》1980年第3期。

朱良春、何绍奇：《论〈千金方〉的学术成就》，《江苏中医杂志》1983年第3期。

（张家玮）

外台秘要方

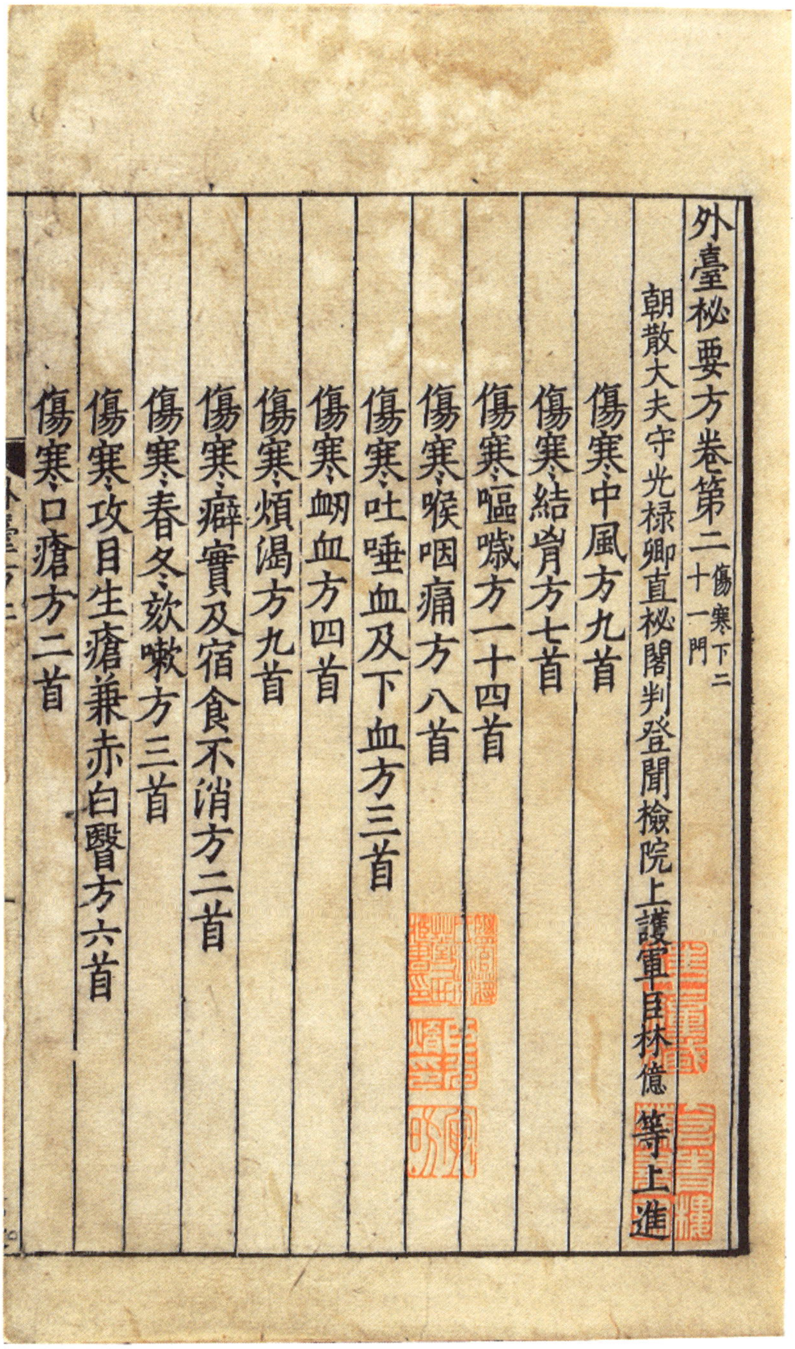
外臺秘要方卷第二 傷寒下二十一門

朝散大夫守光祿卿直秘閣判登聞檢院上護軍臣林億等上進

傷寒中風方九首

傷寒結胷方七首

傷寒嘔噦方一十四首

傷寒喉咽痛方八首

傷寒吐唾血及下血方三首

傷寒衄血方四首

傷寒煩渴方九首

傷寒癖實及宿食不消方二首

傷寒春冬欬嗽方三首

傷寒攻目生瘡兼赤白翳方六首

傷寒口瘡方二首

外台秘要方四十卷　（唐）王焘撰　宋绍兴两浙东路茶盐司刻本

存三十六卷

国家图书馆

《外台秘要方》是由唐代医家王焘于唐天宝十一年（752）编撰而成的一部综合性医著。

王焘（670—755），唐代郿县（今属陕西）人，唐初宰相王珪之孙。他曾在弘文馆任职，期间博览群书，研读医药文献，探索诸家医方，逐条鉴别摘录，经过数十年的整理，编撰成《外台秘要方》。这是继《千金方》之后又一部综合性医学巨著。此书引用前人医家医籍达60部之多，可谓“上自神农，下及唐世，无不采摭”，资料丰富，内容翔实。

全书共40卷，分1104门，收方剂6000余首。书中每篇首列《诸病源候论》有关病候，次述各家医疗方剂，其中也有许多民间单方验方，记载其疗效和应用范围。卷一节选著名医家关于伤寒理论的认识及医方；卷二至卷四叙述伤寒、天行、温病的传染流行与证治方法；卷五至卷二十三为内科杂病；卷二十四至卷三十以外科病证为主，兼有急症诊治急救方法；卷三十一至卷三十二论述药物的采集与丸散等剂型的制备，诸面疾及多种美颜药剂的配伍制作方法等；卷三十三至卷三十四介绍妇人经、胎、产、带等病证的治法；卷三十五至三十六列述小儿诸病证；卷三十七至卷三十八论服石与服石病的治疗；卷三十九论明堂灸法；卷四十论诸动物伤人的病证等。该书内容详尽，其中许多记载，甚为可贵。在诊断方面，关于病消渴者“每发即小便至甜”，是世界上最早的糖尿病记载。对黄疸的鉴别诊断是“身眼皆如金色”，治愈标准是“每夜小便里浸少许帛，各书记之，色渐退白，则差”。在用药方面，重视某些药物的特异疗效，如常山、蜀漆（常山苗）治疟，动物肝脏治雀目（夜盲症），用羊靥治气瘿，用海藻、昆布治颈瘿等。在治法方面，汇集了唐代以前多种治法，如灸法、浴法、熨法、通便法、导引法等。其中治疗白内障的“金针拨障术”，在现代中医眼科手术治疗中仍具有重要的参考价值。

书中收载了许多已佚方书的基本内容，为医学史研究提供了大量珍贵资料。如《素女经》、《范汪方》、《崔氏方》、《姚氏集验方》、《小品方》、《删繁方》、《深师方》、《许仁则方》、《张文仲方》、《古今录验》、《近效方》、《必效方》等。清徐大椿评曰：“唐王焘所集《外台》一书，则纂集自汉以来诸方，汇萃成书，而历代之方，于焉大备，但其人本非专家之学，故无所审择，以为指归，乃医方之类书也。然唐以前之方，赖此书以存，其功亦不可泯。”《外台秘要方》自成书以来流传甚广。日本的《医心方》、朝鲜的《医方类聚》，都从此书中引用了大量资料。《医心方》编纂体例及辑录方法亦与之相仿。

此宋绍兴两浙东路茶盐司刻本（存卷一至二十、二十四至三十二、三十四至四十）是该书现存最早版本，藏于国家图书馆。

参考文献：

余瀛鳌等编选：《外台秘要集要》，沈阳：辽宁科学技术出版社，2007年。

李书义：《王焘和他的〈外台秘要〉》，《北京中医》1993年第3期。

方亚利、张登本：《〈外台秘要方〉对中医方剂学的贡献》，《现代中医药》2004年第2期。

王立子：《〈外台秘要〉中伤寒文献简考》，《中国中医基础医学杂志》2004年第4期。

（张伟娜）

龙门药方洞药方

龙门药方洞药方　唐代刻石　清拓本
国家图书馆

我国石刻历史悠久，品种繁多，数量巨大，内容宏富。其中石刻药方目前发现有河南龙门石窟药方洞药方、广西南宁（邕州）宣化厅范质子刻《疗病方书》、广西桂州馆驿陈尧叟刻《集验方》、广西桂林刘仙岩吕谓刻《养气汤方》、陕西耀县药王山郭思刻《千金宝要》、陕西华山莲花峰无名氏刻《固齿方》等六处，其中龙门石窟药方洞药方刊刻时间最早、内容最丰富、流传最广、影响最大。

药方洞位于龙门石窟的古阳洞与奉先寺之间，洞高4米、宽3.6米、深4.3米，因洞窟两侧刻有古代药方，所以称为“药方洞”。据洞内北魏永安三年（530）陈晕造像题记，此时药方洞主体工程已经完成，此后经北齐直至唐景龙四年（710），近二百年间断续雕造，反映出不同时代的多种艺术风格，可以窥见北魏晚期到盛唐时期佛教艺术发展的脉络。而主像一佛、二弟子、二菩萨具有明显的北齐造像风格，呈现出由北魏“秀骨清像型”向唐代“褒衣博带式”转化的一种“过渡型”，是龙门石窟中唯一具有北齐风格的大型石窟。

药方洞刻有140首药方，其中药物治疗方117首，灸法治疗方23首，可治疗疟疾、狂言乱言、呕吐反胃、发背、漆疮、上气咳嗽、腹满、心痛、消渴、遍身生疮、五痔、疔疮、反花疮、金疮、瘘疮、恶刺、上气唾浓血、胸癖、失音不语、皴裂、瘟疫、恶疰、黄疸、腹部痞坚、遍身红肿、小便不通、五淋、霍乱、赤白痢疾、鱼骨鲠喉、呕哕、癫狂、噎嗝、喉痒、瘢等近40种疾病，涉及内科、外科、儿科、妇科、肿瘤科等科目。治疗工具有针、钳、绢、竹筒、渔网、葱管、铛等。治疗方法有口服、口含、漱口、闻气、灌注、漫渍、冲洗、针刺、温灸、外敷、导尿等。制剂方法有丸、散、膏、汤等。所涉及的药物达120多种，多是民间常见植物药、动物药和矿物药，大多数沿用至今。这些药方不仅可以治疗常见疾病，还能治疗疑难杂症，如：疗噎方可以治疗食道癌。

关于药方刻制年代，历来说法不一，有北齐、北齐至唐、唐代三种观点。持北齐说者认为刻制于北齐武平六年(575)的《都邑师道兴造像碑》与石刻药方有着密切的关系。碑文明确记载刻药方动机是“自非倾珍建像，焉可炽彼遗光？若不勤栽药树，无以疗兹聋瞽”，证明两者是同时镌造。持唐代说者认为，《造像碑》字体工整，药方笔画粗重，两者显然不是同时设计刻制；《造像碑》下药方部分文字刻在《造像碑》的岩面上，说明药方刻制时间晚于北齐武平六年（575）的《都邑师道兴造像碑》；药方洞前壁左方岩面下方“疗癖方”和“疗失音方”的布局明显躲避唐代初年雕造的“二菩萨龛”和“七佛龛”，说明这两个药方应刻于初唐或初唐以后；药方中利用葱管导尿，而孙思邈为导尿术首创者，故药方的刻制年代当在初唐之后。持北齐至唐代说者认为药方刻于北齐武平六年以后、唐麟德元年以前。目前大多数学者认为刻于唐代。

龙门药方洞把中医文化与佛教石窟艺术完美地结合在一起，是中华医学宝库里的一块瑰宝，在世界医学史上也占有一定地位。日本圆融天皇永观二年（984），日本古代医学家丹波康赖辑录中国医学典籍与非医学典籍达204种，编著《医心方》30卷，其中收录药方洞药方95首，并将其称为“龙门方”。药方洞药方跨越国境漂洋过海，流传到日本，足见其价值和影响。

参考文献：

长广敏雄、水野清一、冢本善隆：《龙门石窟的研究》，京都：同朋舍，1941年。

贾志宏、任邦丁校注：《龙门石窟药方》，郑州：河南科学技术出版社，1989年。

张金鼎、孔靖校注：《龙门石刻药方》，济南：山东科学技术出版社，1993年。

丁明德：《洛阳龙门药方洞的石刻药方》，《河南文博通讯》1979年第2期。

李文生：《龙门石窟药方洞考》，《中原文物》1981年第3期。

万方：《关于龙门石窟药方洞药方的几个问题》，《湘潭师范学院学报》（社会科学版）1989年第6期。

邵殿文：《药方洞石刻药方考》，《中原文物》1993年第4期。

杜勇：《〈药方洞石刻药方考〉校补》，《中医文献杂志》1996年第1期。

（林世田）

四部医典

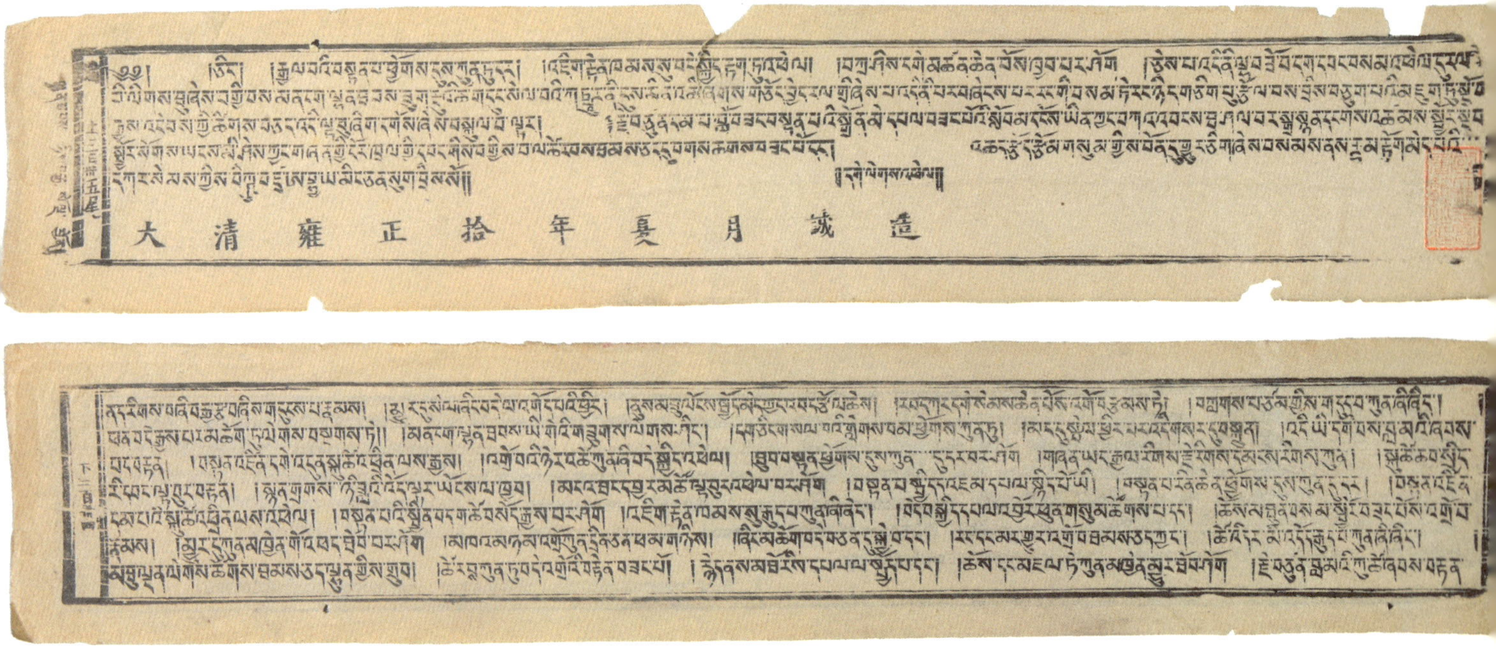

四部医典·诀窍部　藏文　宇妥·云丹贡布撰　十四代宇妥·云丹贡布修订　清雍正十年（1732）刻本

国家图书馆

《四部医典》是宇妥·云丹贡布撰著的藏医史上最全面、最优秀的著作。该书的问世标志着藏族医药学体系的形成。

宇妥·云丹贡布（708—833），古代西藏地区著名医学家。他曾游历各地，学习各种医药知识，同时勤奋实践，积累了丰富的医疗经验。在广泛汲取《月王药诊》、《紫色王室保健经函》等藏医典籍以及邻国传统医学精华的基础上，经过20多年的艰苦努力，完成了这部藏医学巨著——《四部医典》（又译《医方四续》），藏名《据悉》。到11世纪，经其后代重新编纂增修，流传至今。

《四部医典》对人体生理病因、各种疾病的症状及治疗等做了具体论述。该部巨著的诞生对藏族医药学、蒙古族医药学的发展都产生了极其深远的影响。第一部《总则本》，共6章，以凝练的文笔，严谨地介绍了该书整体框架内容，包括人体生理、病理、诊断及治疗的一般知识；第二部《论述本》，共31章，详细介绍了人体胚胎发育的过程、人体解剖、养生保健、药物性能、诊断方法和治疗原则等；第三部《秘诀本》，共92章，专门论述各种疾病的诊断和治疗；第四部《后续本》，共28章，介绍脉诊和尿诊，各种方剂的配方、功效、用途，以及外治疗法等。

当中原地区进入战国时代，藏族文明早已在雪域高原发轫。在对自然的理解和思考中，在与疾病的斗争中，藏族的先民们在萌生原始宗教世界观的同时，总结出藏医原始理论，最终形成了藏医学的奠基性著作《四部医典》，为藏医学发展和传播树立了丰碑。其理论体系与学术思想不但至今仍指导着藏医学临床与理论，而且在很大程度上促进了蒙医学体系的形成。此书带有浓厚

宇妥·云丹贡布画像

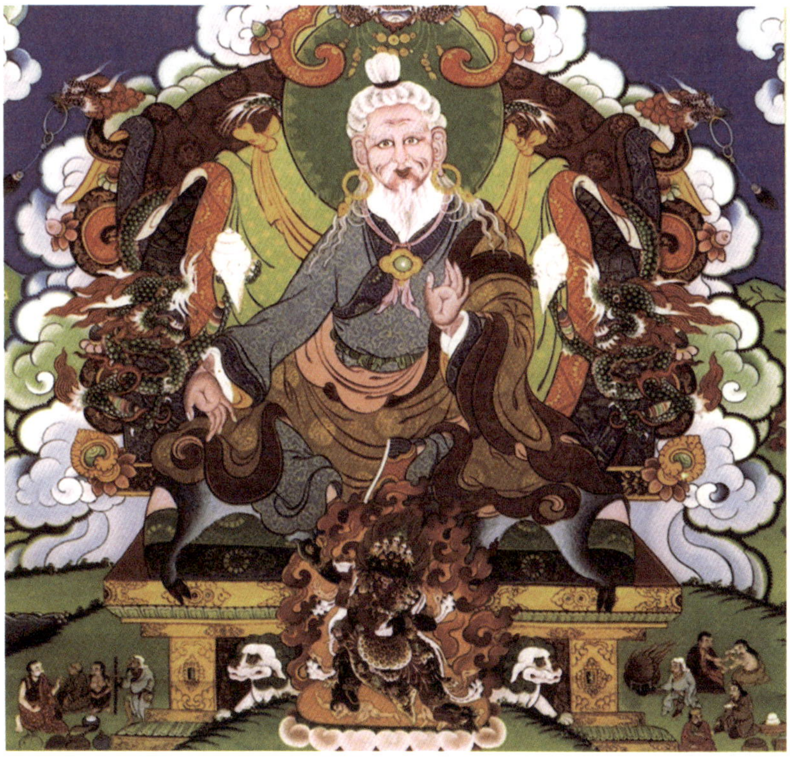

的佛教色彩，书中是以药王与五个化身佛相互问答的形式成文，行文为七字句或九字句的诗歌体裁，与中医学奠基巨著《黄帝内经》中黄帝与岐伯问答体例颇有异曲同工之处，这也从侧面反映了汉、藏之间的文化交流。

《四部医典》不但首次系统阐明维持人体正常的生理功能，关键在于三大因素：即“龙”、“赤巴”、“瓦干”，七大物质基础（即饮食精微、血、肉、脂肪、骨、骨髓、精）和三种排泄物（即大、小便，汗），而且提出了问诊、望诊和触诊的“三诊理论”和治疗疾病的“四友原则”。触诊主要是切脉。切脉所用部位为腕后高骨下约一寸左右或稍后一些，称之为“寸、甘、恰”。此外，通过观察尿的色泽、泡沫、沉淀、臭味等作为诊断依据，称之为“尿诊”。“四友原则”包括饮食、起居、内服药物、外治等四个方面,说明治病除使用内服药物或外治法外，饮食起居也很重要。

本次展出的国家图书馆藏清雍正十年（1732）刻本藏文《四部医典·诀窍部》（《秘诀本》），由普宁寺医学院大圣医耶西贝觉资助刊刻，著名的第二世阿佳活佛洛桑丹贝尖参（1708—1768）作了后序，称此书“如似一个宝物，没有一样是不需要的”。因此，它不但具有重要的版本和观赏价值，在学术上亦有重要意义。

参考文献：

丹曲：《简述藏医学名著〈四部医典〉及其影响》，《中央民族学院学报》1987年第6期。

看召本：《〈四部医典〉简介》，《西北民族学院学报》1999年第4期。

王滨、乌兰格日乐：《〈黄帝内经〉与〈四部医典〉的历史渊源》，《中国民族医药杂志》2005年第3期。

（朱 玲）

两宋时期

两宋时期，官立校正医书局校订、整理、刊行了大批医学典籍，促进了医学的传承与发展。一些文臣武将如掌禹锡、欧阳修、王安石、韩琦等参与医书整理，苏轼、沈括等有医方著述。宋代医学的繁荣还表现在对病因病机认识的提高，医学分科的日趋完善，临床各科的进步以及医学教育的发展。这一时期的代表作有：官修《圣济总录》、《太平惠民和剂局方》，陈言的《三因极一病证方论》，苏轼、沈括的《苏沈良方》，洪遵的《洪氏集验方》，陈自明的《妇人大全良方》等。

经史证类备急本草

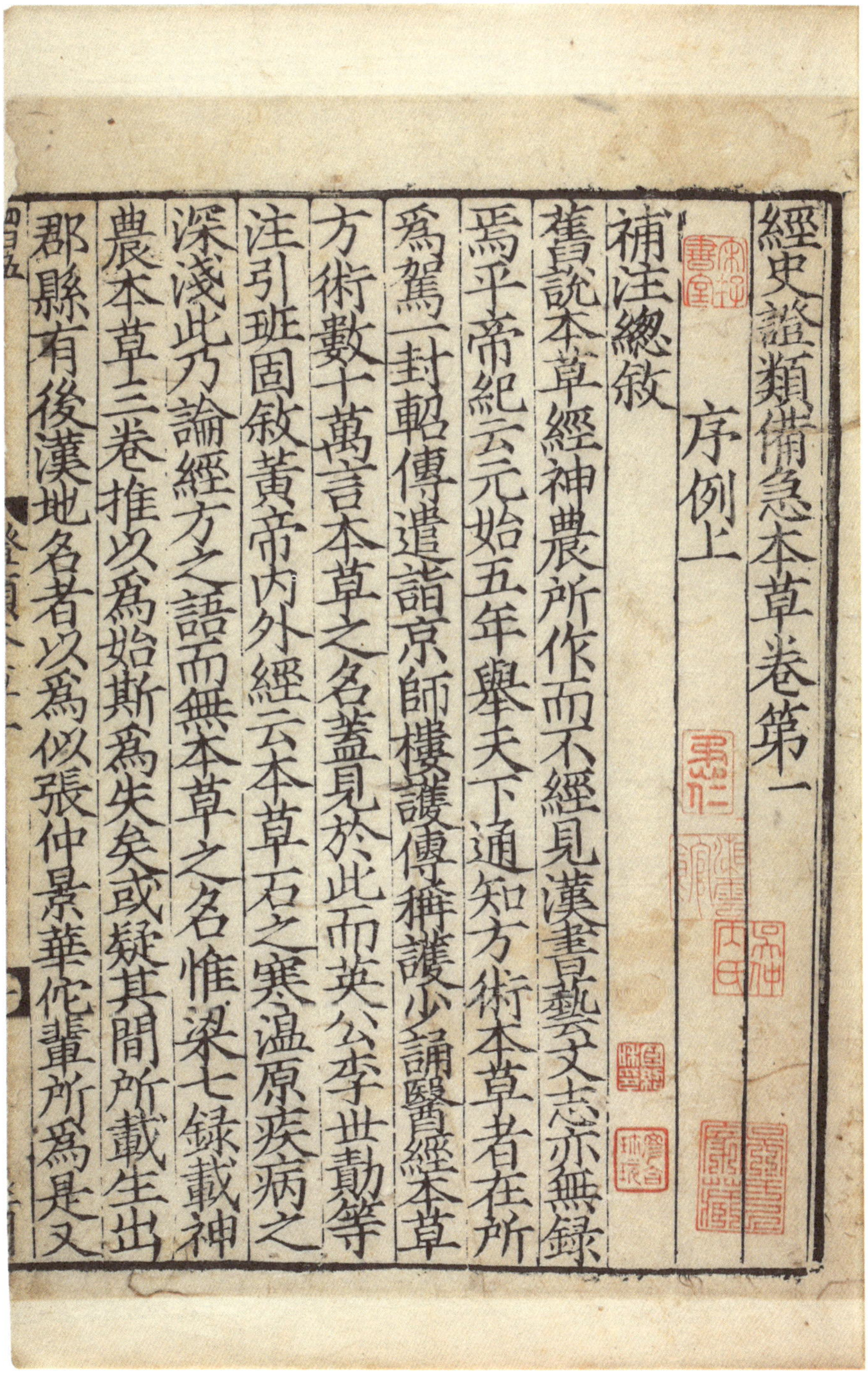
經史證類備急本草卷第一

序例上

補注總敘

舊說本草經神農所作而不經見漢書藝文志亦無錄焉平帝紀云元始五年舉天下通知方術本草者在所爲駕一封軺傳遣詣京師樓護傳稱護少誦醫經本草方術數十萬言本草之名蓋見於此而英公李世勣等注引班固敘黃帝內外經云本草石之寒溫原疾病之深淺此乃論經方之語而無本草之名惟梁七錄載神農本草三卷推以爲始斯爲失矣或疑其間所載生出郡縣有後漢地名者以爲似張仲景華佗輩所爲是又

经史证类备急本草三十一卷　（宋）唐慎微撰　宋嘉定四年（1211）刘甲刻本

国家图书馆

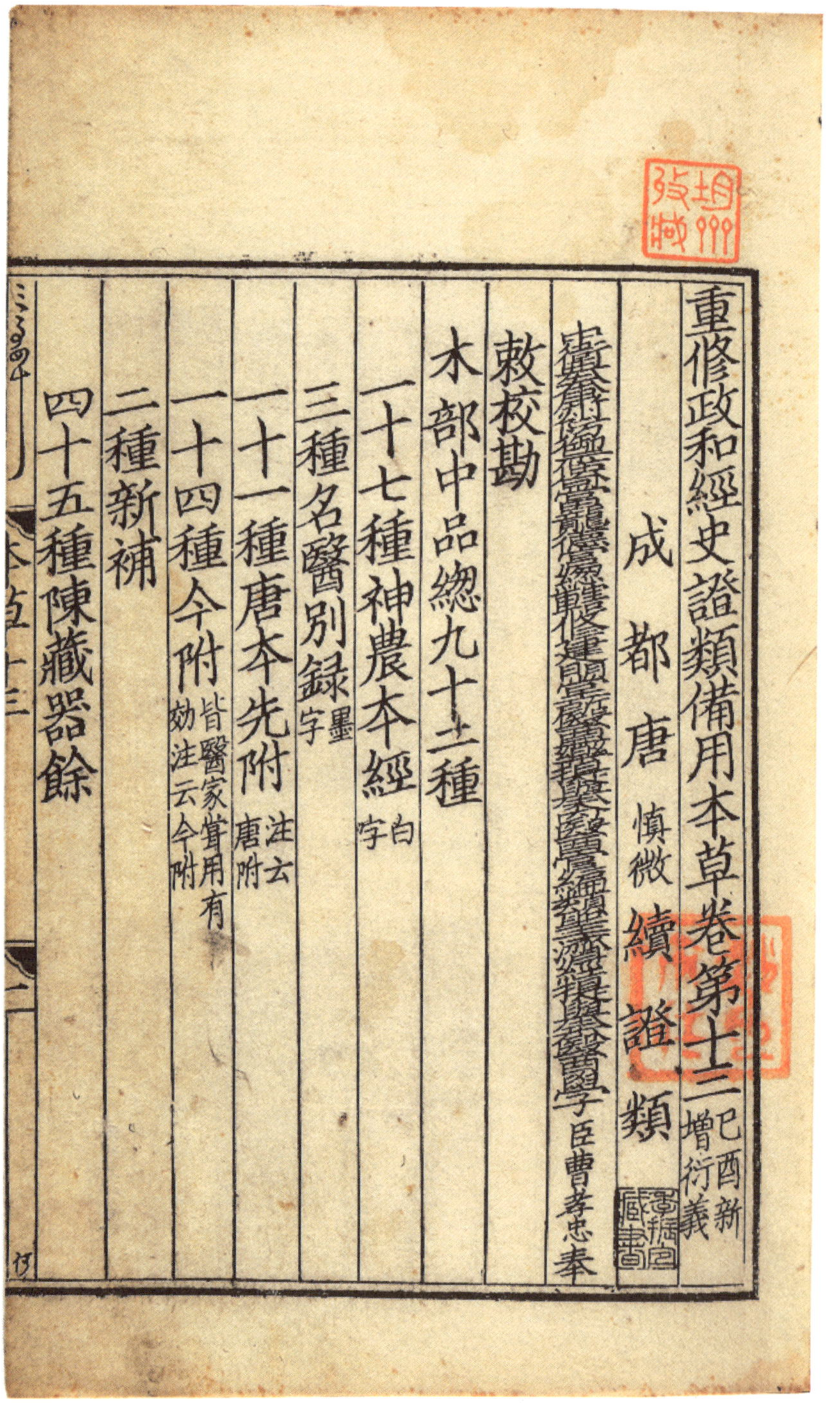

重修政和经史证类备用本草三十卷　（宋）唐慎微撰　（宋）寇宗奭衍义　蒙古定宗四年（1249）张存惠晦明轩刻本　钱谦益跋

国家图书馆

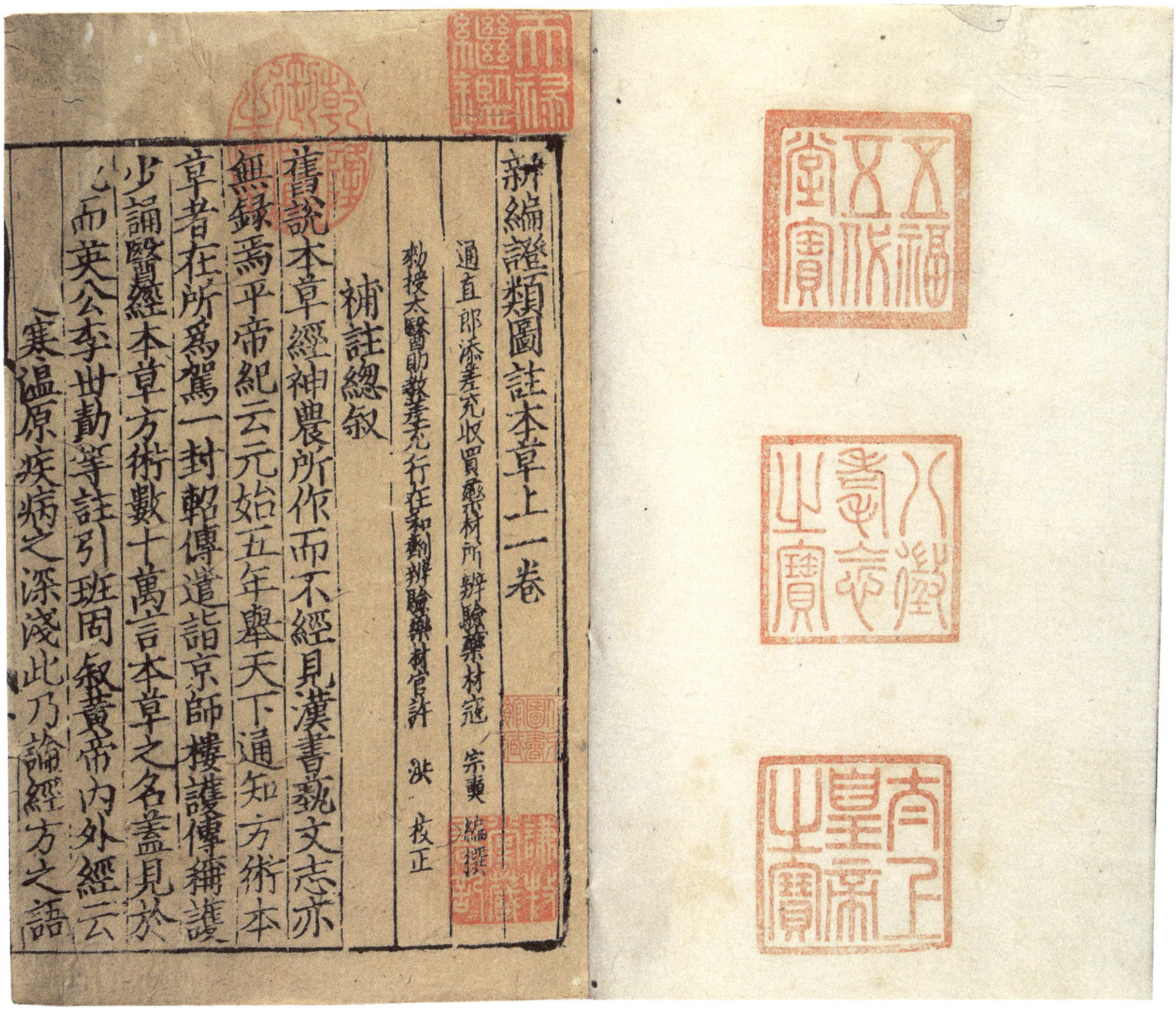

新编证类图注本草四十二卷序例五卷　（宋）唐慎微撰

（宋）寇宗奭衍义　元刻本　存四十四卷

国家图书馆

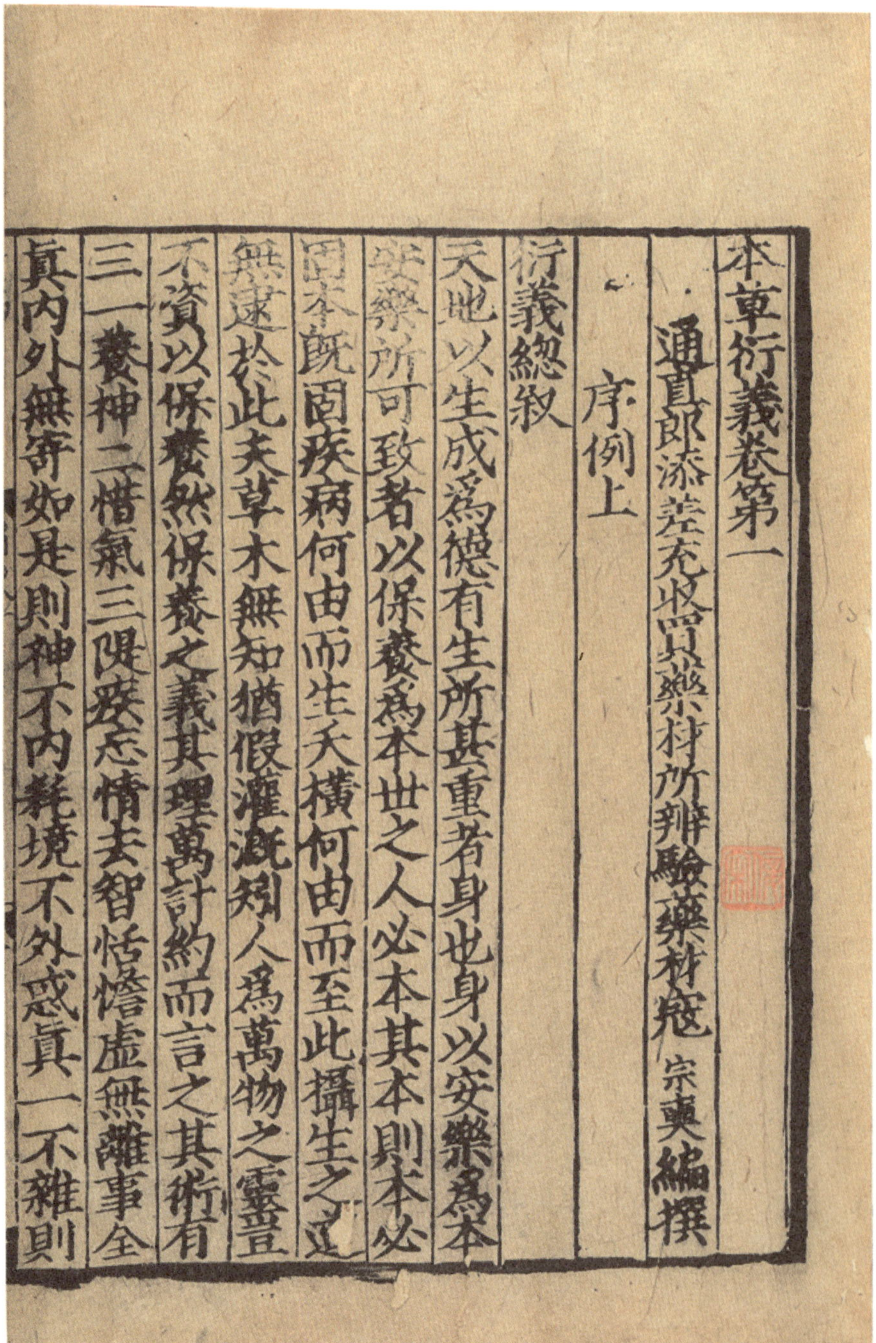

本草衍義卷第一

通直郎添差充收買藥材所辨驗藥材寇　宗奭編撰

序例上

衍義總叙

天地以生成爲德有生所甚重者身也身以安樂爲本安樂所可致者以保養爲本世之人必本其本則本必固本既固疾病何由而生夭横何由而至此攝生之道無逮於此夫草木無知猶假灌溉矧人爲萬物之靈豈不資以保養然保養之義其理萬計約而言之其術有三一養神二惜氣三隄疾忘情去智恬惔虚無離事全眞内外無寄如是則神不内耗境不外惑眞一不雜則

本草衍义二十卷　（宋）寇宗奭撰　宋淳熙十二年（1185）江西转运司刻庆元元年（1195）重修本

国家图书馆

《经史证类备急本草》，简称《证类本草》，宋代唐慎微编著，是集北宋以前本草学之大成的本草学著作。

唐慎微（约1056—1136），字审元，北宋蜀州晋原（今四川崇州）人。出身于世医家庭，对经方深有研究，知名一时。元祐年间（1086—1094）应蜀帅李端伯之请，至成都行医，居于华阳（时成都府东南郊）。唐氏虽语言朴讷，容貌不扬，但睿智明敏，医术精湛，医德高尚。好读书，每得到经史、佛道、医药等书中的一方一药，都详加记录并付诸实践，从而积累了丰富的药学资料。

北宋政府曾先后组织编修《开宝本草》、《嘉祐补注神农本草》及《本草图经》。其中《嘉祐本草》在《开宝本草》基础上增补了50余种文献中的药物资料，取材精审；《本草图经》则反映了嘉祐年间全国药物大普查的丰硕成果。但此二书独立成书，不便检阅。唐氏遂合并《嘉祐本草》与《本草图经》的内容，又从240余种医药及经史百家书中补充摘引大量药物资料，使全书总药数达1746种，附图933幅，撰成《经史证类备急本草》。在明代《本草纲目》问世之前的500多年时间中，此书一直是研究本草学的重要文献。它取材广泛，故后世许多已经散佚的古书，可从其引文中略窥梗概。李时珍评价该书“使诸家本草及各药单方，垂之千古，不致沦没者，皆其功也”。

其书初成于北宋元丰五年（1082）前后，后经陆续增补，约于元符元年至大观二年间（1098—1108）定稿，由艾晟校补刊行，名《大观经史证类备急本草》三十一卷，简称《大观本草》。政和六年（1116），又经医官曹孝忠重加校订，更名为《政和新修经史证类备用本草》，简称《政和本草》。绍兴二十九年（1159）又作校订，名为《绍兴校定经史证类备急本草》。蒙古定宗四年（1249），山西平阳张存惠在《政和本草》基础上，又将寇宗奭《本草衍义》分条散入书中，成为日后通行本《重修政和经史证类备用本草》。寇宗奭，生卒年及里居不详，精医理，于本草学尤有研究，曾充任“收买药材所辨认药材”之职，宋政和年间所著《本草衍义》一书，使其名留千古。此后各种《政和本草》多以张存惠本为底本刊刻。明代万历年间，还出现《大观本草》与《本草衍义》合编的刊本，称为《重刊经史证类大全本草》。

参考文献：

赵文业：《重视〈证类本草〉的研究》，《中医文献杂志》1996年第2期。

赵怀舟等：《傅山研读〈本草纲目〉、〈证类本草〉初考》，《江西中医学院学报》2003年第3期。

杨东方：《〈证类本草所出经史方书〉补遗》，《成都中医药大学学报》2010年第1期。

张卫、张瑞贤等：《〈证类本草〉的学术思想及来源分析》，《国际中医中药杂志》2010年第3期。

（李敬华）

履巉岩本草

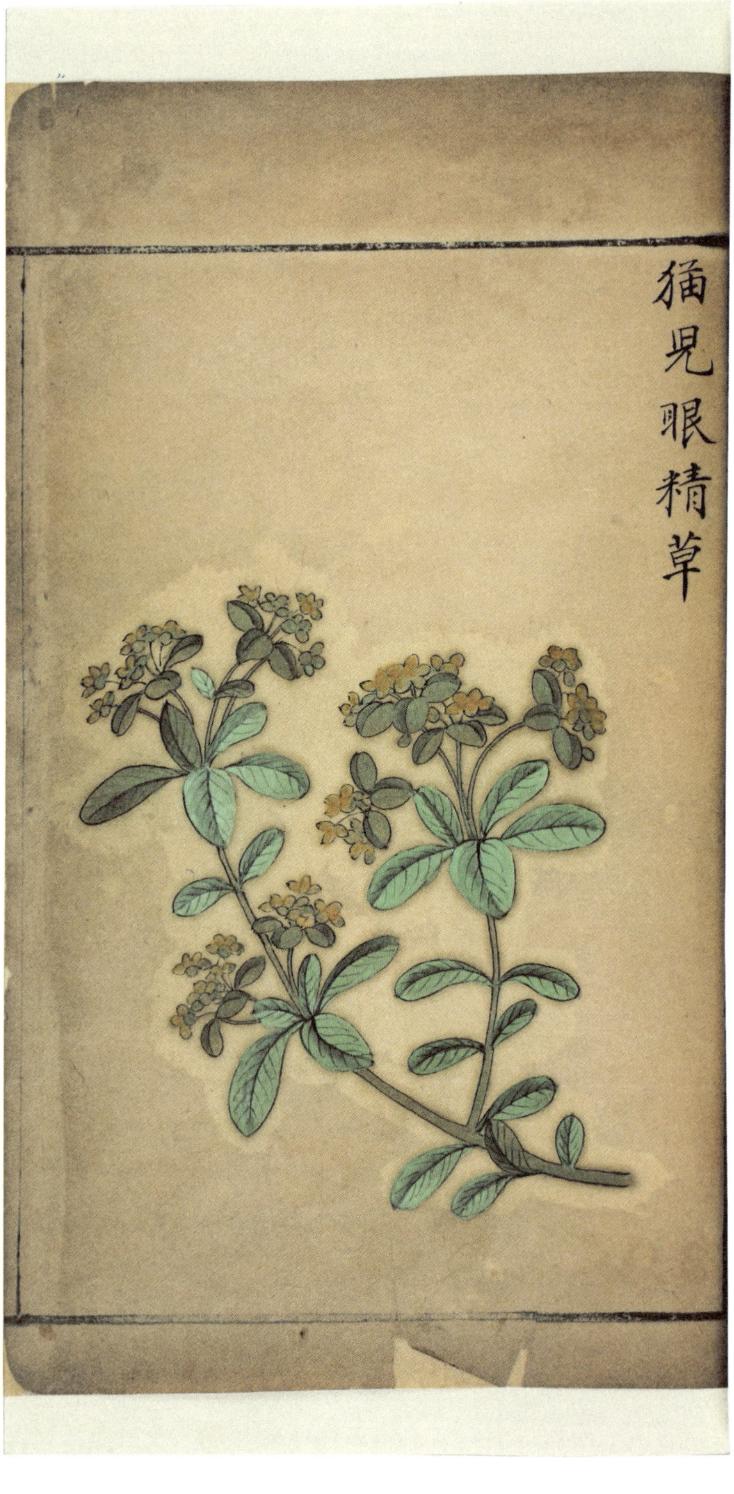

履巉岩本草三卷　题（宋）琅琊默菴撰　明抄彩绘本

国家图书馆

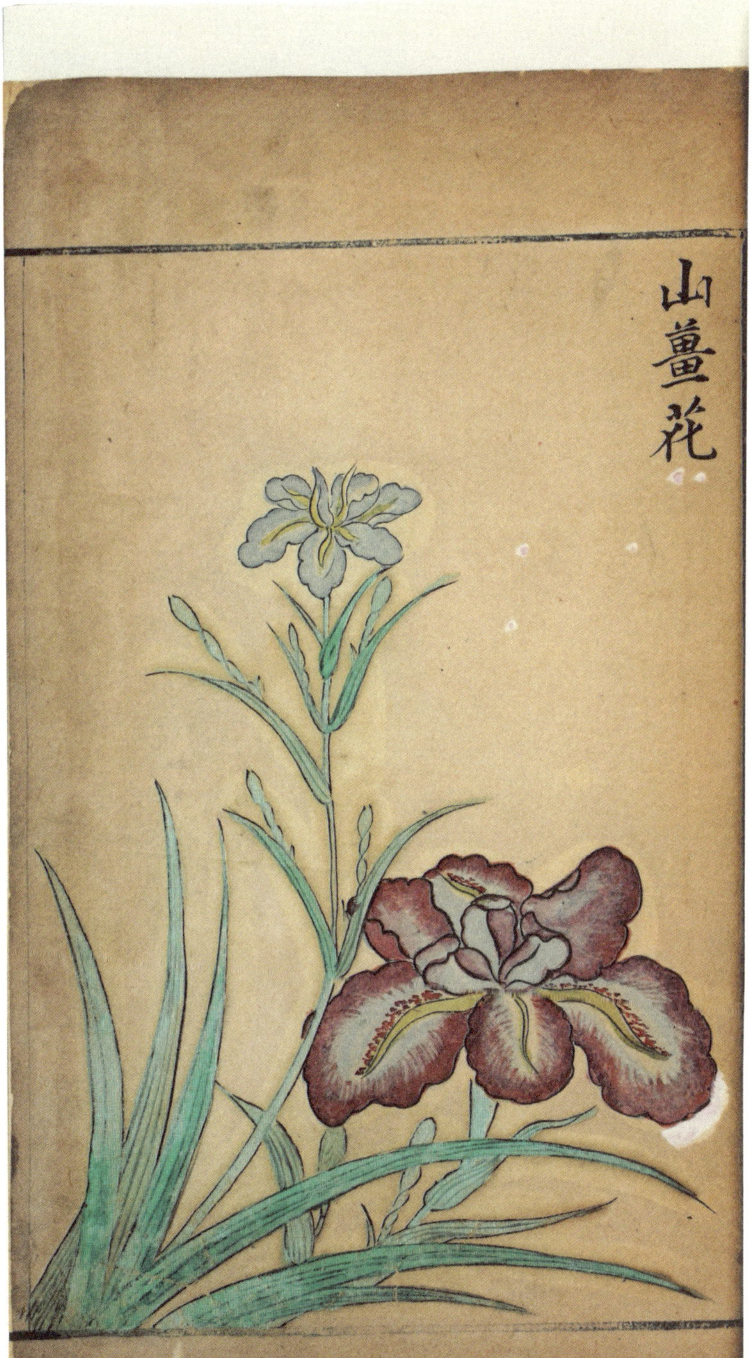
山薑花

《履巉岩本草》为南宋画家王介编绘，成书于南宋嘉定十三年（1220），是南宋时期具有重要价值的地方彩绘本草。

王介，字圣与（一作圣予），号默菴，琅琊（今山东胶南）人。工画，善作人物山水。庆元年间（1195—1200）官太尉。《图绘宝鉴》卷四言其“善作人物山水，似马远、夏珪，亦能梅兰”。王氏晚年取其住地杭州慈云岭一带药草，收录单方，绘图成册，名《履巉岩本草》。王介原绘图本今已不存，现存明抄彩绘本《履巉岩本草》是在宋代彩绘本基础上仿绘而成，为现存最早的彩绘本草。

《履巉岩本草》全书分上中下三卷，收药206种，一药一图（现存202幅），先图后文，兼述别名、性味、功效、主治及附方。该书内容或选取其他本草医书，或采自民间验方，对了解南宋时期杭州一带民间用药的发展情况及本草考证等方面都有重要意义，所载内容多为后世本草书籍援引和收录。

此本卷前摹抄作者南宋嘉定十三年（1220）自序，言及书名得自“山中有堂曰履巉岩”，又言“因拟图经，编次成集，仍参以单方”，略去“佐使反恶、采摘时月”等，以求“随手可用”、“药不旁求，方以单用”。当时的本草绘图为表现植被完整性，多习惯将高大植株不按比例缩小置于画面中，反致细节描绘失真。而王介绘图，虽为写生，但多注重细节，运用工笔画之细腻，结合山水画之神韵，或局部或整体，将所绘本草的特点表现得淋漓尽致。此本虽为临摹本，但绘图精美，著名药物学家赵燏黄先生曾说：“本图朱砂矿绿，历久如真；铁画银钩，古朴有力。”

除彩绘精美外，此书所载药物具有明显地域性。作者就地写生，绘图成册。书中共有134个新药名，其中植物俗名如千年润（万年青）、地蓠蓄、杜天麻（益母草）、笑靥儿草，均见于《咸淳临安志》；穿心佛指（珠），护花（火）草等药名带有浓厚的浙江地方口音。而书中“草茶”一条，提及“谷雨前采嫩芽”、“杂用槐柳初生嫩芽及他物”作伪，都反映了杭州地区茶文化的特点，清代赵学敏的《本草纲目拾遗》言雨前茶“产杭之龙井者佳”，亦与之相符。

由于作者医药水平所限，书中也有失当之处。如“人参苗”其后附药图为伞形科植物，此图或取自当时民间的一种土人参，赵学敏亦言：“土人参各地皆产，钱塘西湖南山尤多。”此处也佐证了其地域特点。

本草文献若能辅之以图则可弥补文字记载之不足，而丹青设色的彩绘药图更能反映实物的翔实形态特征。唐代《新修本草》孔志约序中言：“普颁天下，营求药物，……丹青绮焕，备庶物之形容。”由此可推断早在唐代即有彩绘本草出现。然而历代彩绘本草，存世者稀少。《履巉岩本草》原宋本已佚，此明抄彩绘摹本更显珍贵。此本曾经邓之诚、王晋卿等递藏，今藏国家图书馆。

参考文献：

（日）冈西为人：《重辑新修本草》，大阪：学术图书刊行会，1978年。

（清）王士祯：《池北偶谈》，北京：中华书局，1982年。

龙伯坚：《现存本草书录》，北京：人民卫生出版社，1957年。

（杨照坤）

太平惠民和剂局方

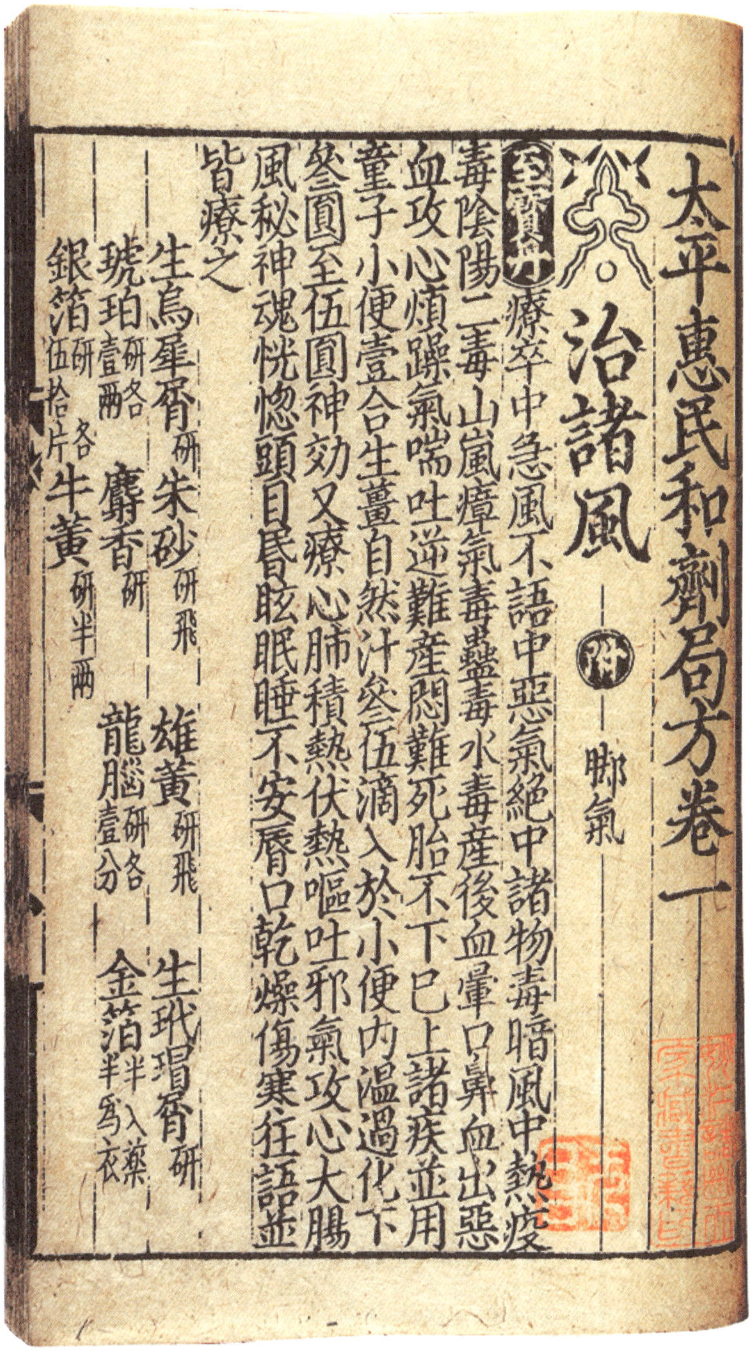
太平惠民和劑局方卷一
治諸風 附 脚氣
至寶丹 療卒中急風不語中惡氣絶中諸物毒暗風中熱疫毒陰陽二毒山嵐瘴氣毒蠱毒水毒産後血暈口鼻血出惡血攻心煩躁氣喘吐逆難産悶難死胎不下已上諸疾並用童子小便壹合生薑自然汁叁伍滴入於小便内温過化下叁圓至伍圓神効又療心肺積熱伏熱嘔吐邪氣攻心大腸風秘神魂恍惚頭目昏眩眠睡不安脣口乾燥傷寒狂語並皆療之
生烏犀屑研 朱砂研飛 雄黃研飛 生玳瑁屑研
琥珀研各壹兩 麝香研 龍腦研各壹分 金箔半入藥半爲衣
銀箔研各伍拾片 牛黃研半兩

太平惠民和剂局方十卷 （宋）陈师文等撰 指南总论三卷 （宋）许洪撰 增广和剂局方图经本草药性总论一卷

元至正二十六年（1366）高氏日新堂刻本

国家图书馆

《太平惠民和剂局方》系北宋太医局熟药所编制的成药配方书，颁行于南宋高宗绍兴二十一年（1151），是我国第一部成药典，比英国18世纪"药局方"还要早600多年，是世界上最早的成药专书。

太医局是宋代设置的医事机构，源于唐代太医署，始创于北宋淳化三年（992）。宋神宗熙宁年间，随着王安石变法的推行，为加强国家对药材供销的控制，熙宁九年（1076）于太医局下增设熟药所（卖药所），掌管相关事务，是为合剂局的雏形。为了更好的制售成药，济世救疾，元丰年间宋太医局公开向各地医生征集秘方，经试验确有良效者，由熟药所制作并销往民间。由各地征收而来的药方，也被集结编订成册，称为《太医局方》。崇宁年间（1102—1106）北宋政府正式成立专门的药物售制机构——和剂局，局中拟定的制剂规范，则被称为"和剂局方"。北宋大观初年（1107—1108），尚书库部郎中陈师文等鉴于以往太医局方均来自鬻药之家、陈献之士，未经审订，难免错误，于是上奏朝廷，继而奉诏参考众本，加以重新刊定，成《和剂局方》五卷。绍兴十八年（1148），药局改称"太平惠民局"，故《和剂局方》也改称为《太平惠民和剂局方》，简称《局方》。在五卷原本的基础上，后经南宋绍兴、宝庆、淳祐年递加增补，形成通行的十卷本。

本书十卷，将成药方剂分为诸风、伤寒、一切气、痰饮、诸虚、痼冷、积热、泻痢、眼目疾、咽喉口齿、杂病、疮肿伤折、妇人诸疾及小儿诸疾共14门，788方。书中详细记述了各方主治、配伍及具体修制法，许多名方，如至宝丹、牛黄清心丸、苏合香丸、紫雪丹、四物汤、四君子汤、逍遥散、肥儿丸等，沿用至今，疗效显著。作为官方组织编写的方书，其收方虽不为众，却集萃前代名方之精华。该书详载各方药物炮制及药剂修合之法，不仅医家可以据此随证选方，甚至普通民众都可依此随方求药，正如元代医家朱震亨所述，此书"自宋迄今，官府守之以为法，医门传之以为业，病者恃之以立命，世人习之以成俗"，故而备受后世学者推崇。

《和剂局方》后附《指南总论》三卷，撰者许洪，南宋人，以医知名，曾供职于四川总领所检察惠民局，敕授太医助教。嘉定元年（1208）为《和剂局方》作注并编次《指南总论》三卷，附于《和剂局方》之后刊行，其三卷内容为论述药性及炮制、用药方法。又附《图经本草药性总论》一卷，系从《嘉祐本草》中节选有关内容，采用上图下文体例编辑而成。其中所列玉石、草、木、人、兽、禽、虫鱼、果、米谷、菜等各部分类与《嘉祐本草》相同。

此书现存最早版本为南宋绍兴年间重修本，今藏日本，《图书寮汉籍善本书目》著录："《增广校正和剂局方》零本三册，每半叶十一行，行二十一字。现存卷二、三、四卷。"据《经籍访古志》记载："其书五卷，凡二十一门，录方二百九十七道。"应为现存最接近原本者。除此之外，早期版本现今知见者以元刊本居多。此本为元高氏日新堂刊刻，高氏日新堂为元代福建建安一刻书坊，所刻之书迄今有明确记载者唯有此本。另外，元代还有郑氏宗文书堂刻本等。这两种版本有一定的继承关系，有待进一步研究。明、清时期陆续有不同版本出现。此书影响还远播朝鲜、日本。14—15世纪前后，在日本医学界曾经风靡一时，朝鲜王朝亦是高度重视《局方》，朝鲜医学著作中时常可见《局方》的身影。

此元至正二十六年（1366）高氏日新堂本为现存较早又内容较全者，版本及资料价值并存。此本曾藏清代蒋光焴家，有“盐官蒋氏衍芬草堂三世藏书印”、“蒋印光焴”等印。今藏国家图书馆。

参考文献：

章健、李鸿涛：《〈太平惠民合剂局方〉成书考略》，《中医文献杂志》2001年第4期。

范磊：《试析〈太平惠民合剂局方〉盛行的原因及其影响》，《甘肃中医》2009年第1期。

（侯西娟）

圣济总录

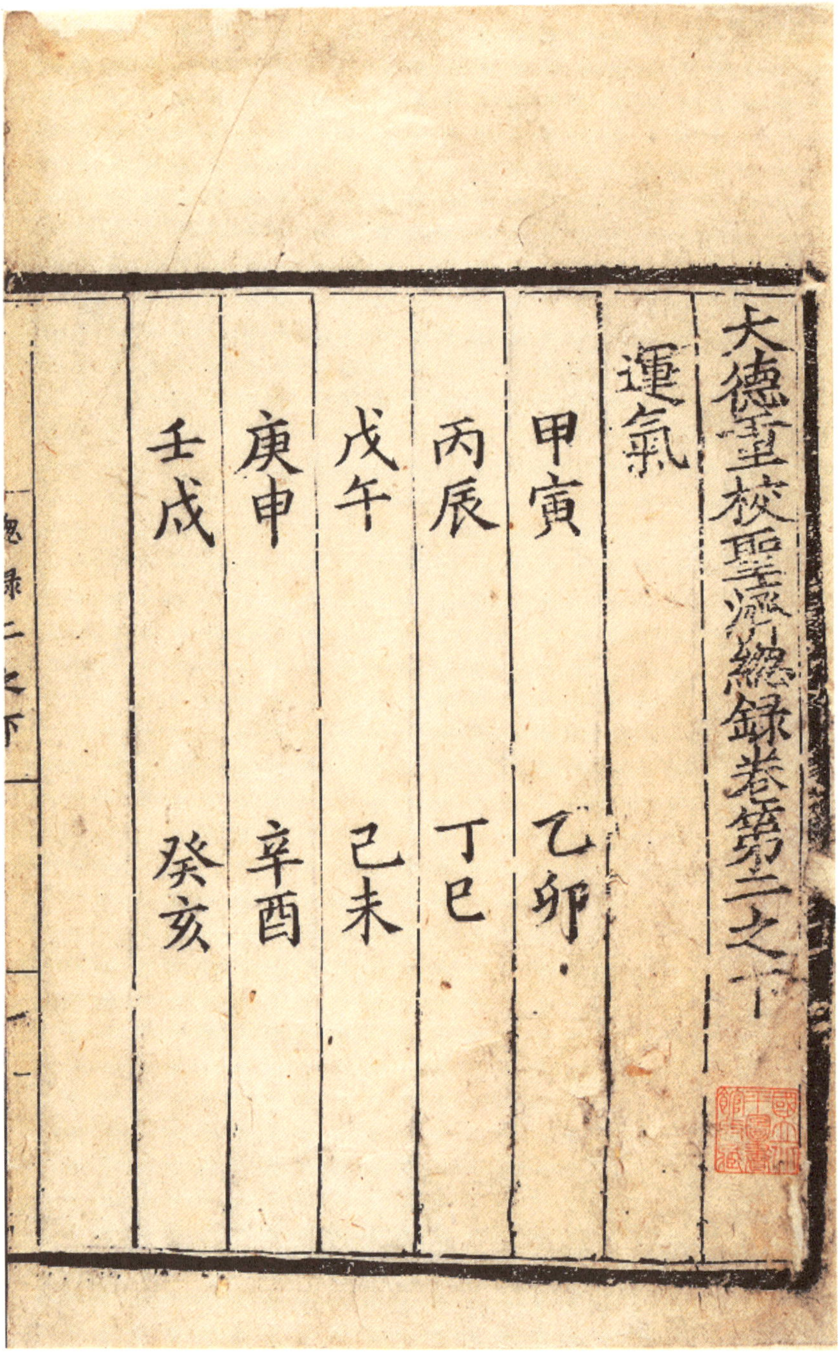
大德重校聖濟總録卷第二之下

運氣

甲寅　乙卯

丙辰　丁巳

戊午　己未

庚申　辛酉

壬戌　癸亥

大德重校圣济总录二百卷　元大德三年至四年（1299—1300）江浙等处行中书省刻本　存三十一卷

国家图书馆

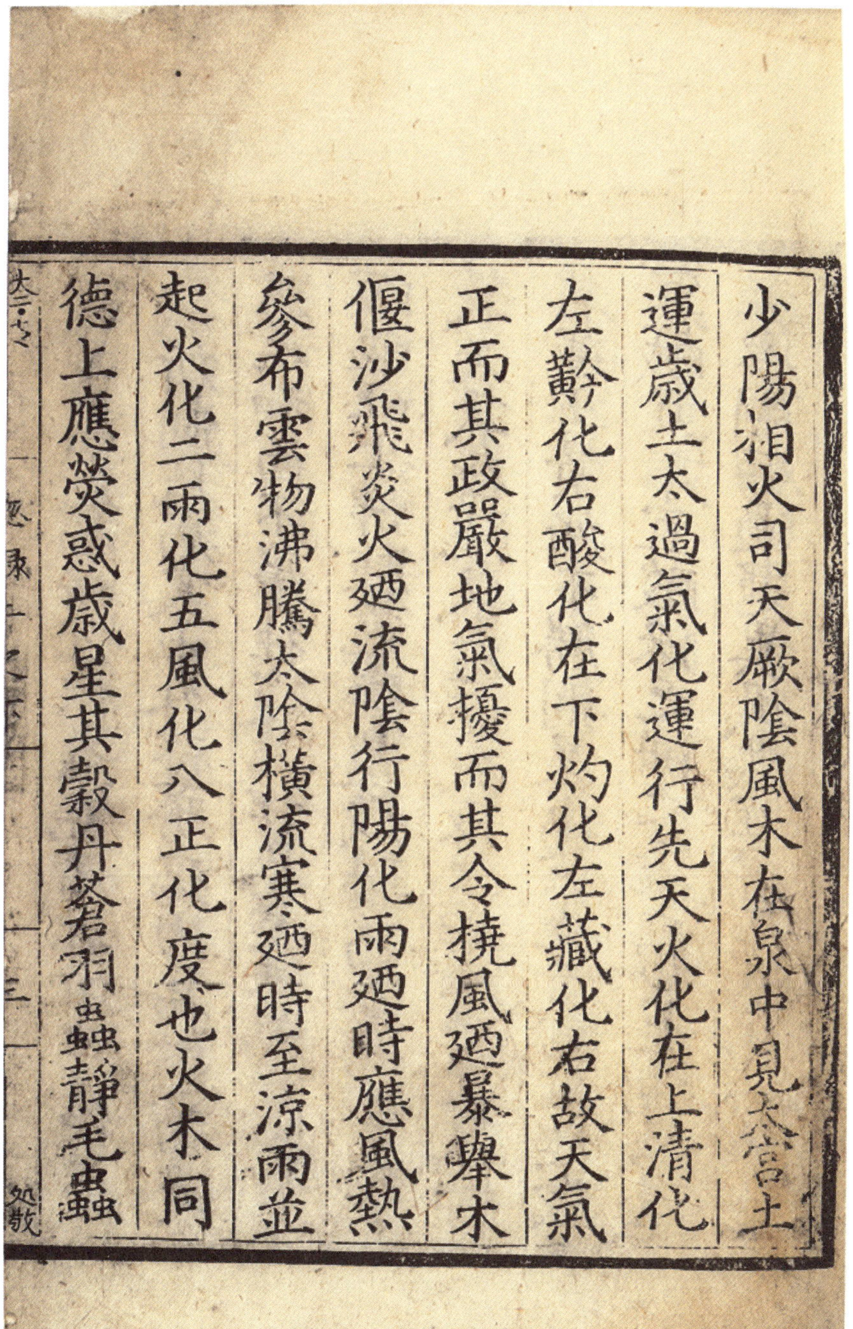
少陽相火司天厥陰風木在泉中見太宫土
運歲土太過氣化運行先天火化在上清化
左黅化右酸化在下灼化左藏化右故天氣
正而其政嚴地氣擾而其令撓風迺暴舉木
偃沙飛炎火迺流陰行陽化雨迺時應風熱
參布雲物沸騰太陰橫流寒迺時至涼雨並
起火化二雨化五風化八正化度也火木同
德上應熒惑歲星其穀丹蒼羽蟲靜毛蟲

《圣济总录》是宋代太医院在北宋政和年间（1111—1118）编纂的一部医学全书。

北宋政和年间，徽宗赵佶诏示天下，征集民间医方，汇同御府所藏秘方，由圣济殿御医整理编次成书，题名《政和圣济总录》，简称《圣济总录》。

此书卷帙浩繁，共200卷，辑方约2万首，近200万字。宋徽宗崇信五运六气学说，故此书首列"运气"、"叙例"、"治法"等篇，相当于全书的总论部分。以后自"诸风"至"神仙服饵"，共分66门，包括内、外、妇、儿、五官、针灸、养生、杂治等。每门之中有论说，词简意赅，总括本门，其下又分若干病证，每一病证先阐述病因病机，次述治法方药，加以服法、禁忌等。该书集宋以前医方之大成，其所录方剂中，丸、散、膏、丹、酒剂等剂型明显增加，反映了宋代重视成药的特点。全书既有理论，又有经验，内容极为丰富。在理论方面，除引据《内经》、《伤寒论》等经典医籍，亦注意结合当时的各家论说，并加以阐述；在方药方面，以选自民间经验良方及医家秘方为主，疗效比较可靠。本书较全面地反映了北宋时期医学发展的水平和学术成就。对后世研究中医基础理论和临床证治，均有重要参考价值。

《圣济总录》成书不久，因遭靖康之变，被携往北地，致使南宋医家不易觏见，因而南宋名家所著医书很少引用本书的内容。宋版《圣济总录》早已泯没无存。据现有文献记载，本书较早的两次重刊，一为金大定年间（1161—1189），一为元大德三年至四年（1299—1300）。元大德年间，成宗铁穆耳"以为是书所载虽先圣之绪余，其所以康济斯民，亦致治之一助"（《圣济总录·焦养直序》），于是诏示江浙行省对宋本重加订正后刊布于世。此元大德三年至四年江浙等处行中书省刻本是该书现存最早的刊本，残存各部合计不足十之三四，虽为凤毛麟角，亦弥足珍贵。

参考文献：

杨金萍等：《〈圣济总录〉历代著录情况考》，《中国中医药信息杂志》2007年第3期。

（王柳青）

妇人大全良方

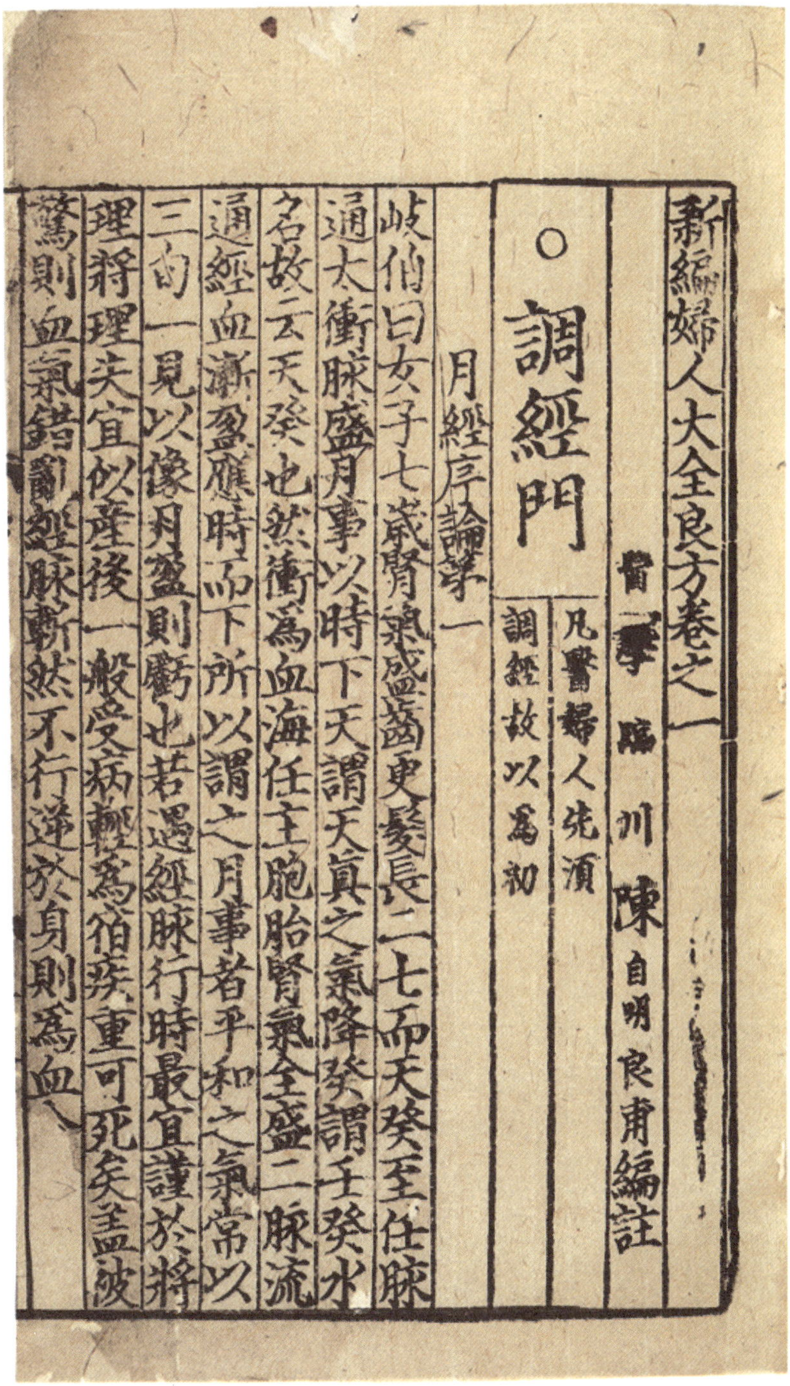
新編婦人大全良方卷之一
醫學臨川陳自明良甫編註
○調經門 凡醫婦人先須調經故以為初
月經序論第一
岐伯曰女子七歲腎氣盛齒更髮長二七而天癸至任脉
通太衝脉盛月事以時下天謂天眞之氣降癸謂壬癸水
名故云天癸也然衝為血海任主胞胎腎氣全盛二脉流
通經血漸盈應時而下所以謂之月事者平和之氣常以
三旬一見以像月盈則虧也若遇經脉行時最宜謹於將
理將理失宜似產後一般受病輕為宿疾重可死矣蓋被
驚則血氣錯亂經脉斬然不行逆於身則為血

新编妇人大全良方二十四卷辨识修制药物法度一卷
（宋）陈自明撰　元勤有书堂刻本
国家图书馆

《妇人大全良方》是我国早期女科著作中最具代表性的名著，书中的妇科学术理论和临床方治内容较为丰富而全面。从医学专科的角度，该书对南宋以后的妇产科的发展产生了很大的影响，深受后世医家青睐。

陈自明（1190—1270），字良甫（或良父），南宋江西临川（今属江西）人。出身于医学世家，曾任建康府（今江苏南京）明道书院医学教授，深得《黄帝内经》要旨，博览历代医家著述，汲取南宋以前诸家治疗妇科之长，并继承家传良方，除精熟于妇科外，亦擅长外科，其代表作为《妇人大全良方》和《外科精义》二书。

《妇人大全良方》又名《妇人良方》、《妇人良方大全》、《妇人良方集要》，全书共24卷，撰于宋嘉熙元年（1237），全书分调经、众疾、求嗣、胎教、妊娠、坐月、产难、产后8个部分，计261论。陈氏重视诊病后药物的选择、炮制、保存以及煎服方法，将“辨识修制药物法度”列于全书之首，该篇对于其在妇科临床中常用的100余种药物的辨识进行专门论述，颇具实用价值。《妇人大全良方》中辑录了较多已经散佚的宋以前医籍，如《经效产宝》、《妇人产育宝庆集》、《胎产经验方》、《小品方》、《梅师方》、《养生必用方》、《十产论》等，具有很高的文献价值。

宋咸淳元年（1265），即此书成编后的28年，陈自明重新修订补充后再予刊行，可惜此宋刻本未见传世。此元代勤有书堂刻本是已知现存最早版本。余氏勤有书堂是宋元间福建建阳地区著名刻书坊，自北宋的余靖安至元代的余志安，世代相沿，刻书极多，尤以元代刻书影响最大。《四库全书》本就是依据此版本抄录，提要称：“是编刻于勤有书堂，犹为自明原本。”除此本外，目前存世的均为补注、校注本，如经明代熊宗立补注的有明天顺八年（1464）熊氏种德堂刻本、明正德四年（1509）陈氏存德书堂刻本等；经明代薛己校注的有明嘉靖二十七年（1548）沈鉴刻本、明金陵书林唐富春刻本、明建邑书林余彰德刻本、明陈长卿刻本、明杨轸飞四知馆刻本、明书林余氏书瑞堂刻本等，分藏于国内各图书馆。此外，国内还藏有多种日本和朝鲜刊本。

此本清初收入翰林院，后为清代藏书家蒋光焴收藏，书中钤有：“盐官蒋氏衍芬草堂三世藏书印”、“臣光焴印”、“寅昉”等藏印。

参考文献：

徐岩春：《妇人大全良方译注》，北京：中国人民大学出版社，2010年。

朱定华、王咪咪：《我国古代妇产科学的瑰宝——介绍元勤有书堂刻本〈妇人大全良方〉》，《浙江中医药大学学报》1985年第2期。

陈丽云：《〈妇人大全良方〉妇科疾病诊治特色》，《上海中医药大学学报》2005年第3期。

崔轶凡：《浅议〈妇人大全良方〉对中医妇科学的贡献》，《山西中医学院学报》2007年第4期。

（唱春莲　李　哲）

小儿药证直诀

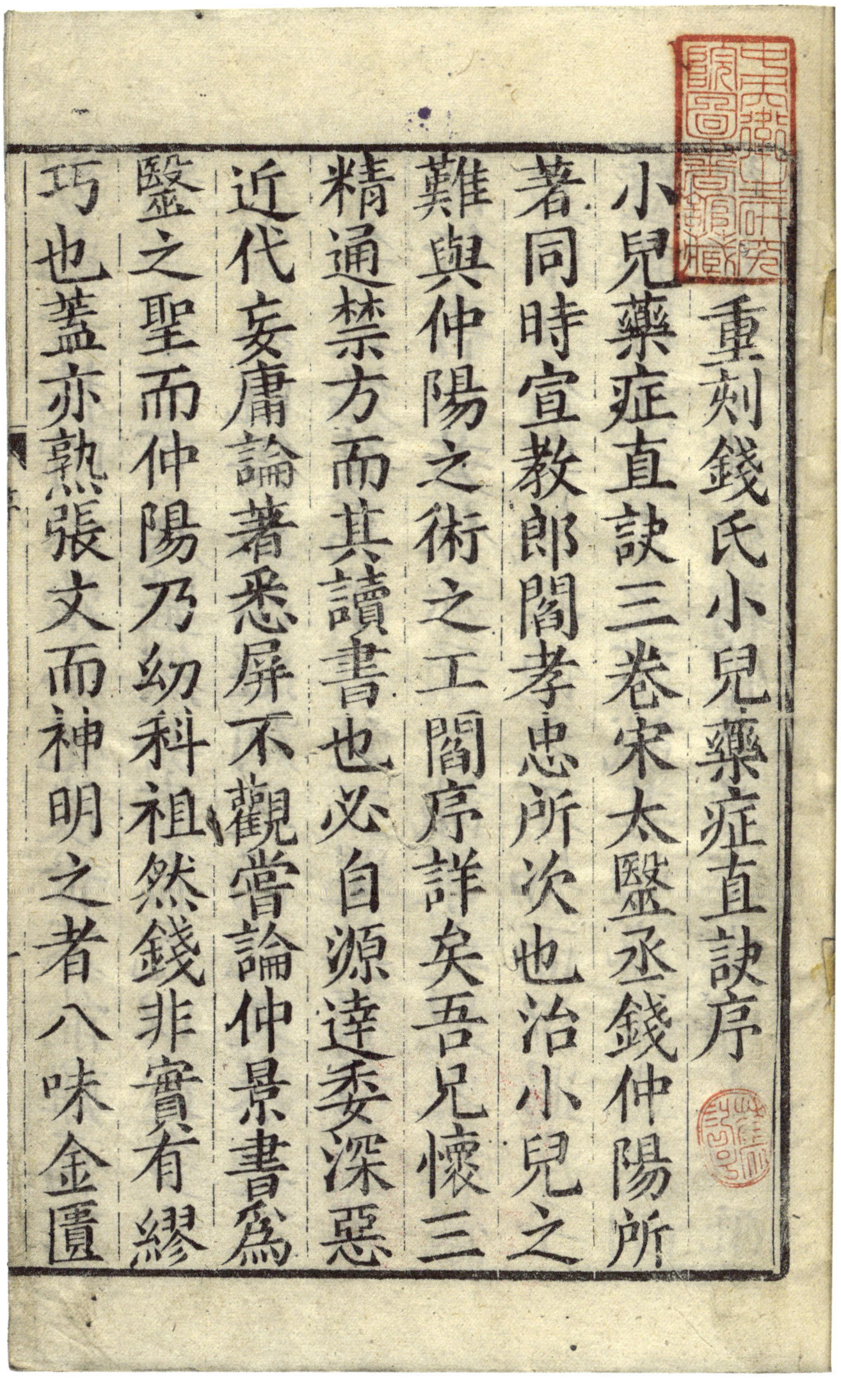
重刻錢氏小兒藥症直訣序
小兒藥症直訣三卷宋太醫丞錢仲陽所
著同時宣教郎閻孝忠所次也治小兒之
難與仲陽之術之工閻序詳矣吾兒懷三
精通禁方而其讀書也必自源達委深惡
近代妄庸論著悉屏不觀嘗論仲景書爲
醫之聖而仲陽乃幼科祖然錢非實有繆
巧也蓋亦熟張文而神明之者八味金匱

钱氏小儿药证直诀三卷 （宋）钱乙撰 （宋）阎孝忠辑

清康熙起秀堂刻本

中国中医科学院图书馆

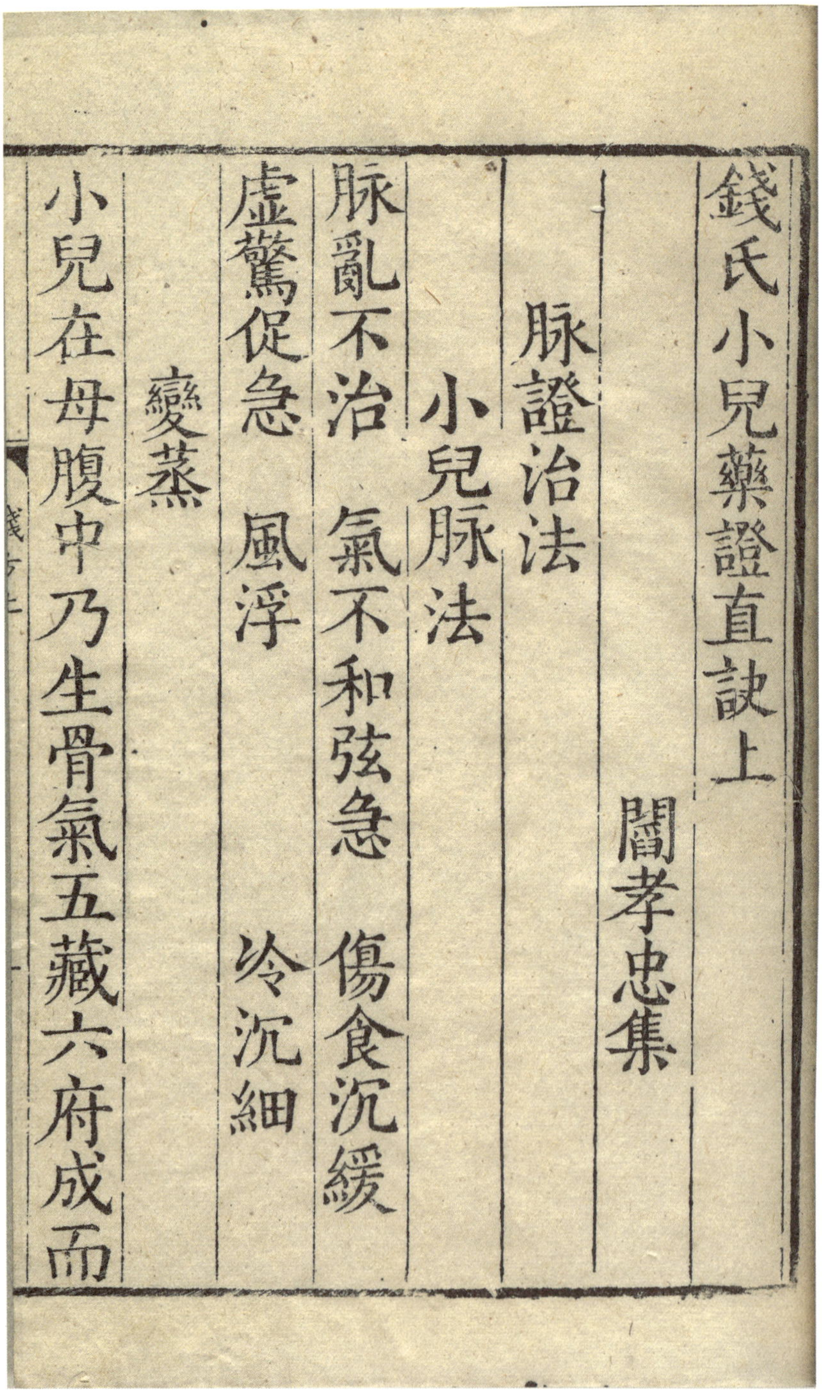

錢氏小兒藥證直訣上

閻孝忠集

脉證治法

小兒脉法

脉亂不治　氣不和弦急　傷食沉緩

虛驚促急　風浮　冷沉細

變蒸

小兒在母腹中乃生骨氣五藏六府成而

《小儿药证直诀》系宋人阎孝忠整理儿科医学宗师钱乙之儿科医论、医方、医案编次而成。全书较系统地阐述了钱乙的儿科临床经验与方治。卷末附有“阎氏小儿方论”，为阎氏研究钱氏诊疗诸法之心得。

钱乙（1037—1119），字仲阳，钱塘（今浙江杭州）人。在小儿生理、病理、辨证施治和制方用药等方面均卓有建树，故后人尊称他是“儿科之圣”、“幼科之鼻祖”。他博览群书，精研《黄帝内经》、《伤寒论》、《神农本草经》、《颅囟经》等医书，辨别订正阙漏错误。结合行医实践，在医术上兼取众长，不拘泥古法。根据藏象理论，在汉代名医张仲景的辨证施治的基础上，摸索出一套适用于小儿的“五脏辨证”法，研究出数十种小儿专用药方。钱乙一生著述颇丰，据史书载，有《伤寒指微论》、《婴孺论》等，惜均已佚。他于北宋元丰年间至京师，因治愈长公主之女疾，授翰林医学，赐绯。又以黄土汤治愈皇子瘈疭病，而提升为太医丞，赐紫衣金鱼。宣和元年（1119），河南开封人阎孝忠搜集整理其临床经验，汇编成《小儿药证直诀》。

此书分三卷，重点介绍了儿科四大证——痧、痘、惊、疳的辨证论治，论述小儿生理病理特点及各种常见疾病的辨证治疗，对疮疹、惊风、诸疳等儿科重要病证辨察尤为详尽。卷上记载“脉症治法”，包括“小儿脉法”、“变蒸”、“五脏所主”、“五脏病”、“急慢惊风”、“伤风”、“吐泻”、“黄疸”、“咳喘”、“疳积”、“腹胀”、“肿病”、“汗证”、“初生疾病”、“杂证”等81种病证。卷中记录了23 则钱氏经治医案，是我国早期著名的儿科医案，多为危重疑难病证，又多属他医误治后复经钱氏救治而愈者。其中惊搐6则，咳嗽4则，疮疹3则，吐泻4则，虚热3则，汗证1则，虫证及癖证各1则。卷下为“诸方”，记载了120首儿科经验通治之方。

《小儿药证直诀》继承了《黄帝内经》、《伤寒论》、《金匮要略》等医学成就，并进一步应用到儿科专科，是钱乙多年临床实践经验的总结，因而具有很高的学术价值。该书不但为儿科学的发展奠定了基础，而且对祖国医学的脏腑辨治理论产生了深远影响。此本为清康熙起秀堂刻本，今藏中国中医科学院图书馆。

参考文献：

俞景茂:《小儿药证直诀类证释义》，贵阳：贵州人民出版社，1984年。

杨金萍等整理：《幼幼集成》，北京：人民卫生出版社，2006年。

杨金萍：《钱乙〈小儿药证直诀〉方剂命名规律浅析》，《中医杂志》2005年第10期。

（李　哲）

古今录验养生必用方

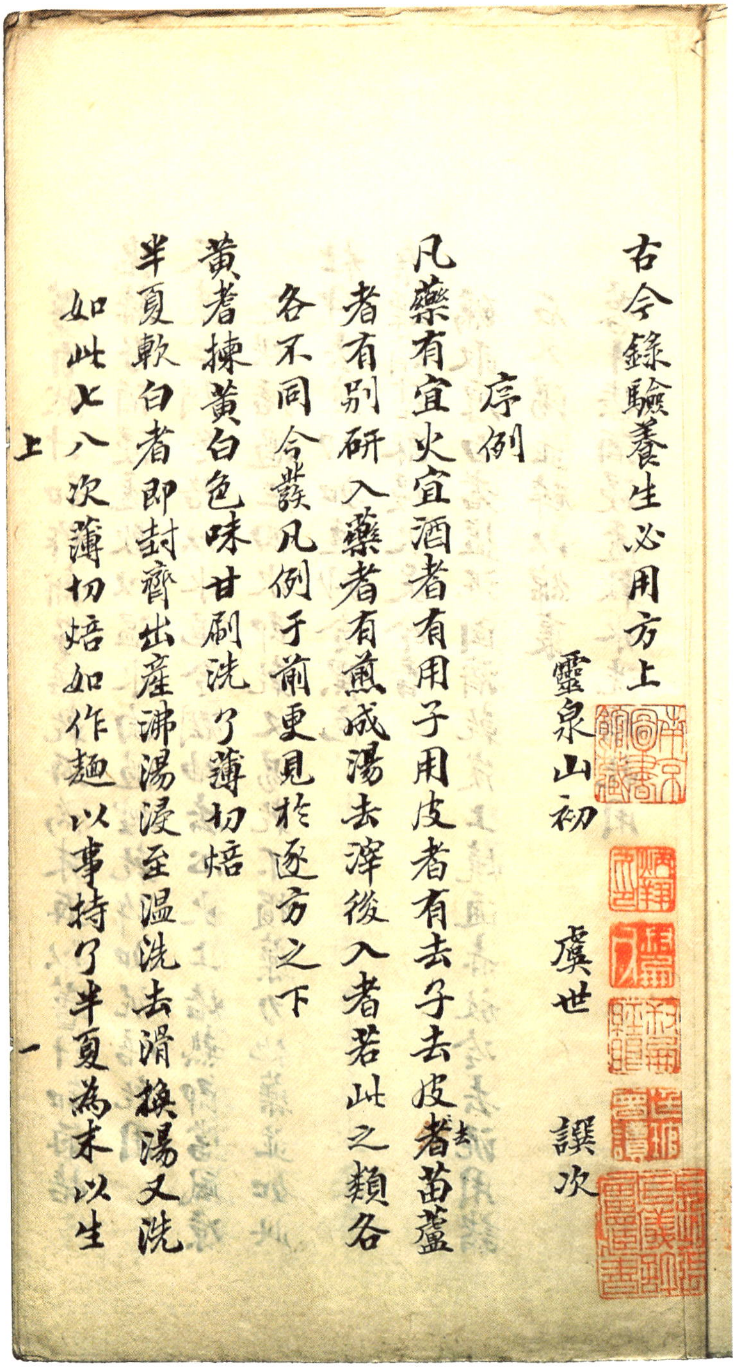
古今錄驗養生必用方上
靈泉山初　虞世　譔次
序例
凡藥有宜火宜酒者有用子用皮者有去子去皮者[去]苗蘆
者有別研入藥者有煎成湯去滓後入者若此之類各
各不同今蔟凡例于前更見於逐方之下
黄耆揀黄白色味甘刷洗了薄切焙
半夏軟白者即封齊出産沸湯浸至温洗去滑换湯又洗
如此七八次薄切焙如作麴以事持了半夏為末以生
上
一

古今录验养生必用方三卷　（宋）初虞世撰　清同治二年（1863）叶廷琯抄本　叶廷琯跋

南京图书馆

《古今录验养生必用方》，宋代初虞世撰。书中辑录了36篇短文，收载了北宋以前医家的一些验例、处方，亦反映了初虞世本人的临床经验和学术思想。

初虞世，北宋莱州掖县（今山东莱州）人。剃度出家后，居灵泉山蒲池寺（位于四川省遂宁市城东），致力于医学，深研《素问》、《难经》，每有卓识，以医知名天下。因“古方分剂为今铢两不侔，用者颇难”，著《古今录验养生必用方》三卷，上卷论内科，中卷论内科和妇科，下卷论五官科、儿科及外科等病证，采用条目叙事式体例，记录自验、他验、经验方剂治法，每一条目下罗列若干治法和治方，每方必详其药物组成、修合炮爁、服用法度、取效时日，同时记录一些病证的辨证论治思路及一些奇闻轶事。所载方剂大都为精简实用之属，全书编辑亦以临床实用为目标，要言不烦。因纪效翔实，切用明验，为世所重。此后历代医著，如《妇人大全良方》、《鸡峰普济方》、《扁鹊心书》、《经史证类备急本草》、《古今医统大全》、《幼幼新书》、《普济方》、《本草纲目》、《医学源流》、《冷庐医话》等都有记述和援引。

《古今录验养生必用方》宋刻原本今已不存，然其清代精抄本基本保留了宋本原貌，为后世留下了珍贵医学资料。据书中宋绍圣五年（1098）《重改正古今录验养生必用方后序》可知，该书最早于宋元丰年间（1078—1085）刊刻，绍圣五年（1098）又校改重刻，而此同治二年叶廷琯抄本即据校改重刻本抄写。

叶廷琯（1792—1868），字调生，晚号十如居士，清代吴县（今江苏苏州）人。家本素封，精于鉴赏，所藏书籍碑板字画，多失庚申（1860年）之乱（《广印人传》）。此本自叶廷琯抄录后，曾经张炳翔、韩应陛、叶潞渊等清末及近代藏书家先后收藏，书中钤有“调生手抄”、“廷琯之印”、“炳翔印信”、“读有用书斋”、“叶氏秘笈”等藏印，流传有序，今藏南京图书馆。

参考文献：

吴佐忻：《初虞世的〈养生必用方〉》，《上海中医药杂志》1990年第8期。

（李鸿涛）

医说

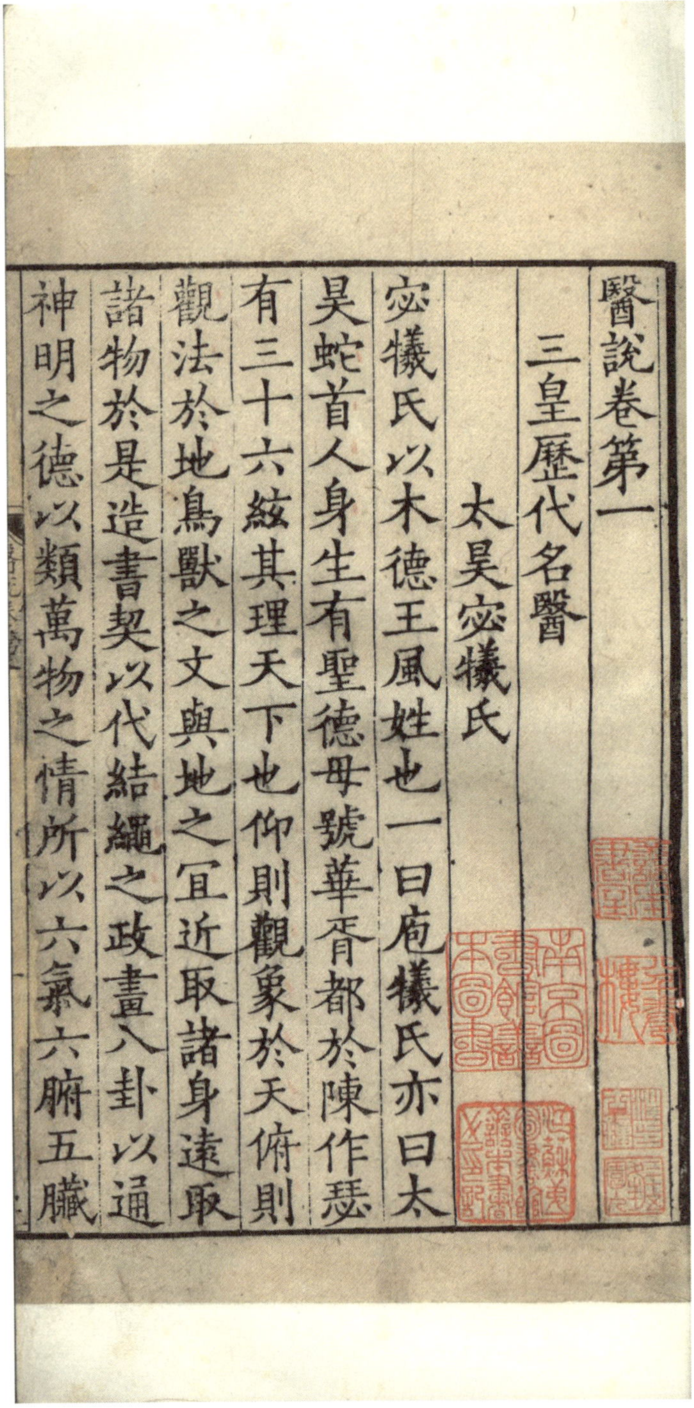

醫說卷第一

三皇歷代名醫

太昊宓犧氏

宓犧氏以木德王風姓也一曰庖犧氏亦曰太昊蛇首人身生有聖德毋號華胥都於陳作瑟有三十六絃其理天下也仰則觀象於天俯則觀法於地鳥獸之文與地之宜近取諸身遠取諸物於是造書契以代結繩之政畫八卦以通神明之德以類萬物之情所以六氣六腑五臟

医说十卷　（宋）张杲撰　宋刻本　黄丕烈　丁丙　柳诒徵跋

南京图书馆

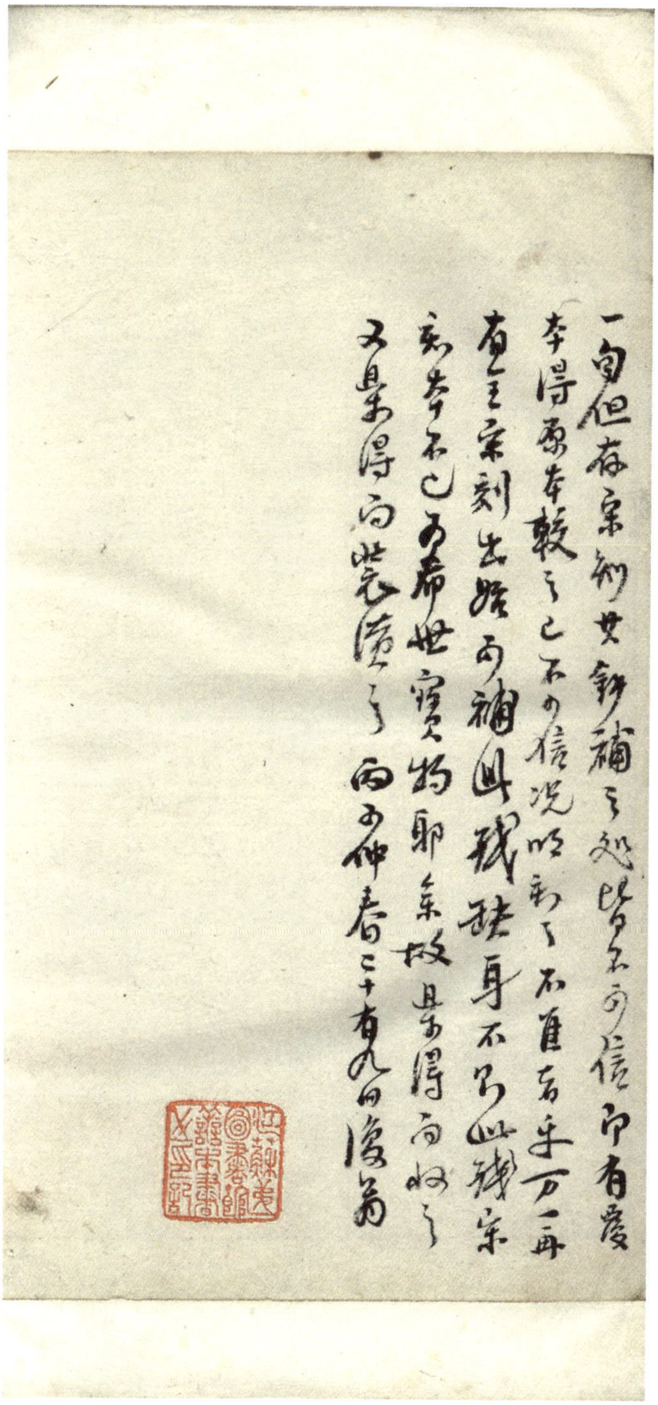
一向但有宋刻世鈔補之處皆不可信即有舊
本得原本較之已不可信況明刻之不直者乎万一再
有之宋刻出路可補其殘缺耳不可以此殘宋
刻本不已可希世寶物耶余故其可得而好之
又其可得而寶護之　丙子仲春二十有九日復翁

《医说》是南宋医家张杲所撰的医史专著，书中载有大量医学人物传记和医学史料，是新安医学的代表作。

张杲，字季明，生卒年不详，南宋新安（今安徽歙县）人。家中三世业医，儒医兼通，结合多年见闻，广征博引，搜集浩繁，编撰成《医说》。

全书共10卷，分49门。卷一介绍历代名医，摘录了由伏羲、神农至唐代王冰100多位医家的生平传记；卷二介绍医书，简述《黄帝内经》、《难经》、《神农本草经》、《伤寒论》、《金匮要略》、《千金方》、《针灸甲乙经》、《诸病源候论》、《外台秘要》等历代医学名著；卷三集录神方（即验方）、诊法和论述诸风与伤寒的有关文献资料；卷四为有关劳瘵、鼻衄、吐血、头风、眼疾、口齿、喉舌耳、骨哽、喘嗽、翻胃等各种疾病的文献摘要；卷五载心疾、健忘、消渴、心腹痛、癥瘕、诸虫的论述；卷六载脏腑泄痢、肠风痔疾、痈疽、脚气、漏、肿、瘿、中毒、解毒的论述；卷七为积、跌仆打伤、蛇虫兽犬咬伤、汤火金疮、食忌的论述；卷八为服饵和药忌、论证、论医；卷九为养生调摄、金石药之用、妇人；卷十为小儿、疮、五绝病、疝疸等。该书内容广泛，引用资料皆有所据，具有重要的文献价值。《慈云楼藏书志》称"读之足以扩充耳目，增长知识，诚医部中益人神智之书"。《四库全书总目》提要称"盖三世之医，渊源有自，固与道听途说者殊矣"。

据《中国中医古籍总目》统计，目前《医说》在国内有20多种版本，主要包括：宋刻本、明嘉靖刻本、明万历刻本、清顺治刻本等。此本为现存最早刻本，历来受到藏家珍视，书中有黄丕烈、丁丙、柳诒徵等题跋，弥足珍贵，今藏南京图书馆。

参考文献：

王旭光，张宏校注：《医说》，北京：中国中医药出版社，2009年。

邵冠勇：《关于〈医说〉及其校注》，《山东中医药大学学报》1991年第1期。

（张伟娜）

金元时期

金元时期医学理论有了很大提高，学术争鸣促进了医学流派的形成与发展，出现了“金元四大家”刘完素、张从正、李杲、朱震亨为代表的寒凉派、攻邪派、补土派、养阴派。他们在医学理论和临床实践方面勇于创新，开拓了医学发展的新局面。这一时期的代表作有：金代刘完素的《素问玄机原病式》、张元素的《医学启源》、张从正的《儒门事亲》、李杲的《脾胃论》，元代朱震亨的《格致余论》、危亦林的《世医得效方》、忽思慧的《饮膳正要》等。

素问玄机原病式

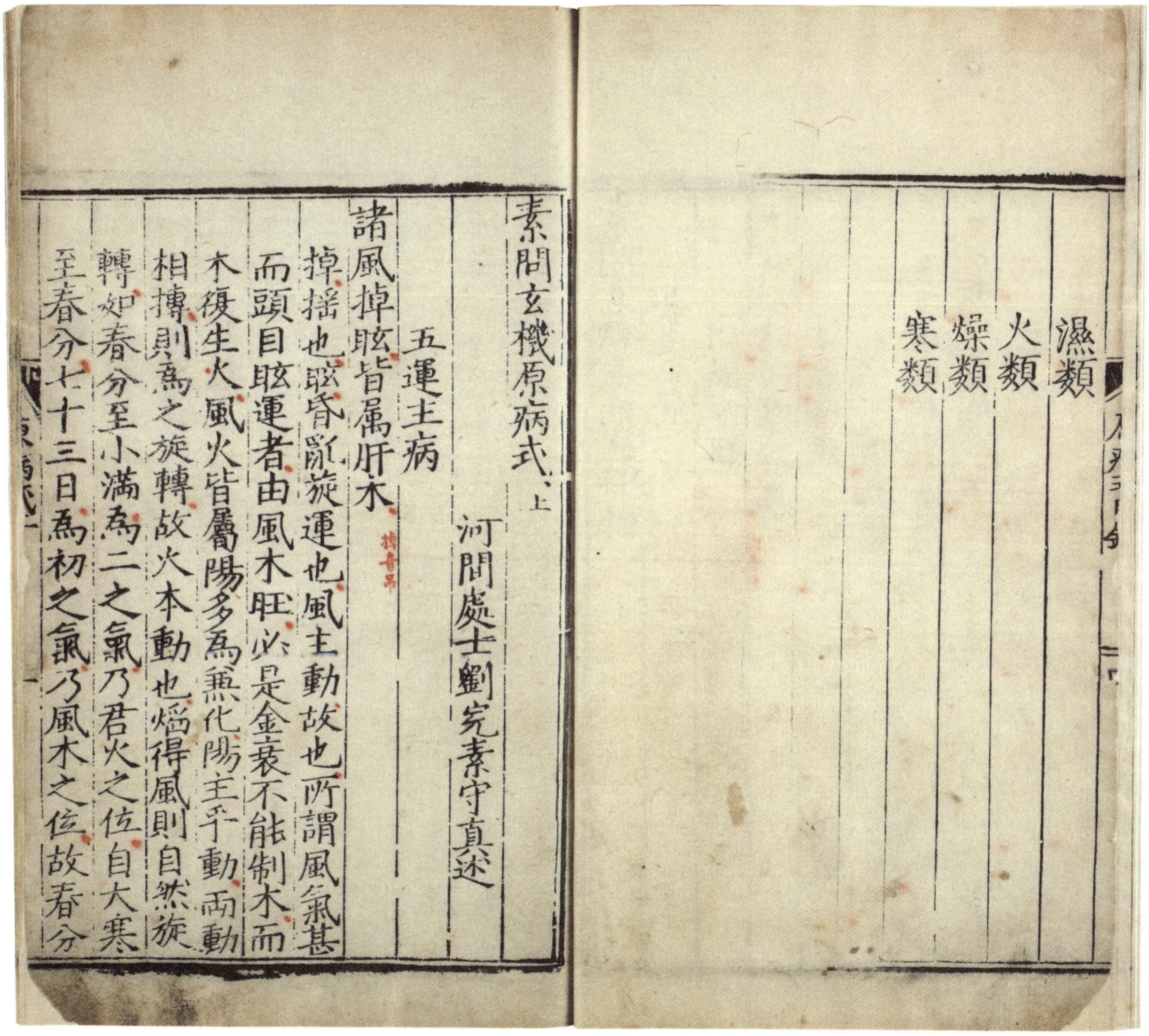

素问玄机原病式二卷　（金）刘完素撰 明嘉靖元年（1522）留克全刻本

国家图书馆

金代医家刘完素于12世纪90年代撰写的《素问玄机原病式》，是一部阐发《素问·至真要大论》“病机十九条”的重要文献，为寒凉派的代表之作。是书丰富发展了中医理论，拉开了“金元四大家”学术争鸣的序幕，为后世攻邪学派、丹溪学派及温病学派的形成奠定了基础。

刘完素（约1110—1200），金代河间（今河北河间）人，故世人称其为刘河间。他对《内经》有其独到体会和见解，提出人身之气皆随五运六气而有所兴衰变化，指出运气常变，均有规律可循。他反对套用古方，针砭滥用宋代官修《太平惠民和剂局方》所致燥热之弊。因其善用寒凉，后世称其为寒凉派，为“金元四大家”之一。《素问玄机原病式》、《黄帝素问宣明论方》、《素问病机气宜保命集》等为其代表作。其弟子甚多，荆山浮屠、马宗素、穆子昭均传其学。

《素问玄机原病式》又名《素问玄机》，该书以《素问·至真要大论》中的病机十九条及刘氏补叙的“诸涩枯涸，皆属于燥”为纲，反复辨难发微，以申己说，并分析、整理、发挥、归纳为“五运主病”和“六气为病”等11条病机。将《素问·至真要大论》中的原病机19条176字，演为277字，逐条逐证进行注释阐发，并提出相应治疗原则。刘河间认为火热是导致多种病症的原因，强调六气皆能化火。在治法上，提出阳热在表，应以石膏、滑石、甘草、葱、豉等发其郁结；对表证兼有里热，提出以双解散、防风通圣散、天水凉膈各半等方剂散风壅，开郁结，使郁热自除；若里热独盛，以大承气汤、黄连解毒汤攻下其热。还提出了“阳气怫郁说”，认为六气、五志化火，阳气怫郁，导致气机升降出入道路闭塞，气机阻滞，从而引发诸多病症。并提出阳气怫郁的主要治法在于宣清通三法和辛苦寒药。力倡辛凉解表，祛热育阴理论，形成刘氏学术观点的精髓，为后世温病学说的创立和发展提供了重要思路。

书中首载《内经》所记61方证，每证各增主治之方。次列诸风、热、伤寒、积聚、水湿、痰饮、劳、燥、泄利、妇人、补养、诸痛、痔漏、眼目、小儿及杂病等17门。每门各有总论，亦发挥运气之理，兼及诸家方论。

本书约成书于金大定二十一年（1181），此明嘉靖元年（1522）留克全刻本为现存此书早期版本。除此之外，有明嘉靖七年刻本，明嘉靖胡缵宗刻本，明万历年间吴继宗刻本，清宣统元年（1909）千顷堂石印本等。

参考文献：

孙洽熙等：《河间医集》，北京：人民卫生出版社，1998年。

李斯炽：《〈素问玄机原病式〉的探讨》，《成都中医药大学学报》1958年第1期。

周国琪、李海峰：《试论〈素问玄机原病式〉的辨证特点及贡献》，《中国中医基础医学杂志》2009年第11期。

（张明锐）

医学启源

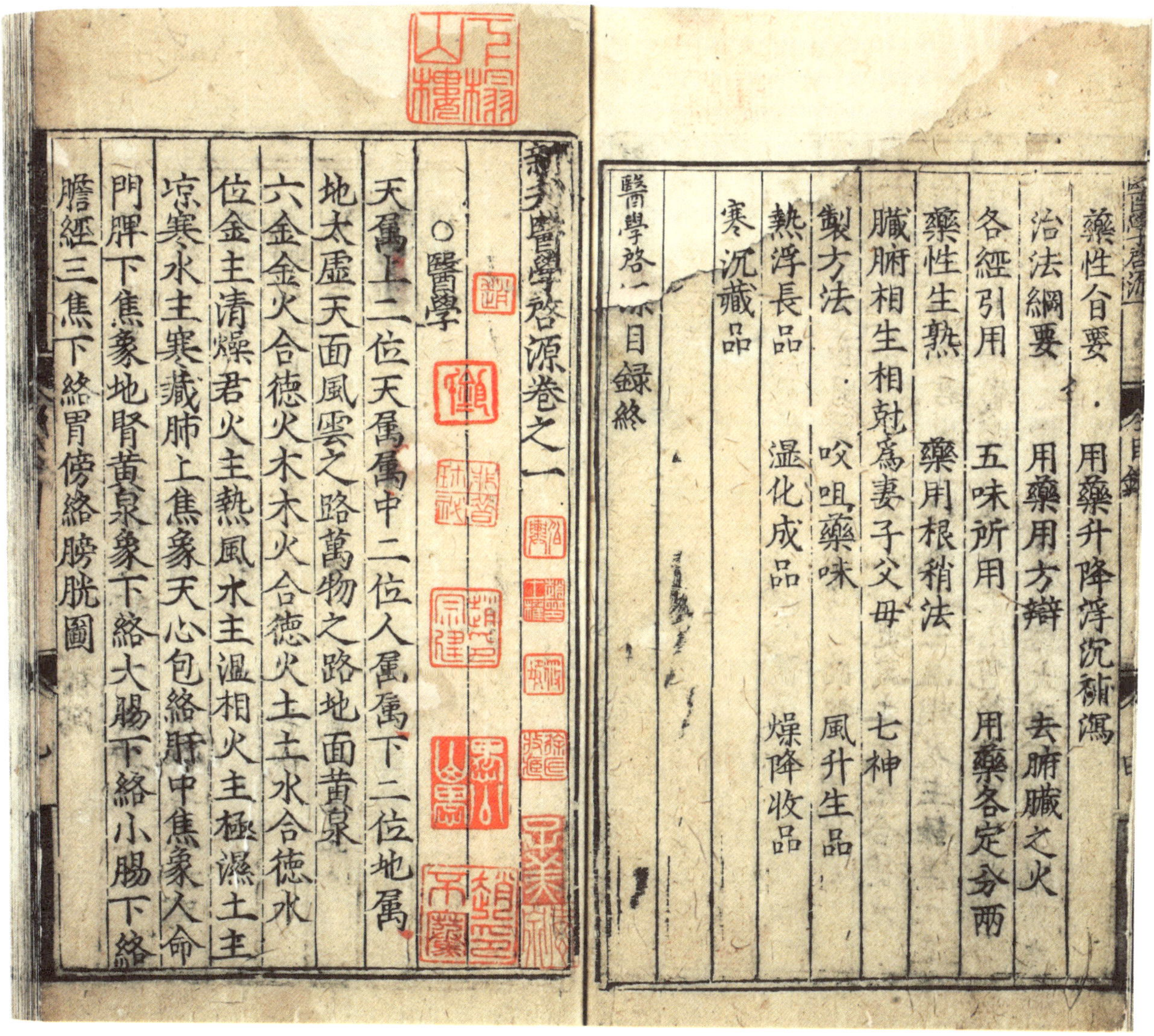

新刊医学启源三卷　（金）张元素撰　明嘉靖十一年（1532）安正堂刻本

国家图书馆

《医学启源》是金代张元素于金大定二十六年（1186）编撰的一部医学专著，为易水学派重要代表著作。

张元素，生卒年不详，字洁古，晚号洁古老人，金代易州（河北易县）人。中医易水学派创始人。著有《医学启源》、《脏腑标本寒热虚实用药式》、《药注难经》、《医方》、《洁古本草》、《洁古家珍》以及《珍珠囊》等，其中《医学启源》与《脏腑标本寒热虚实用药式》最能反映其学术思想。

此书是张元素为传授弟子、启迪后人而作，以“暇日辑集《素问》五运六气，《内经》治要，《本草》药性”而成的。全书分为3卷，上卷论脏腑、经脉、病因、主治心法等；中卷述《内经》主治备要及六气方治等；下卷为用药备旨。该书以历代前贤医家的学说为基础，既尊经典，师其规矩，又有自己在临证实际中的独立思考与创新，主要反映了张元素在脏腑辨证、遣药制方两方面的医学成就。在脏腑辨证方面，张氏以《内经》为本，吸取《中藏经》和钱乙用药处方的精华，系统归纳整理了脏腑辨证。在遣药制方上，张氏尊《内经》之旨，吸收了刘完素《素问玄机原病式》的内容，把运气学说运用到遣药制方中，取得很大的发展。《医学启源》在药物学上的成就，主要是继承《神农本草经》以来的药物学理论并加以阐述和发挥，补充和丰富了中药学的基础理论知识，有效地运用到临床用药实践中去，具有极大的实用价值。

此本为明嘉靖十一年（1532）安正堂刻本，存世稀少，今藏国家图书馆。

参考文献：

任应秋点校：《医学启源》，北京：人民卫生出版社，1978年。

黄田镔等：《〈医学启源〉学术成就析要》，《福建中医学院学报》2009年第1期。

（王柳青）

儒门事亲

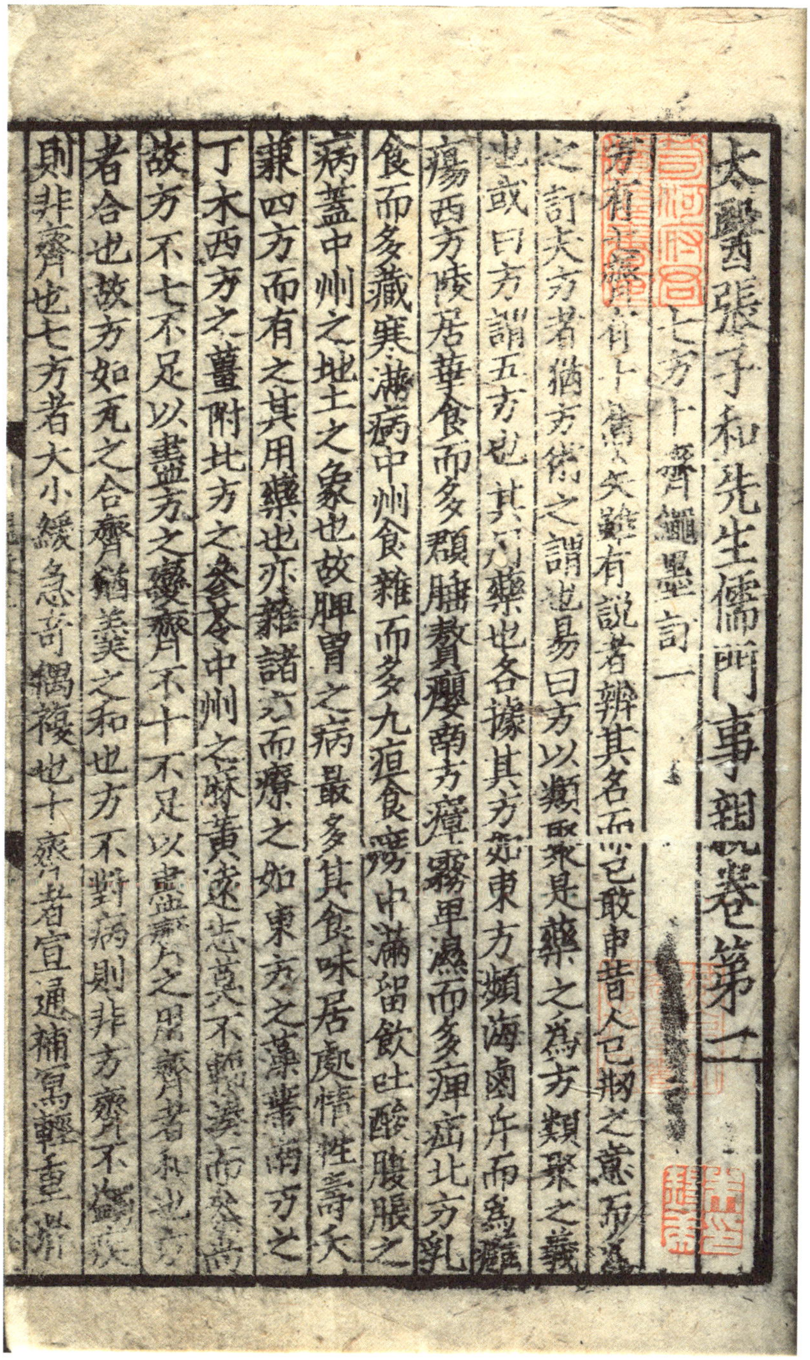
太醫張子和先生儒門事親卷第一

七方十劑繩墨訂一

方有七劑有十舊矣雖有說者辨其名而已敢申昔人已䟫之意而為之訂夫方者猶方術之謂也易曰方以類聚是藥之為方類聚之義也或曰方謂五方也其用藥也各據其方如東方瀕海鹵斥而為癰瘍西方陵居華食而多顑頗贏瘦南方瘴霧卑濕而多痺疝北方乳食而多藏寒滿病中州食雜而多九疸食痨中滿留飲吐酸腹脹之病蓋中州之地土之象也故脾胃之病最多其食味居處情性壽夭兼四方而有之其用藥也亦雜諸方而療之如東方之藻帶南方之丁木西方之薑附北方之參苓中州之黃連恐其不能……故方不七不足以盡方之變劑不十不足以盡劑之用劑者和也方者合也故方如瓦之合劑猶羹之和也方不對病則非方劑不蠲疾則非劑也七方者大小緩急奇耦複也十劑者宣通補瀉輕重滑

太医张子和先生儒门事亲三卷直言治病百法二卷十形三疗三卷　（金）张从正撰　蒙古中统三年（1262）刻本

北京大学图书馆

《儒门事亲》是金元医学的代表作之一。该书阐发金人张从正的攻邪思想，在中医学术流派发展史上特色鲜明，独树一帜。

张从正，字子和，号戴人，睢州考城（今河南兰考）人。是中国医学史上一位风格独特、超凡脱俗的杰出人物，金元四大家之一，开创“攻邪学派”，著有《儒门事亲》、《心镜别集》等。

《儒门事亲》成书于1228年。该书通行为十五卷本，以张氏《儒门事亲》3卷为基础，加上《治病百法》、《十形三疗》等9种著作组成，包括：“事亲”本书、治百病法、十形三疗、杂记九门、撮要图、百法心要、三法六门、“三消论”（刘完素）、扁鹊华佗察声色定生死诀要、世传神效方等内容。秉承张氏“唯儒者能明其理，而事亲者当知医”之思想，故命名为《儒门事亲》。全书由各篇专论汇编而成，采用说、辨、记、解、诫、笺、诠、式、断、论、疏、述、衍、诀等体裁，记载内、外、妇、儿各科医案139则。该书最具特色之处是以六邪归纳诸病之因，以风、寒、暑、湿、燥、火、内伤、内积、外积等为纲，以汗、吐、下为治，辨治独特，方药简捷、疗效显著，此即为该书创立的“攻邪论”的主要思想。在具体应用汗吐下三法时，张氏从治法范围、适应证、禁忌证等方面作了系统阐述，较前人认识有了较大的发展。同时书中对应用补法有独到见解，认为邪去后才可言补，重在以五谷、五菜、五果、五畜充养之，并批评世风好补之偏。

此书传世版本有：蒙古中统三年（1262）刻本，明嘉靖二十年（1541）邵辅刊刻的十四卷本，明万历间吴勉学刻王肯堂编《古今医统正脉全书》丛书本，朝鲜人金礼蒙《医方类聚》丛书本，清《四库全书》本。此次展出的即为蒙古中统三年（1262）刻本，反映了该书早期流传情况，版刻精良，存世孤罕，具有重要的校勘和研究价值。

参考文献：

邓铁涛等：《子和医集》，北京：人民卫生出版社，1994年。

萧国钢：《儒门事亲研究》，北京：中医古籍出版社，1998年。

任渭丽等：《〈儒门事亲〉学术思想概说》，《现代中医药》1992年第6期。

焦振廉等：《〈儒门事亲〉版本源流述略》，《陕西中医学院学报》2008年第1期。

（张明锐）

东垣十书

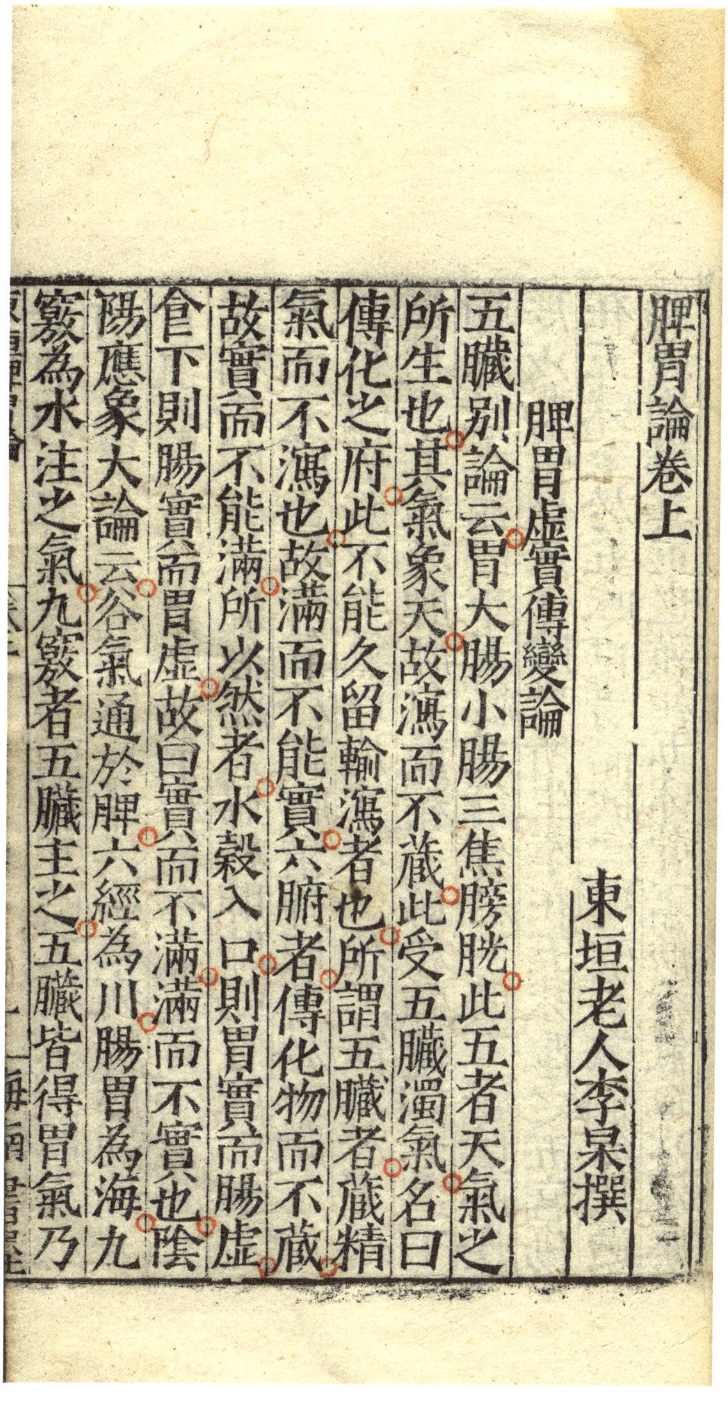

脾胃論卷上

東垣老人李杲撰

脾胃虛實傳變論

五臟別論云胃大腸小腸三焦膀胱此五者天氣之所生也其氣象天故瀉而不藏此受五臟濁氣名曰傳化之府此不能久留輸瀉者也所謂五臟者藏精氣而不瀉也故滿而不能實六腑者傳化物而不藏故實而不能滿所以然者水穀入口則胃實而腸虛食下則腸實而胃虛故曰實而不滿滿而不實也陰陽應象大論云谷氣通於脾六經為川腸胃為海九竅為水注之氣九竅者五臟主之五臟皆得胃氣乃

东垣十书十九卷　明嘉靖八年（1529）辽藩朱宠瀼梅南书屋刻本

国家图书馆

《东垣十书》是一部医学丛书，编辑者不详，收录宋、金、元医家著作10种，故题名十书。其中李杲所著三书是研究中医补土学派的重要著作。

李杲，字东垣，晚号东垣老人，金代真定（今河北正定）人。是中国医学史上“金元四大家”之一。李氏宗《内经》法，师仲景心，勤于临床，生平著述颇丰，《内外伤辨惑论》、《脾胃论》、《兰室秘藏》和《用药法象》等均为其代表作。李氏开创内伤脾胃学说之先河，为补土学派的代表人物。

《东垣十书》中收录李杲3部著作。其中，《内外伤辨惑论》，又名《内外伤辨》，成书于1247年，分上、中、下3卷，凡26论，是李氏晚年论定之作。上卷有辨阴证阳证、辨脉、辨寒热等13篇有关辨证要论，世称“内外伤十三辨”。卷中和卷下则结合具体方药论述以饮食劳倦为主的内科疾病的证治。全书重点阐述对内伤病的独到见解和内外伤辨证要点，以及治疗大法、具体方药。对于饮食劳倦，虚人感冒，提出主用补中益气汤，取补土生金、升清降浊、阴阳生化之法。反映了李氏从脾胃论病，补土敦脾的学术特点。此书是补土学派的重要著作之一。《脾胃论》成书于1249年，全书分上、中、下3卷，有医论38篇，方论63篇。全书崇《内经》“土者生万物而法天地”的宗旨，以“人以胃气为本’的思想为基础，着力阐发“内伤脾胃，百病由生”的病机理论，倡导培补脾土、潜降阴火的治疗理念，形成较为系统的脾胃内伤病的辨证论治理论体系。上卷详细阐述了脾胃的生理功能和病机特点，以及脾胃在发病学上的认识意义，论述各证治疗之法；中卷以专题阐发气运盛衰、饮食劳倦所伤始为热中等理论，并详述调中益气汤、补中益气汤等补脾胃诸方的主治应用、随症加减配伍；下卷着重论述脾胃虚损与其他脏腑、九窍的关系，及治疗湿热成痿、饮酒过伤等证诸方和有关治验。《兰室秘藏》成书于1276年，全书共3卷，计21门，载医论21篇，列方280余首，包括内、外、妇、儿、五官临床各科，是东垣学说的具体应用。集中体现了“土为万物之母，脾胃为生化之源”的宗旨，李氏认为多种病证的发生均与内伤脾胃有关，强调治疗应以脾胃为本。所列诸方，如补中益气汤、清暑益气汤、升阳益胃汤等，法度谨严，疗效彰著，均为后世常用的名方。对于后世研究东垣的学术思想与临床经验，具有较高参考价值。

李东垣补土理论的核心是“脾胃内伤，百病由生”。他强调运用辨证论治的原则，虚者补之，实者泻之，不可犯虚虚实实之误，这使得李杲补土理论更加完善，并得到其弟子王好古、罗天益等人的继承发展。对中医学术的发展，尤其是温补学派的形成影响很大。

《东垣十书》中的另外七书，一为宋代崔嘉彦撰《脉诀》一卷，称经李杲批评。其余六书，唯《汤液本草》三卷、《此事难知》二卷为元代王好古所撰，其学也出于李杲一门，为补土学派的重要著作。其余如元代朱震亨撰《格致余论》一卷、《局方发挥》一卷，元代王履撰《医经溯洄集》一卷，元代齐德之撰《外科精义》二卷的著述则与李氏之学渊源有别。因此《四库全书总目》提要说是“虽其名为东垣之书，实则无所取。盖书肆刊本，取盈卷帙，不计其名实乖舛耳”。

此本为明嘉靖八年（1529）辽藩朱宠瀼梅南书屋刻本，是现存最早版本。此书影响很大，其后又有多家刊刻，今存有明嘉靖十七年（1589）詹氏进贤书堂刻本、明万历十一年（1583）周曰校刻本、明书林杨懋卿刻本、明吴门书林德馨堂刻本等。另有明敦化堂刻本、明隆庆二年（1568）曹灼刻本等又在原有的十种医书后增附了元代王好古撰著的《医垒元戎》、《瘢论萃英》二种。清代仍不断有人刊刻，现存清刻本十余种。

参考文献：

丁光迪等：《东垣医集》，北京：人民卫生出版社，1993年。

吴勉学：《东垣十种医书》，北京：五洲出版社，2010年。

李一鸣：《〈内外伤辨惑论〉导读》，《中医文献杂志》2008年第2期。

丁刚：《东垣制方用药特点研究概况》，《湖南中医杂志》2008年第6期。

（张明锐）

丹溪心法

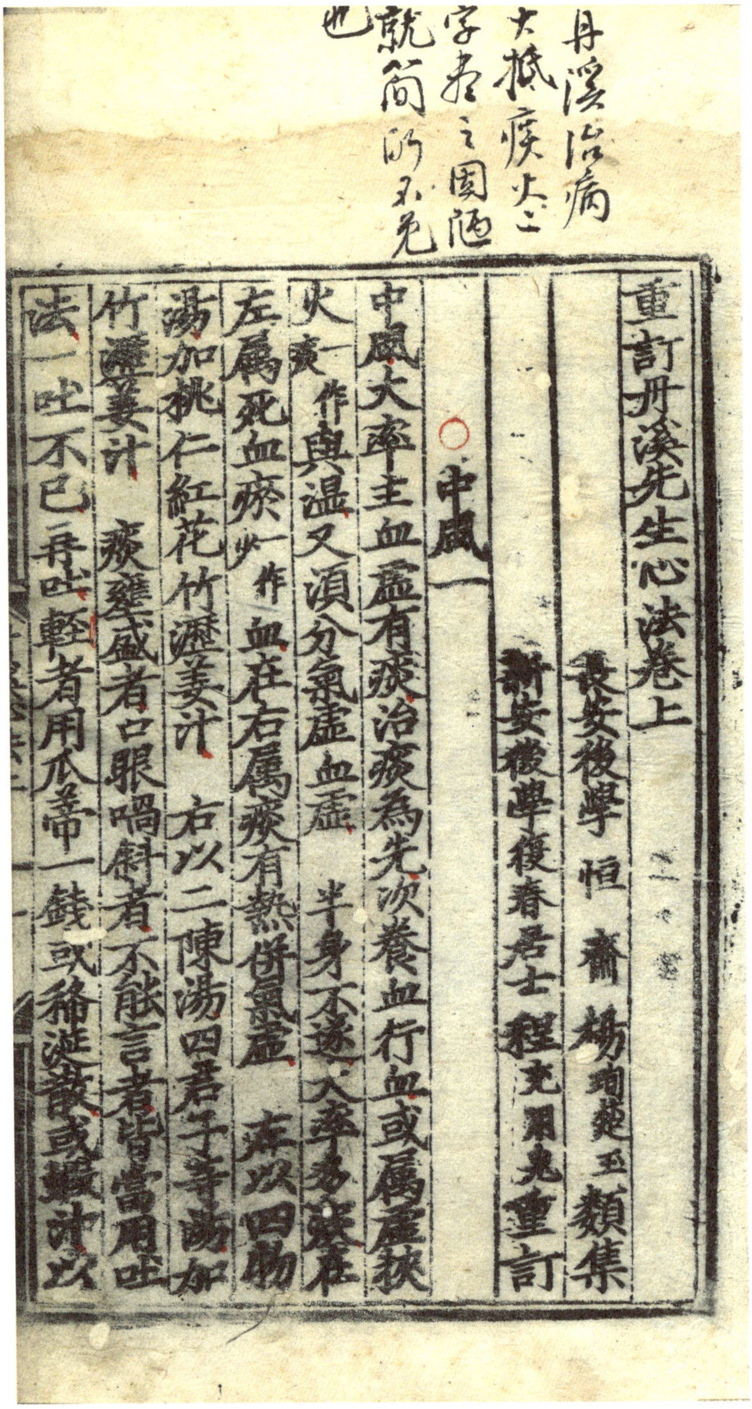
重訂丹溪先生心法卷上
長安後學 恒齋 楊 珣楚玉 類集
新安後學 復春居士 程 充用光 重訂
中風 一
中風大率主血虛有痰治痰為先次養血行血或屬虛挾
火（一作痰）與濕又須分氣虛血虛 半身不遂大率多痰在
左屬死血瘀（一作少）血在右屬痰有熱幷氣虛 左以四物
湯加桃仁紅花竹瀝薑汁 右以二陳湯四君子等湯加
竹瀝薑汁 痰壅盛者口眼喎斜者不能言者皆當用吐
法一吐不已再吐輕者用瓜蒂一錢或稀涎散或蝦汁以

重订丹溪先生心法三卷　（元）朱震亨撰　（明）程充重订 附录一卷 明弘治六年（1493）程祖兴等刻本

中国中医科学院图书馆

《丹溪心法》为临床综合性医著，是中医滋阴派代表著作之一。

朱丹溪（1281—1358），名震亨，字彦修，世称“丹溪先生”或“丹溪翁”，元代婺州义乌人。朱丹溪一生著述颇多，加之经其弟子门人整理而具名丹溪的医籍达20余种，《丹溪心法》即是由其门人整理而成。朱丹溪倡导滋阴学说，创立丹溪学派，对祖国医学贡献卓著，为“金元四大家”之一。

《丹溪心法》是一部研究内科杂病和朱氏学说的重要著作。程充称誉朱氏的学术经验“集先贤之大成”。全书比较全面地反映了朱氏“阳常有余，阴常不足”的学术见解以及气、血、痰、郁诸病治疗方法。其临床治疗虽重视滋阴，但不拘泥专方，治法也比较灵活机变。卷首有“十二经见证”、“不治已病治未病”等6篇医论；全书分列各科病证，以内科杂病为主，兼及其他各科。论述病证，先引朱氏原论，次则记述朱氏门人戴元礼有关辨证等方面的论述，并介绍治疗方剂。其中各病症的附录部分，对于病名解释病因、证候、治疗等方面有相当深入的分析。末附《故丹溪先生朱公石表辞》、《丹溪翁传》两篇。

此书中提出从气血痰郁论治杂病的理论，以气血痰郁为纲，六气为目，分辨标本、地土方宜来审证求因。在《丹溪心法·六郁》中指出“气血冲和，万病不生，一有怫郁，诸病生焉。故人身诸病多生于郁。”可见丹溪治疗杂病常以治郁为主，重在调气。他所创的越鞠丸统治诸郁，至今还在临证中广泛应用。丹溪在杂病的诊治中还提出“痰之为物，随气升降，无处不到”的认识，指出痰是导致“咳嗽、呕利、眩晕、嘈杂、怔忡、惊悸、寒热肿痛、痞膈壅塞，或胸胁间漉漉有声，或背心一片常为冰冷、四肢麻木不仁”等诸多病证的原因，提出治痰以燥脾湿是治其本，“善治痰者，不治痰而治气，气行则痰化”等治疗原则。并针对痰的不同性质，病证的不同部位，酌加选择。如湿痰用苍术、白术；热痰用青黛、黄芩；风痰用南星；食积痰用神曲、麦芽、山楂；老痰用海浮石、半夏、瓜蒌、香附、五倍子等药。从上述可见，丹溪从气血痰郁的病理变化来论治杂病，经验丰富，常为后人所取法。

该书问世后影响较大，当时流传《丹溪心法》一书有川、陕二本，多经时医增改。程充（明代医家，字用光，安徽休宁人）取震亨曾孙朱贤所藏旧本，参阅诸书，重加校正，厘为三卷，于明成化十七年（1481）刊刻。明嘉靖以后，此程氏重订本还出现了五卷本，此本即程充重订本的早期版本，存世稀罕，弥足珍贵。

参考文献：

胡国臣等：《朱丹溪医学全书》，北京：中国中医药出版社，2006年。

李孝刚：《丹溪翁养阴别裁——从〈丹溪心法〉谈起》，《上海中医杂志》1983年第9期。

刘时觉：《〈丹溪心法〉及朱氏相关著作考》，《中华医史杂志》1995年第2期。

（张明锐）

世医得效方

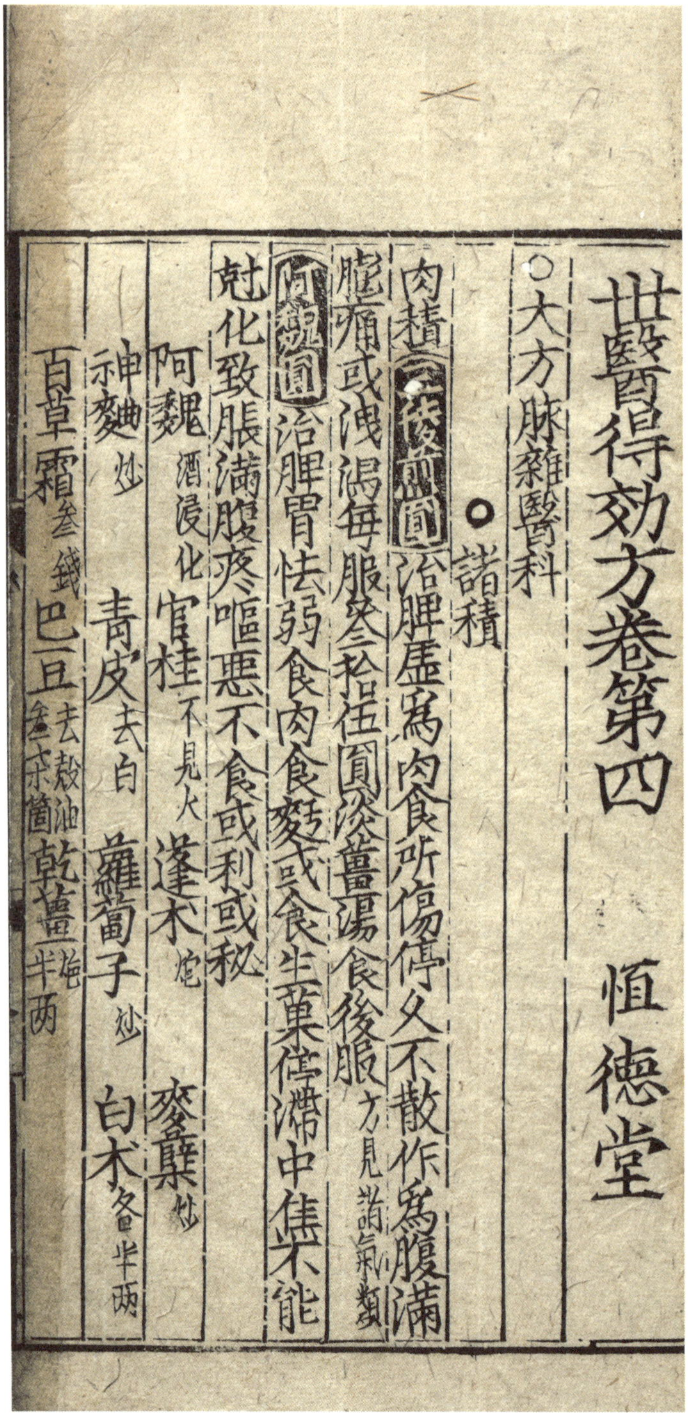
世醫得效方卷第四　　恒德堂

○大方脉雜醫科

○諸積

肉積（三稜煎圓）治脾虛爲肉食所傷停久不散作爲腹滿膨脹或洩瀉每服叁拾伍圓淡薑湯食後服（方見諸氣類）

（阿魏圓）治脾胃怯弱食肉食麪或食生菓停滯中焦不能尅化致脹滿腹疼嘔惡不食或利或秘

阿魏（酒浸化）　官桂（不見火）　蓬术（炮）　麥蘖（炒）

神麯（炒）　青皮（去白）　蘿葍子（炒）　白术（各半兩）

百草霜（叁錢）　巴豆（去殼油叁箇）　乾薑（炮半兩）

世医得效方十九卷　（元）危亦林撰　孙真人养生书一卷

（唐）孙思邈撰　元至正五年（1345）陈志刻本

北京大学图书馆

《世医得效方》属方书类著作，元代危亦林编撰，刊行于元至正五年（1345）。

危亦林（1277—1347），字达斋，祖籍抚州，后迁南丰（今属江西）。为当地名医危云仙的五世孙。危亦林自幼聪颖好学，秉承家学，博览群书，20岁开始行医。天历元年（1328），危亦林任南丰州医学学录，后改任官医副提领，协助提领掌管医事政令，官至南丰州医学教授。与陈自明、崔嘉彦、严用和、龚廷贤、李梴、龚居中、喻昌、黄宫绣、谢星焕并列为江西历史上十大名医。他将祖传四世医术及验方结合自己的临床实践，不断进行验证和修订，历时10年，于后至元三年（1337）著成《世医得效方》。

《世医得效方》全书20卷50余万字，按照元代太医院所分13科的顺序编排。卷一至卷十为大方脉杂医科，卷十一至卷十二为小方脉科，卷十三为风科，卷十四至卷十五为产科兼妇人杂病科，卷十六为眼科，卷十七为口齿兼咽喉科，卷十八为正骨兼金镞科，卷十九为疮肿科，后附《孙真人养生书》一卷，针灸科散附各科之中。书中内容涉及内、外、妇、儿、骨伤、五官等各科疾病，尤其对骨伤科证治多有发挥。他首次把追加使用曼陀罗的全身麻醉术用于骨折脱位整复，及在骨伤科疾病诊治方面的成就，皆处于当时世界领先水平。

元至正五年（1345）建宁路官医提领陈志刻本，为现存该书最早的版本，资料翔实，《四库全书总目》提要称“所载古方至多，皆可以资考据”，具有重要的文物和校勘价值。今藏北京大学图书馆。

参考文献：

齐秀娟等：《〈世医得效方〉的骨伤科成就》，《中国中医骨伤科杂志》2003年第5期。

黎建：《浅谈危亦林学术思想》，《实用中西医结合临床》2004年第6期。

邹来勇、涂国卿、汤群珍：《〈世医得效方〉伤科证治特色》，《上海中医药杂志》2010年第3期。

（李敬华）

饮膳正要

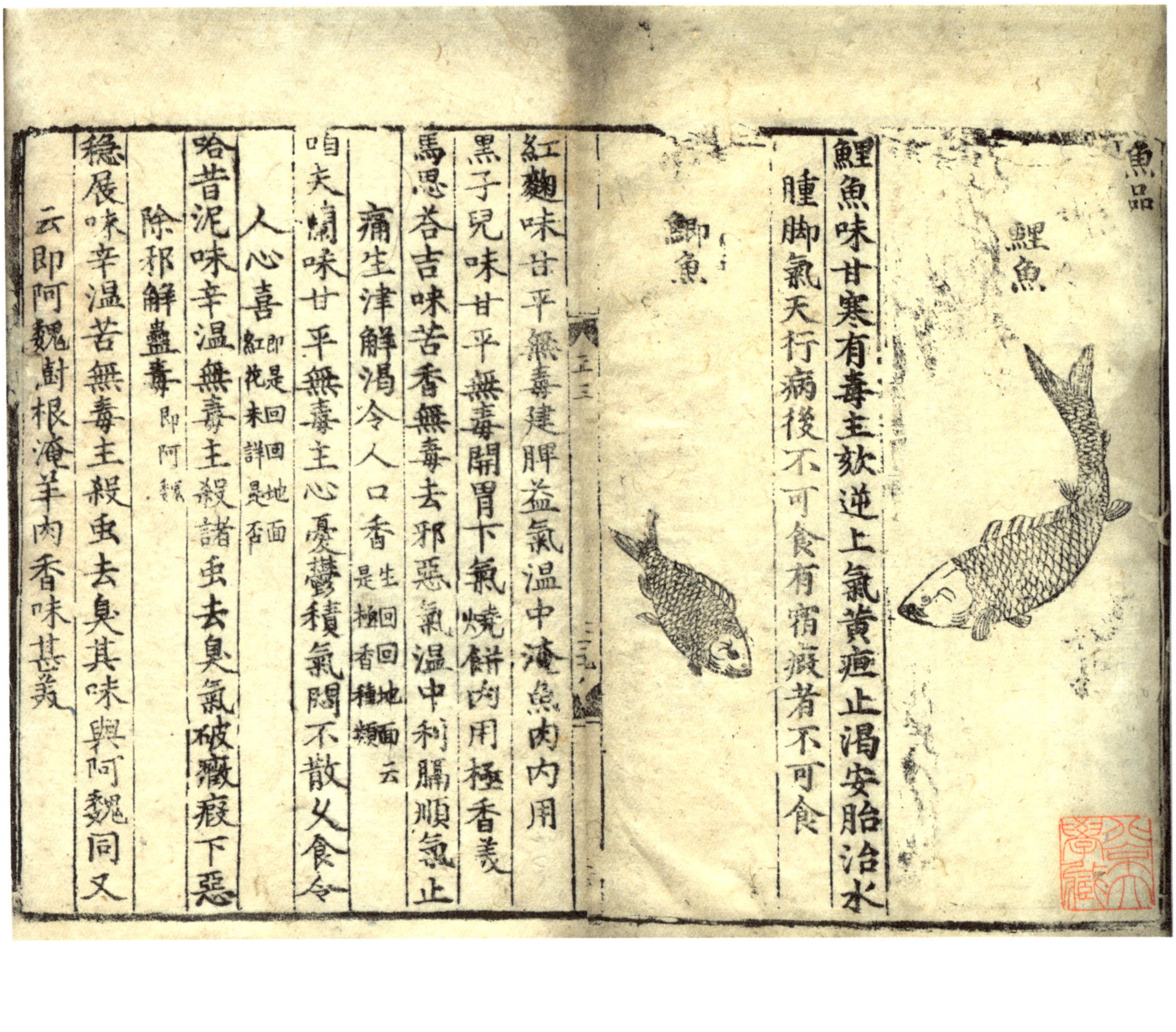
魚品

鯉魚

鯉魚味甘寒有毒主欬逆上氣黄疸止渴安胎治水
腫脚氣天行病後不可食有宿癥者不可食

鯽魚

紅麴味甘平無毒建脾益氣温中淹魚肉内用
黑子兒味甘平無毒開胃下氣燒餅肉用極香美
馬思荅吉味苦香無毒去邪惡氣温中利膈順氣止
痛生津解渴令人口香 生回回地面云是極香種類
咱夫蘭味甘平無毒主心憂鬱積氣悶不散久食令
人心喜 即是回回地面紅花未詳是否
哈昔泥味辛温無毒主殺諸虫去臭氣破癥瘕下惡
除邪解蠱毒 即阿魏
穩展味辛温苦無毒主殺虫去臭其味與阿魏同又
云即阿魏樹根淹羊肉香味甚美

饮膳正要三卷　（元）忽思慧撰　元刻本　存一卷

北京大学图书馆

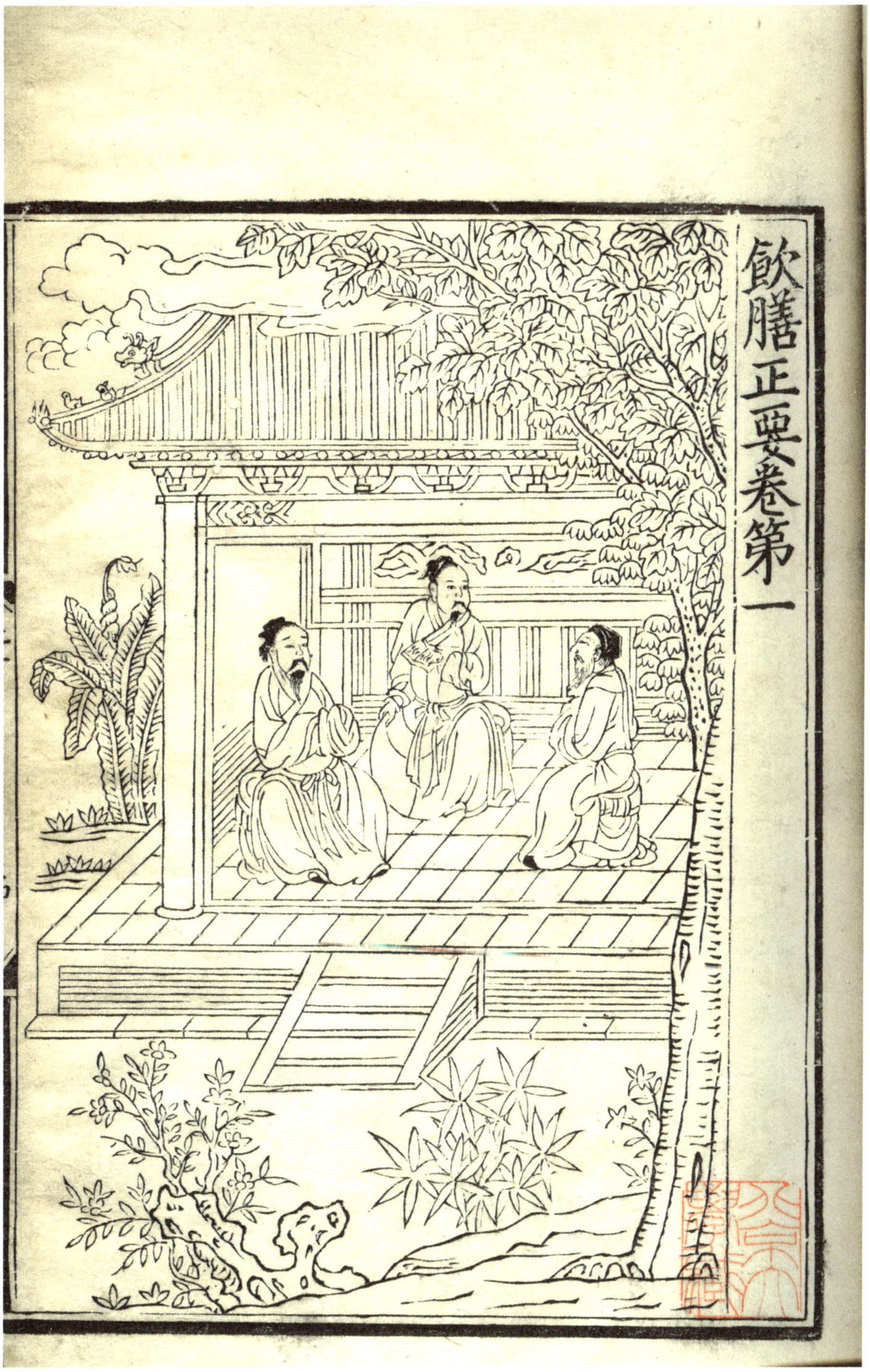

饮膳正要三卷　（元）忽思慧撰 明景泰七年（1456）内府刻本

北京大学图书馆

《饮膳正要》是元人忽思慧在14世纪30年代编撰的一部宫廷饮食专著。

忽思慧（回回人，一说为蒙古族），生卒年不详，元仁宗延祐年间（1314—1320）充任饮膳太医，主管宫廷饮食、药物补益事宜。他对元文宗以前历朝宫廷的食疗经验加以总结与整理，继承前代著名本草著作与名医经验中的食疗学成就，并注意汲取当时民间日常生活中的食疗经验，编撰成营养学名著《饮膳正要》一书。

此书集诸家本草、名医方术和宫廷日常所用奇珍异馔、汤膏煎造及谷肉果菜中之性味补益者编撰而成，共分三卷，卷一讲养生避忌、妊娠食忌、乳母食忌、饮酒避忌和聚珍异馔等；卷二讲原料、饮料和食疗，即包括诸般汤煎、神仙服饵、四时所宜、五味偏走、食疗诸病、食物利害、食物相反、食物中毒等内容；卷三讲粮食、蔬菜、各种肉类和水果等。收此书集元代及元以前的历代文献40余种，系统介绍94种“聚珍异馔”，69种“汤煎”，61种“食疗药膳”以及各种食疗药物200余种，皆为仔细挑选的精品，并附有插图90余幅，是一部集元朝宫廷饮膳大成的著作。不仅集中反映了元代宫廷饮食结构的变迁，还涉及植物、动物、营养、食品加工等诸多学科门类，资料十分丰富。

我国周代，宫廷就设有“食医”，专管与饮食有关的医药问题。以后历代都有关于用饮食作为治疗手段的材料及专书出现，即所谓“食疗”。但是，从健康人的立场出发，讲究饮食营养，滋补身体，以达到强身养生的目的的书籍，当以《饮膳正要》为最早。此外，宋以来本草学的发展，为元代中医药学的进一步拓展奠定了基础；而元朝与国外交往的日渐频繁，也使人们有了更多的机会接触来自中亚、西亚等地的“异药”和“异草”，如此书中载录的“回回豆子”等。书中还记载了元代各地出产的葡萄酒，如：“酒有数等，有西番者，有哈剌火者，有平阳、太原者”。忽思慧对其加以比较后指出，“其味都不及哈剌火者田地酒最佳”，哈剌火者即今天的吐鲁番地区，他称赏吐鲁番所产葡萄酒是最好的。《饮膳正要》一书充分体现了中原农耕文化、草原游牧文化和西域伊斯兰文化相互交融与影响，对于深入探讨中国古代多民族饮食文化的汇聚与中外文化交流的互动等都具有很高的价值。

此书于元文宗天历三年（1330）初刻问世，但在元代一直深藏秘府，传播不广。明代经三次刻印，方为世人知悉，李时珍编写《本草纲目》以及明代太医院整理的《食物本草》都采用过此书中的资料。此次展出早期元刻本，虽为残帙，洵属可贵。

参考文献：

尚衍斌等：《饮膳正要注释》，北京：中央民族大学出版社，2009年。

漆浩：《对〈饮膳正要〉作者的考证》，《国医论坛》1989年第5期。

孙立慧等：《忽思慧〈饮膳正要〉版本考》，《东方食疗与保健》2006年第6期。

任存霞：《〈饮膳正要〉的中蒙医学术思想研究》，《中国民族医药杂志》2007年第1期。

（张燕婴）

回回药方

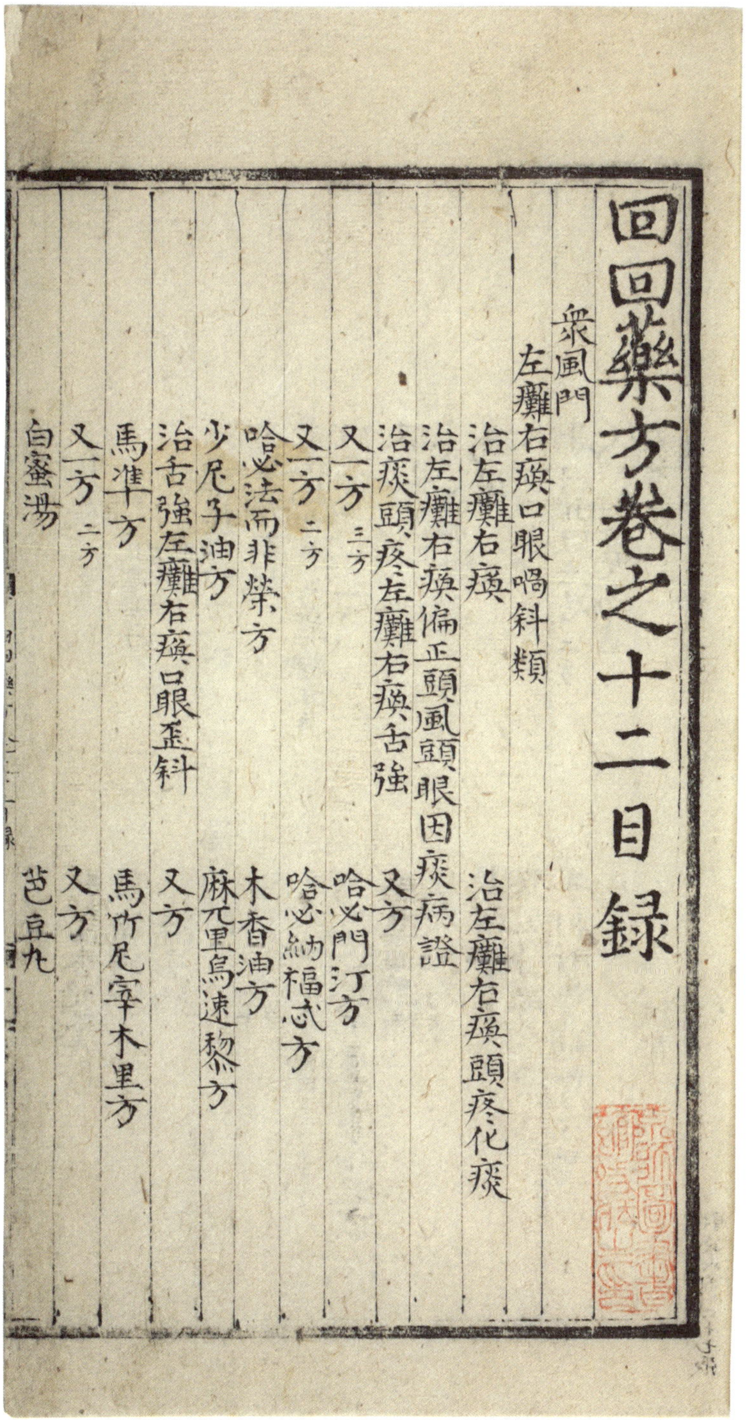

回回药方三十六卷　明抄本　存四卷

国家图书馆

回回藥方卷之十二

衆風門

○左癱右瘓口眼喎斜類

治左癱右瘓此病動止不隨意思是動止相纏短了動止有動有止相纏變成此病為因力微了動止亦微若因力微者病必久矣如人多有旁事或做重事或有驚恐或上高處或逢大喜心經壯跳身戰若七竅都微筋中有餘濕筋性隨意出者必冷鬆了為因重醉多喫冷水不消之食因近生濁病根閉住氣力不通不能到其身若因重怒起者多半筋中有濕卻着怒火毀其方動或癱瘓病證多在頭手之筋是動魂之器筋頭是腦頭是腦之窠手近着濕腦筋亦近有軟因此此病多在頭手下半渾身筋硬因離頭遠其身也硬沉為因檑着渾身因此不生癱瘓病疾若病根便到者也無利害治癱瘓病證病根是濕者或因失飢傷飽者治必吐痰若因酒重醉者一發便索斷其醉

右用梅桂油或木兒的油同些醋調貼頭食用助血之食用匾

《回回药方》是元明之际写成的一部汉文伊斯兰医药典籍，是中国汉文化同外来的阿拉伯、波斯、突厥等民族的伊斯兰文化交流融合的结果。

此书撰写者不详，依文本内容推测，当是元、明之际生活、居住在北京一带的穆斯林医学家。

原书共36卷，分36门，诸门之下细分以类，现残存4卷，分别为目录卷之下、卷之十二、卷之三十、卷之三十四。残卷约20余万言，共载方约600余首。从医方的药物组成判断，多为外来医方，且剂型多样。此外，该书还夹杂大量阿拉伯语、波斯语、突厥语、古叙利亚语的人名、书名、药名、方名等词汇和医学术语，体现了《回回药方》编写素材的多源性，既利用了多种语言文字的外国医方书，又利用了多种外国医书的汉文译本。本书是一部中国的伊斯兰医学全书，作者依据元、明之际在中国流传的多种不同的伊斯兰医书及其汉译本为蓝本，按照伊本·西那《医典》的体例编纂而成。其行文以叙方为主，兼附论述。依现存目录卷之下，可知《回回药方》一书的内容涉及内、外、妇、儿、骨伤、五官、皮肤、灸法、药物加工等，如卷之三十四“金创门接骨类”一节就是体系独立、论说全面的骨伤科专论。

此书成书后，流传、散佚情况不明。今4卷残本的抄本藏国家图书馆。

参考文献：

宋岘：《回回药方考释》，北京：中华书局，2000年。

（胡颖翀）

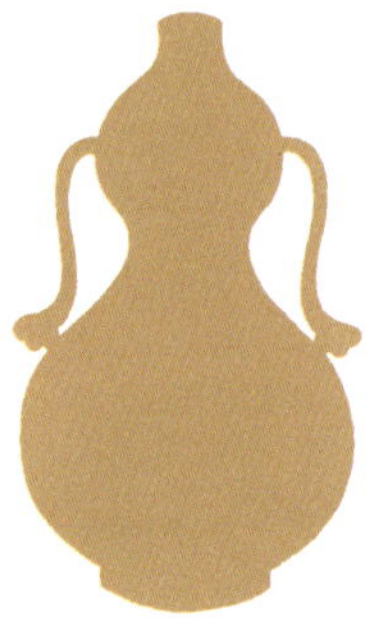

明清时期

明清医学在宋金元时期医学理论发展的基础上，通过实践加以综合，在医学理论与临证实践方面都取得了进步，呈现出极为丰富和多元化的特点。一方面，医药学集大成之作编纂问世。另一方面，中医理论得到创新与发展，如在探索脏腑理论的基础上，创立了命门学说，丰富了温补学说的内涵；在外感热病理论体系丰富完善的基础上，促成了温病学派的形成。此外，西方医药学的传入，促进了中外医药学的交流与进步。这一时期的代表作有：明代朱橚的《普济方》、李时珍的《本草纲目》、张介宾的《景岳全书》、赵献可的《医贯》、吴又可的《温疫论》，清代吴瑭的《温病条辨》等。

本草品汇精要

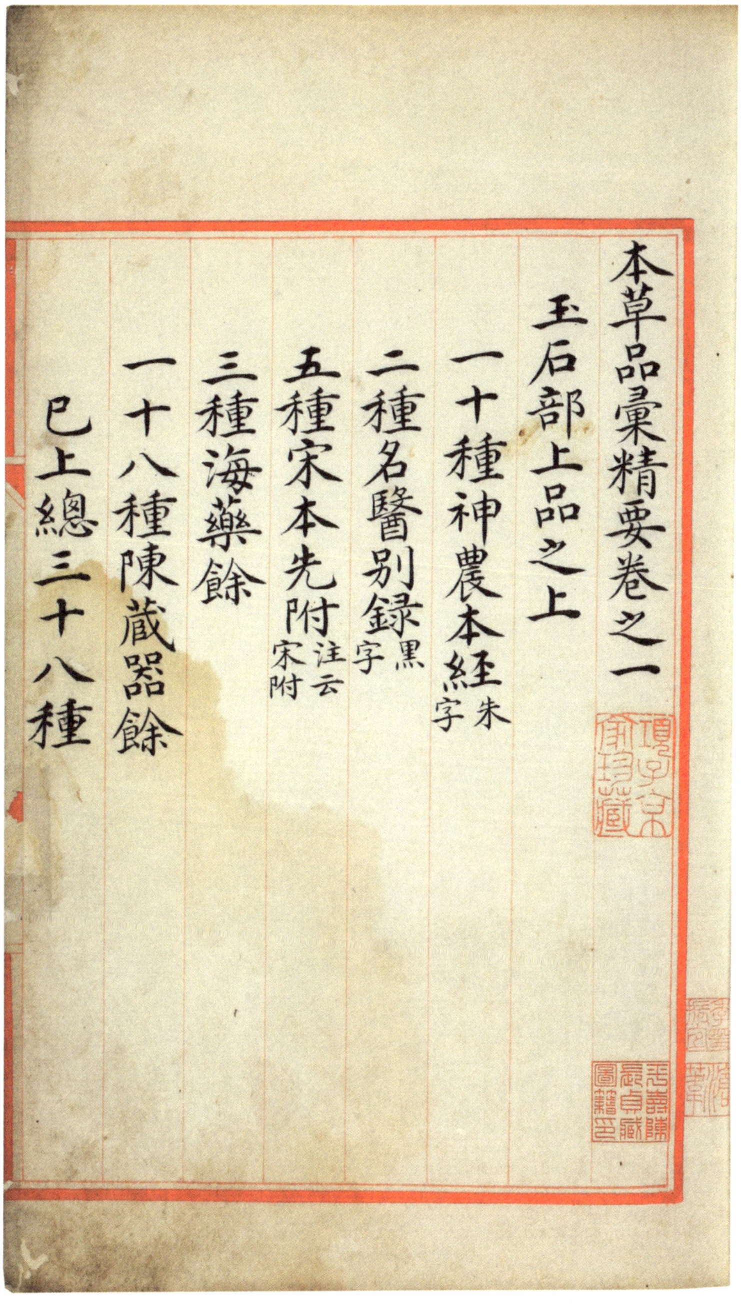

本草品彚精要卷之一

玉石部上品之上

一十種神農本經朱字

二種名醫別録黑字

五種宋本先附注云宋附

三種海藥餘

一十八種陳藏器餘

已上總三十八種

本草品汇精要四十二卷　（明）刘文泰、徐镇等撰　明抄彩绘本　存十一卷

国家图书馆

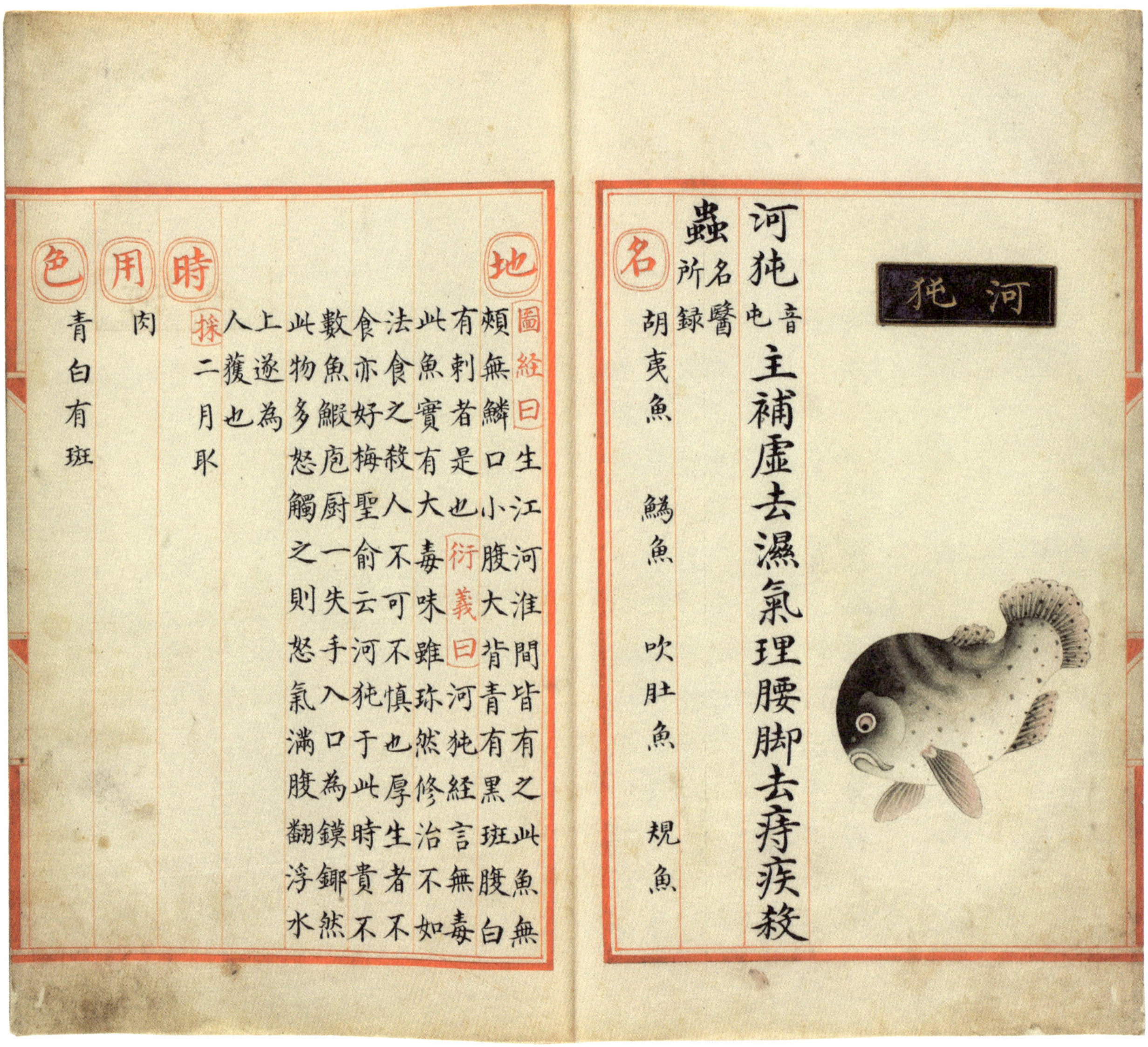

河豘

河豘 音屯 主補虛去濕氣理腰脚去痔疾殺蟲 名醫所錄

名 胡夷魚 鯸魚 吹肚魚 規魚

地 圖經曰 生江河淮間皆有之此魚無頰無鱗口小腹大背青有黑斑腹白有刺者是也 衍義曰 河豘經言無毒此魚實有大毒味雖珎然修治不如法食之殺人不可不慎也厚生者不食亦好梅聖俞云河豘于此時貴不數魚鰕庖厨一失手入口為鏌鋣然此物多怒觸之則怒氣滿腹翻浮水上遂為人獲也

時 採二月取

用 肉

色 青白有斑

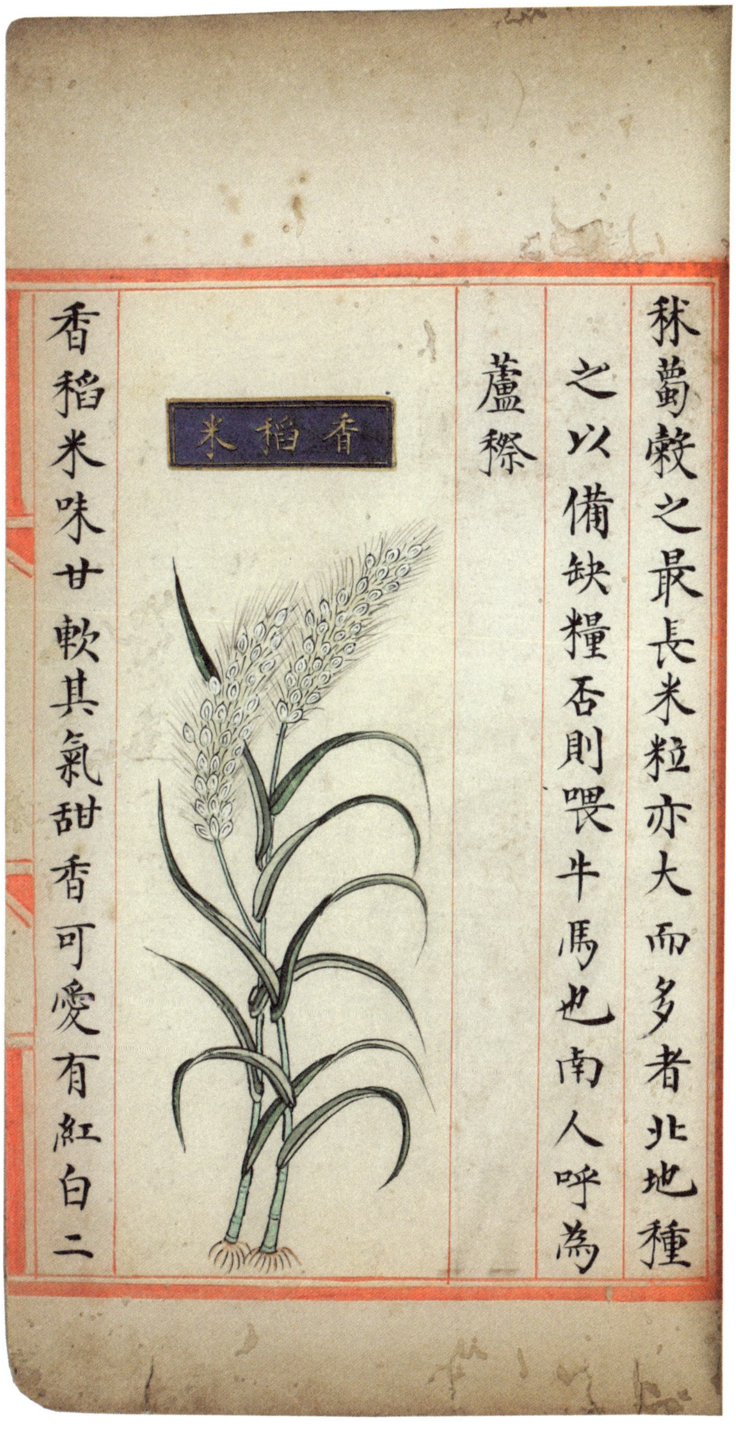

秫蜀黍之最長米粒亦大而多者北地種
之以備缺糧否則喂牛馬也南人呼為
蘆穄

香稻米

香稻米味甘軟其氣甜香可愛有紅白二

食物本草　明抄彩绘本

国家图书馆

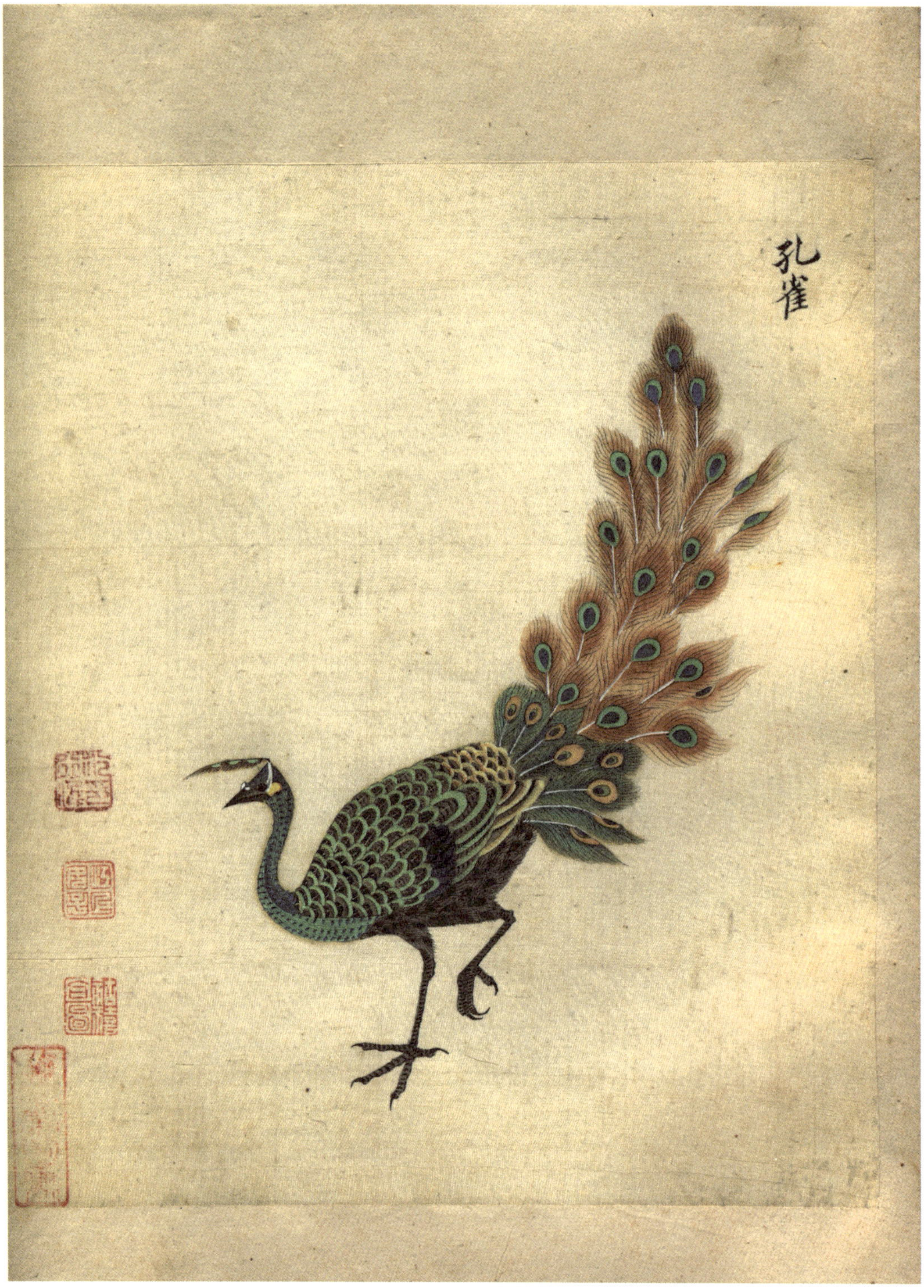

本草图谱□卷　（明）周荣起抄周淑祜、周淑禧彩绘本　存二卷

中国中医科学院图书馆

《本草品汇精要》为明孝宗时期太医院院判刘文泰等奉敕编绘，于弘治十八年（1505）定稿，是明代唯一的官修本草。该书完稿后，因孝宗驾崩，存于内府，此后近四个多世纪一直未能刊行。

刘文泰，明医官。宪宗时任右通政，太医院院使。《万历野获编·补遗卷三》记载他“投剂乖方，致损宪宗”，降为太医院院判，弘治年间降为御医。此书由刘文泰任总裁，并由他署名进表。具体纂修者大多为太医院冠带医士，个别为中书科儒士。此外有专人绘图，据日本冈西为人《本草概说》介绍，王世昌等八名画师参加了绘图。

该书主要汇集《证类本草》、《饮膳正要》、《绍兴本草》等内容，择其精粹，分项述要，故名“精要”。全书42卷，收药1815种，分10部（玉石、草、木、人、兽、禽、虫鱼、果、米谷、菜），共有彩绘药图1367幅。该书编排基本承袭《证类本草》，同时按北宋邵雍《皇极经世》的体例，对药物提出二级分类，采用“二十四则”分条记叙的原则，提纲挈领，打破了传统本草层层加注的旧例。内容涉及药物鉴定、炮制、配伍、药理等，还包括民俗文化、健康理念、地理环境等方面的内容。然而，该书从奉敕编绘到完稿仅一年半时间，加之执笔者与画工的医学水平有限，故在阐发考证与药物增补上乏善可陈。书中图文经常脱节：如将猕猴桃绘制成桃形；乌头提取的生物碱“射罔”被绘制为树上采集物等，这些都影响了其本身的学术价值。

作为我国古代最大的一部彩色本草图谱，书中药图多参照《证类本草》所引《本草图经》绘制着色，而新增药图是其亮点。据中国中医科学院郑金生先生统计，该书明确记载的新增药图有366幅，而实际新绘制药图达668幅，此外另有144幅部分改绘图也有新意。新绘之图主要集中在画家熟悉的日常之物（菜、鱼、介、禽兽、昆虫等）或常用药材。作为画院画师，他们有条件据实物写生，尤其一些珍禽异兽（如狮子、麋鹿、孔雀等），更展示出精湛的画技。这部分写实性药图工笔重彩，绚丽非常，是全书的精华。

该书目前已发现署名《本草品汇精要》的明、清传抄本十余种，分别珍藏于国内外图书馆或私人手中。其中，有藏于日本大阪武田制药厂“杏雨书屋”的“武田本”，为弘治定稿本，世称“弘治原本”。还有明末女画家文俶的《金石昆虫草木状》，即据弘治本《本草品汇精要》摹绘而成，此书现藏台湾。另据《池北偶谈》记载，《本草图谱》（又名《本草图绘》）临仿自《金石昆虫草木状》，也是源于《本草品汇精要》。《金石昆虫草木状》与《本草图谱》绘图者均为女性，这在当时也是不多见的。另有从《本草品汇精要》中选取部分药图，再增绘新图而另成一书的，如明抄彩绘《食物本草》、《补遗雷公炮制便览》。

此次展出明抄彩绘本《本草品汇精要》四十二卷，存十一卷，虽为残帙，但反映了该书原貌。此本约在明嘉靖年间流出内宫，万历初转手项子京，此后经毛晋、钱曾、季振宜等递藏，今藏国家图书馆。

参考文献：

尚志均：《历代中药文献精华》，北京：科学技术出版社，1989年。

郑金生：《明代画家彩色本草插图研究》，《新史学》2003年第4期。

曹晖：《〈本草品汇精要〉版本源流、内容特色及药物品种的考察》，《江西中医学院学报》1989年第1期。

曹晖、刘玉萍：《〈本草品汇精要〉版本考察补遗》，《中华医史杂志》2006年第4期。

（杨照坤）

本草纲目

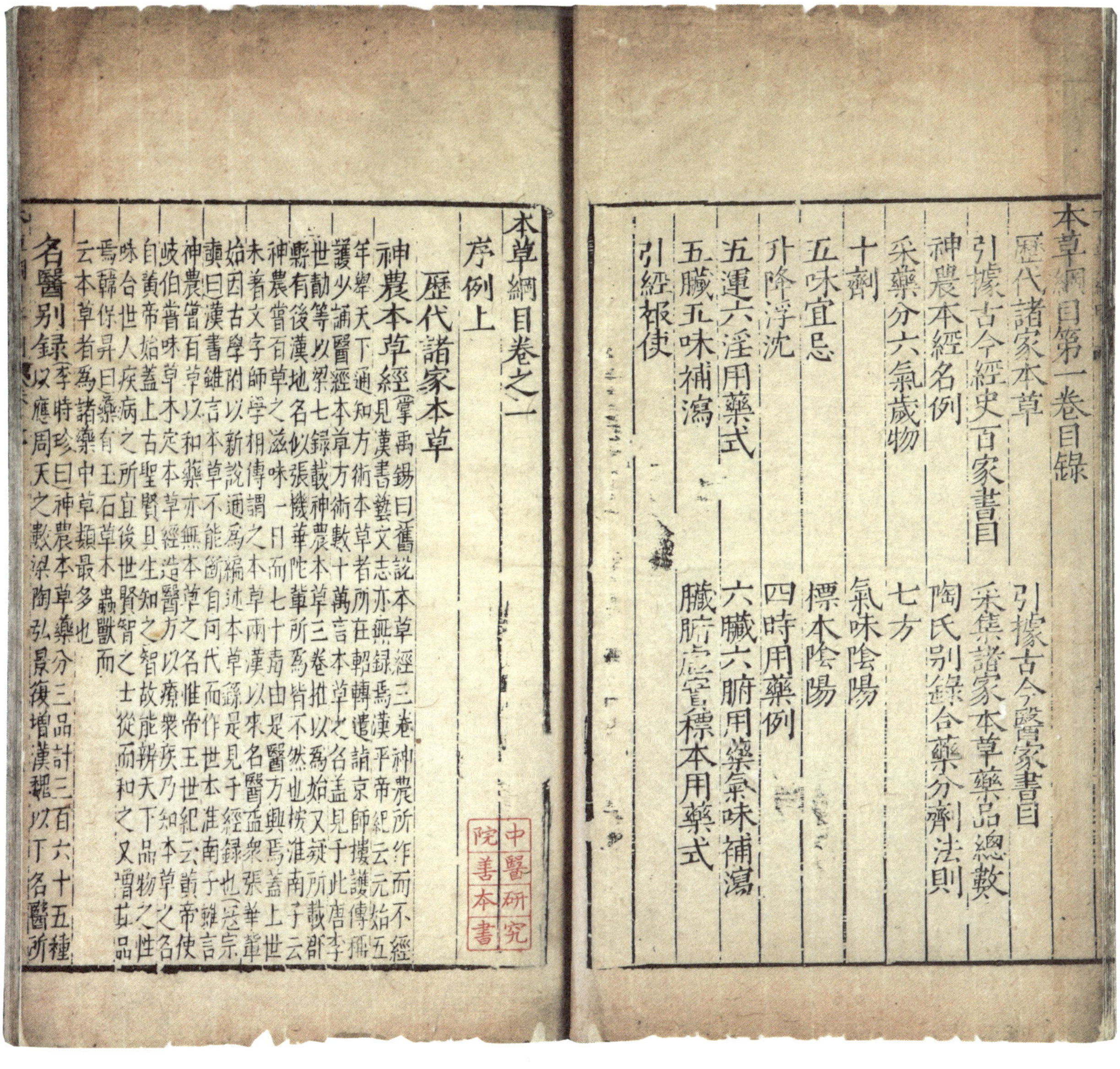
本草綱目第一卷目錄
歷代諸家本草
引據古今醫家書目
引據古今經史百家書目
采集諸家本草藥品總數
神農本經名例
陶氏别錄合藥分劑法則
采藥分六氣歲物
七方
十劑
氣味陰陽
五味宜忌
標本陰陽
升降浮沈
四時用藥例
五運六淫用藥式
六臟六腑用藥氣味補瀉
五臟五味補瀉
臟腑虛實標本用藥式
引經報使

本草綱目卷之一
序例上
歷代諸家本草
神農本草經
名醫别錄

中醫研究院善本書

本草纲目五十二卷图二卷　（明）李时珍撰　明万历二十一年（1593）金陵胡承龙刻本

中国中医科学院图书馆

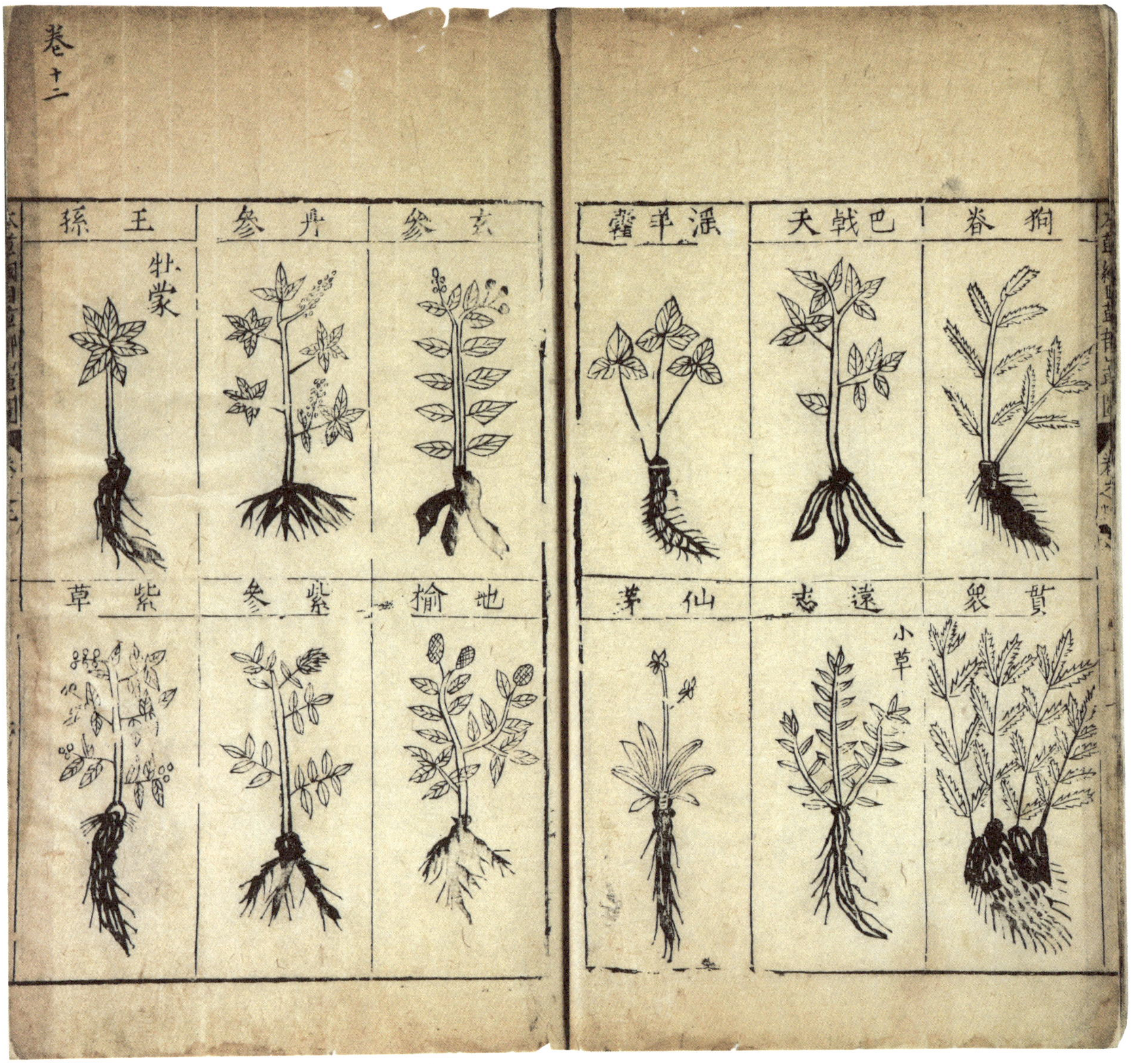
卷十二
王孫
牡蒙
丹參
玄參
紫草
紫參
地榆
淫羊藿
巴戟天
狗脊
仙茅
遠志
小草
貫衆

明代著名医药学家李时珍历时27年编撰而成的《本草纲目》，是一部曾经影响世界科技进步的奇书，它不仅仅是一部药物学专著，其内容还涉及植物学、动物学、矿物学、冶金学、地质学、物理学、化学以及天文学和气象学等领域的知识。该书自明万历二十一年（1593）起，先后被翻译成日、法、英、德、俄等多国文字，在世界传播，并产生了深远的影响。

李时珍（1518—1593），字东璧，号濒湖，湖北蕲州（今湖北蕲春）人。除《本草纲目》之外，他还撰写了《濒湖脉学》、《奇经八脉考》等11部医学著作，是中国历史上伟大的医学家和药物学家，也被认为是世界上最伟大的博物学家。

《本草纲目》全书52卷，共计190多万字，载有药物1892种，收集医方11096个，绘制精美插图1109幅，分为16部60类，刊刻于明万历二十一年（1593）。该书所引用的文献上自战国，下迄明朝万历年间，涵盖了2000多年的药物学知识。书中详细记载并考证了1892种天然药物的名称、形态、产地、功效、主治等内容，既修正了此前药物学著作中的谬误，又补充了374种新发现的天然药物，同时还改进了传统的药物分类法，提高了生物学分类的科学性，是当时世界上最先进的分类方式。因此，《本草纲目》被欧洲科学史家誉为“从中世纪科学向近代科学转型时期，具有近代科学精神的最高水平的古典科学杰作”。《本草纲目》不仅记载了16世纪以前中国药物资源，还记载了一些从海外，如波斯、印度及地中海等地区传入的天然药物及其相关知识，《本草纲目》对世界自然科学的进步具有举世公认的贡献。

《本草纲目》是中国医药史上的集大成之作，并在世界上卓有影响。英国生物学家达尔文认为它是“中国古代的百科全书”。英国著名科学史家李约瑟在《中国科学技术史》第一卷中，对李时珍及其《本草纲目》作了这样的评价，“毫无疑问，明代最伟大的科学成就，是李时珍那部在本草书中登峰造极的著作《本草纲目》。李时珍作为科学家，达到了同伽利略、维萨里的科学活动隔绝的任何人所不能达到的最高水平。”直到今天，《本草纲目》仍然是科学研究工作的重要参考文献，其中记述的宝贵的实证知识有待进一步发掘和升华。

明万历二十一年（1593），李氏家族在金陵胡承龙资助下将《本草纲目》刊行于世，即为“金陵本”，为《本草纲目》的最早版本。后世诸多《本草纲目》版本均在金陵本基础上衍化翻刻而来，是中外一切《本草纲目》的祖本。

《本草纲目》问世之后，版本甚多。据《中国中医古籍总目》统计，所收录的1912年以前的版本有82种之多。万历三十四年（1606），《本草纲目》传入日本，并在日本多次翻刻及注释，对日本药物学产生了巨大影响。《本草纲目》在韩国和越南也受到欢迎。18世纪到20世纪期间，它被全译或节译成日、法、英、德、俄等多种文字，广泛流传于世界，成为西方许多领域学者的研究对象。明清出版的《本草纲目》不同版本分别被世界多国图书馆收藏。

目前，金陵本《本草纲目》在国内仅存有3部，分别存于上海图书馆、中国中医科学院图书馆及洛阳白河书斋。中国中医科学院图书馆藏本原由上海名医丁济民先生（1912—1979）所藏，后于20世纪60年代被中国中医科学院图书馆购进收藏。

参考文献：

邱德文等：《〈本草纲目〉彩色药图》，贵阳：贵州科技出版社，1998年。

王玉杰整理：《本草纲目》，北京：人民卫生出版社，1999年。

郑金生：《本草纲目索引》，北京：人民卫生出版社，1999年。

刘衡如等：《〈本草纲目〉研究》，北京：华夏出版社，2009年。

钱超尘、温长路主编：《李时珍研究集成》，北京：中医古籍出版社，2003年。

陈中文、许正清、韩进林编著：《千古人杰李时珍》，北京：大众文艺出版社，2009年。

（李鸿涛　裘　俭）

普济方

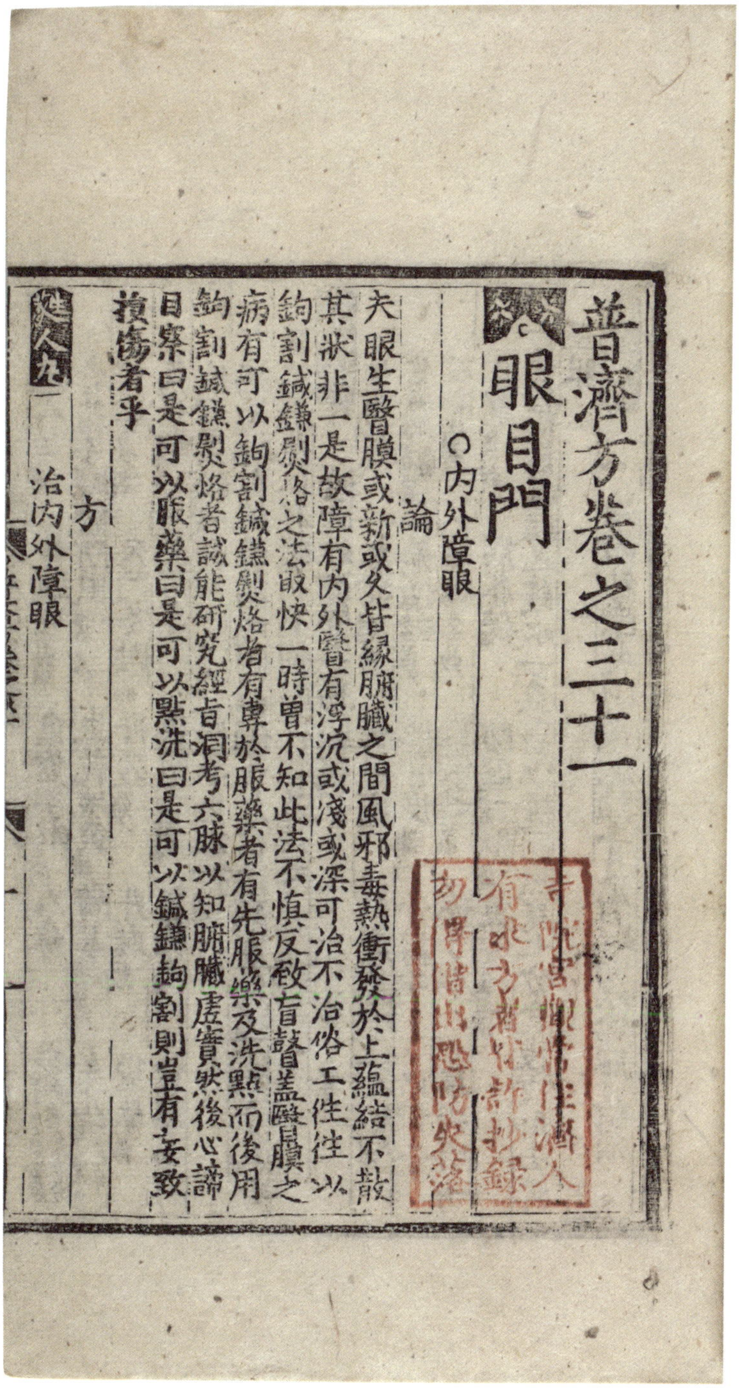
普濟方卷之三十一

眼目門

〇內外障眼

論

夫眼生瞖膜或新或久皆緣腑臟之間風邪毒熱衝發於上蘊結不散其狀非一是故障有內外瞖有浮沉或淺或深可治不治俗工往往以鉤割鍼鐮劆烙之法取快一時曾不知此法不慎反致盲瞽蓋瞖膜之病有可以鉤割鍼鐮劆烙者有專於服藥者有先服藥及洗點而後用鉤割鍼鐮劆烙者誠能研究經旨洞考六脉以知腑臟虛實然後心諦目察曰是可以服藥曰是可以點洗曰是可以鍼鐮鉤割則豈有妄致損傷者乎

方

治內外障眼

普济方一百六十八卷　（明）朱橚撰 明永乐周藩刻本 存二十二卷

国家图书馆

《普济方》是明初宗室周定王朱橚主持编撰的一部大型官修方书。

朱橚是明朝开国皇帝明太祖朱元璋的第五个儿子，明成祖朱棣的胞弟。洪武三年（1370），他被封为吴王，驻守凤阳。洪武十一年（1378）改封为周定王，十四年（1381）到开封任职。朱橚好学能词，博学多才，曾作元宫词百章。他政治上比较开明，同时，对医学颇有兴趣。有感于国土辽阔，草木蕃盛，于是考证确认可以择食充饥者400余种，并绘插图以说明，以备灾荒之年应用，著成《救荒本草》二卷。此外，还与教授滕硕、长史刘醇等共同编撰《普济方》一百六十八卷。

《普济方》原本168卷，共计1960论，2175类，778法，61739方，239图。辑录前代方书约140余种，其中有一半现已亡佚，幸赖《普济方》得以保存。今存明永乐周藩刻本为此书最早版本，惜皆为残帙，所存不足全书十之三四。清乾隆年间，清政府纂修《四库全书》时收入本书，卷数析为426卷，而内容未变。书中卷一—五为方脉；卷六—十二为运气；卷十三—四十三为脏腑；卷四十四—八十六为身形，分为头、面、耳鼻、口、舌、牙齿、眼目等9门；卷八十七—二百七十一为诸疾，分为伤寒、时气、热病等重要疾病及杂治、食治、乳石等共39门；卷二百七十二—三百一十五为疮肿，分为疮肿、痈疽、瘰疬、瘿瘤、折伤、膏药等项，各种病证首叙医论，次列治法，所载外科治法极为丰富；卷三百一十六—三百五十七为妇人，分为妇人诸疾、妊娠诸疾、产后诸疾及产难四门；卷三百五十八—四百零八为婴孩，首载儿科诊断法，次为新生儿护理法和常见病，其中对于痘疹、惊风等病的疗法较为详备；卷四百零九—四百二十六为针灸，首为总论，并载历代著名针灸书的“序例”、“歌赋”，且概述取穴、补泻等法，以及经络腧穴和各种证候的针灸疗法。本书系统总结了明以前的医疗经验，除了博引历代医书之外，还兼收其他传记、杂说以及道藏佛书等有关医学的记载，不仅在方剂学研究史上有重要贡献，而且保存了不少宋、元时期散佚的著作。《四库全书总目》提要曰：“李时珍《本草纲目》所附方，采于是书者至多。”称此书“采摭繁富，编次详析，自古经方无更赅备于是者”。

本书现存明永乐周藩刻本残卷、明抄本残卷、《四库全书》本以及刘氏远碧楼据《四库全书》抄本等。在我国出版史中，明代的藩府刻书具有鲜明的时代特点，因其使用的底本精良（多为朝廷所赐），加之财力雄厚，往往所刻书的内容与版本俱佳，历来得到版本学家赞誉和收藏家的追捧。此明永乐周藩刻本虽为残帙，其版本及文献价值却不容忽视。此本今藏国家图书馆。

参考文献：

宋岘等：《对〈普济方〉和〈本草纲目〉中的回回医方的考证》，《回族研究》1992年第2期。

谢光等：《论〈普济方〉校勘整理中的底本选择》，《文献研究》1996年第2期。

王超明：《明代〈普济方〉的编辑特色》，《编辑之友》2004年第4期。

（张家玮）

景岳全书

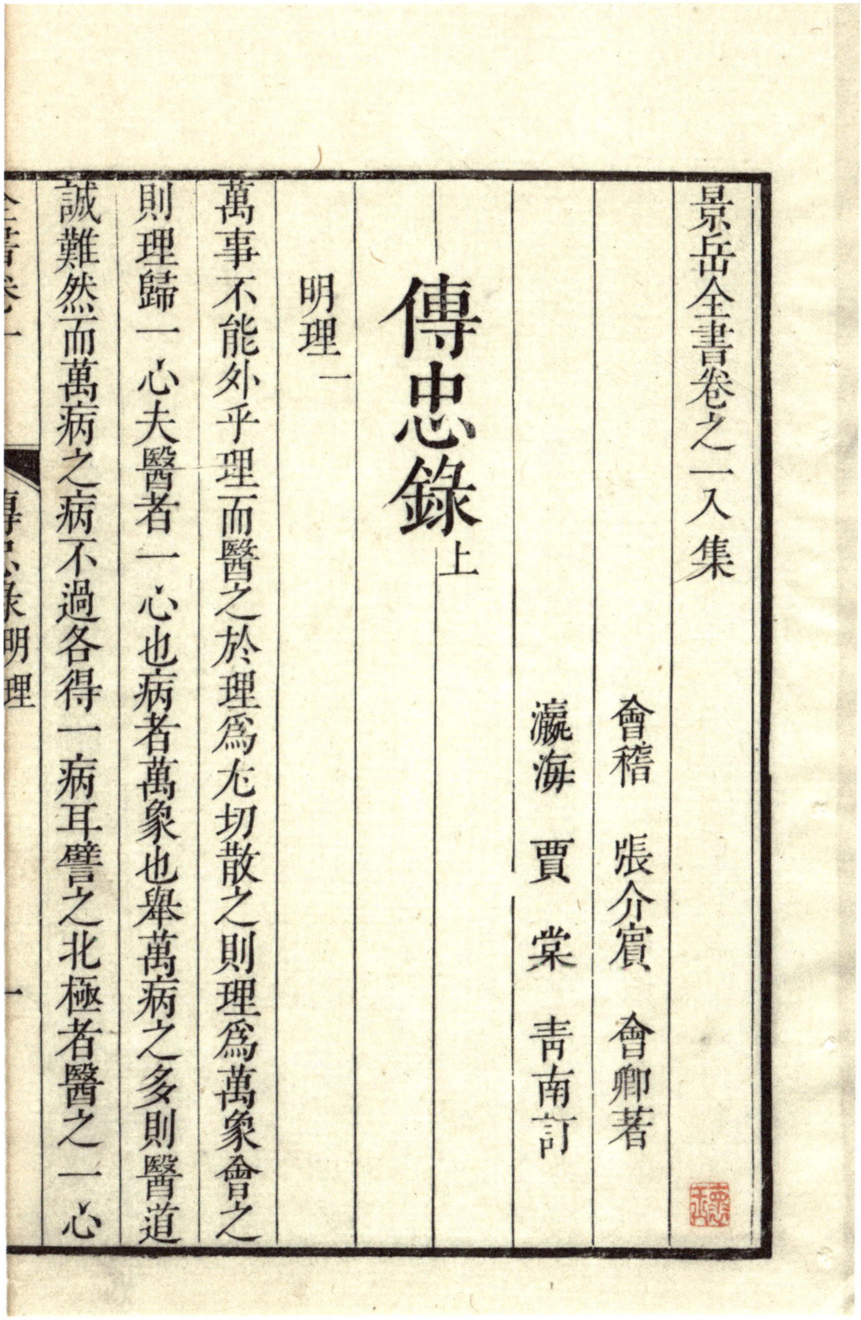
景岳全書卷之一入集
會稽 張介賓 會卿著
瀛海 賈棠 青南訂
傳忠錄上
明理一
萬事不能外乎理而醫之於理爲尤切散之則理爲萬象會之則理歸一心夫醫者一心也病者萬象也舉萬病之多則醫道誠難然而萬病之病不過各得一病耳譬之北極者醫之一心
全書卷一 傳忠錄明理 一

景岳全书五十四卷　（明）张介宾撰　清康熙四十九年（1710）会稽鲁超刻本

中国中医科学院图书馆

《景岳全书》是温补学派的代表作，取材广泛，议论宏富，理法精要，无论从理论创新，还是临证发挥，都有重要的学术应用价值。

张介宾（1563—1640），字会卿，号景岳，别号通一子，祖籍四川绵竹，因先祖在明朝初期以军功授以绍兴卫指挥，遂举家迁往浙江会稽（今浙江绍兴）。张氏出生于环境优厚的官僚世家，自幼聪颖好学，博览经史百家，凡天文、音律、兵法、象数等无不通晓。其父张寿峰先教他读《黄帝内经》，14岁带他进京拜名医金英（字梦石）为师，尽得金氏所传。壮年时从戎幕府，57岁时归乡业医，专心从事临床诊疗，著书立说。他以渊博宏阔的知识和阅历，将经史、天文、术数、堪舆、律吕、兵法等多学科理论运用到医学之中，不仅在中医理论方面很有研究，而且在临床治疗方面亦颇有造诣，成为明代具有代表性的著名医家。《四库全书总目》提要认为："其持论则谓金、元以来河间刘守真立诸病皆属于火之论，丹溪朱震亨立阳有余阴不足及阴虚火动之论，后人拘守成方，不能审求虚实，寒凉攻伐，动辄贻害，是以力救其偏，……因专以温补为宗。"张氏在学术思想上主张温补，善用熟地和温补方药，故后世又有"张熟地"之雅号。

《景岳全书》包括《传忠录》三卷、《脉神章》三卷、《伤寒典》二卷、《杂证谟》二十九卷、《妇人规》二卷、《小儿则》二卷、《痘疹诠》四卷、《外科钤》二卷、《本草正》二卷、《新方八阵》二卷、《古方八阵》九卷、《妇人规古方》一卷、《小儿则古方》一卷、《痘疹诠古方》一卷、《外科钤古方》一卷。该书分为入、道、须、从、性、理、明、心、必、贯、天、人、谟、列、圣、贤、大、德、图、书、宇、宙、长、春等24集，是张氏晚年整理而形成的一部综合性医著，全书倡导温补学术思想，重视先天命门水火。他在书中所阐发的阴阳学说、命门学说对丰富和发展中医基础理论有着积极的作用和影响。其在深入学习和理解《内经》、《难经》的基础上，广泛吸取了唐宋金元以来历代医家有关阴阳、五行、精气、命门理论的论述，对于命门的内涵进行了深入系统的阐发，不仅明确地指出命门的确切位置，还结合临床实际探讨了命门的生理、病理和病证的辨证施治，充实与发扬了命门理论，是中医学术的一大创新。

该书成编后，明、清时期皆有刊刻，因其学术价值和实用性，被广为传颂。章楠在《医门棒喝》中描述："尝见诵《景岳》者，其门如市。"此本为清康熙四十九年（1710）会稽鲁超刻本，今藏中国中医科学院图书馆。

参考文献：

王志坦等：《景岳全书译注》，哈尔滨：黑龙江人民出版社，2008年。

王少华：《简述〈景岳全书〉的概貌及其主要学术思想》，《中医杂志》1983年第5期。

刘小斌等：《〈景岳全书〉对岭南医学之影响》，《新中医》1988年第2期。

陈永灿：《张景岳对中医学术的继承和创新》，《中华中医药杂志》2011年第2期。

（李鸿涛）

古今图书集成·医部全录

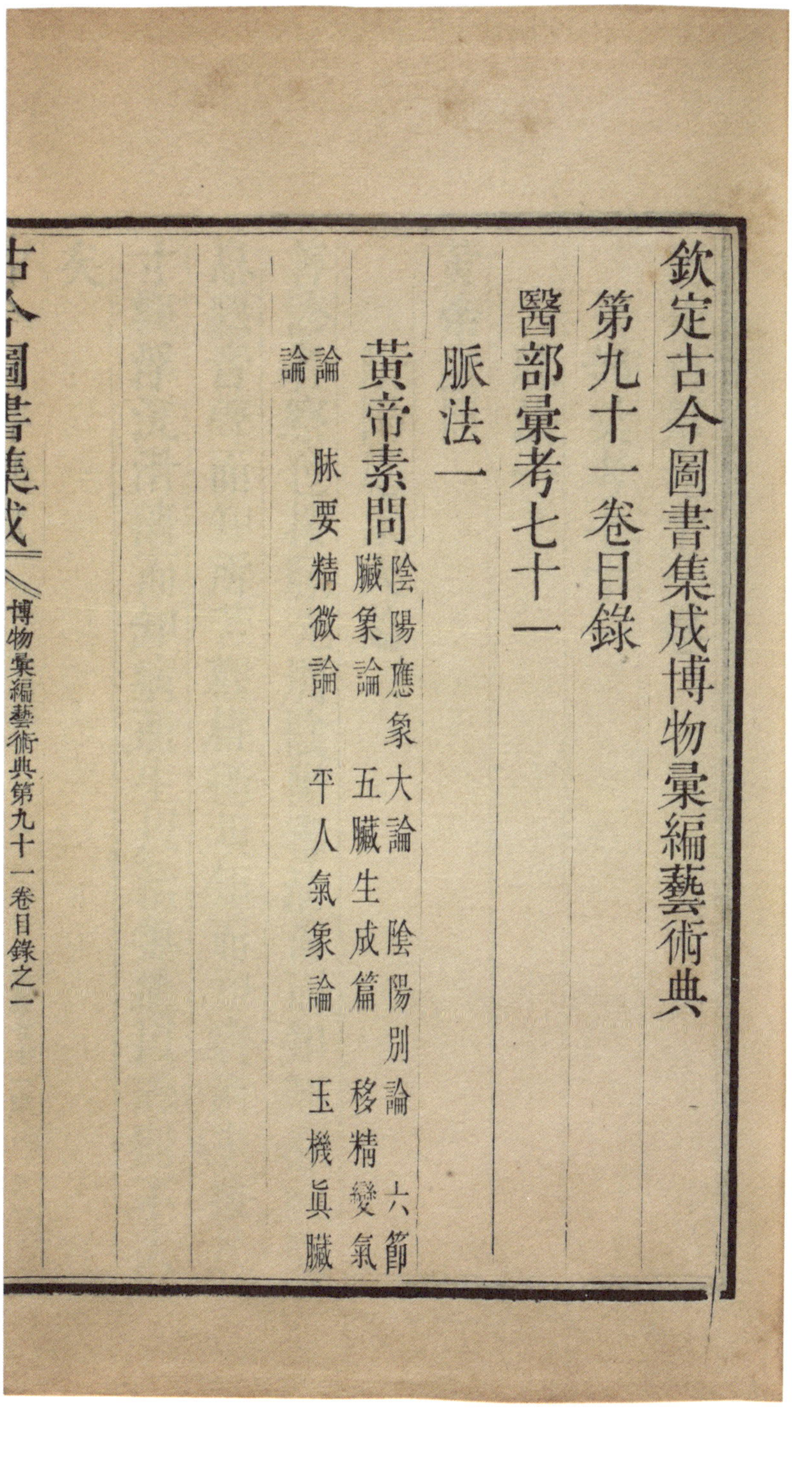
欽定古今圖書集成博物彙編藝術典

第九十一卷目錄

醫部彙考七十一

脈法一

黃帝素問陰陽應象大論　陰陽別論　六節臟象論　五臟生成篇　移精變氣論　脉要精微論　平人氣象論　玉機眞臟論

古今圖書集成　博物彙編藝術典第九十一卷目錄之一

欽定古今图书集成一万卷目录四十卷　（清）蒋廷锡 陈梦雷等辑 清雍正四年（1726）内府铜活字印本

国家图书馆

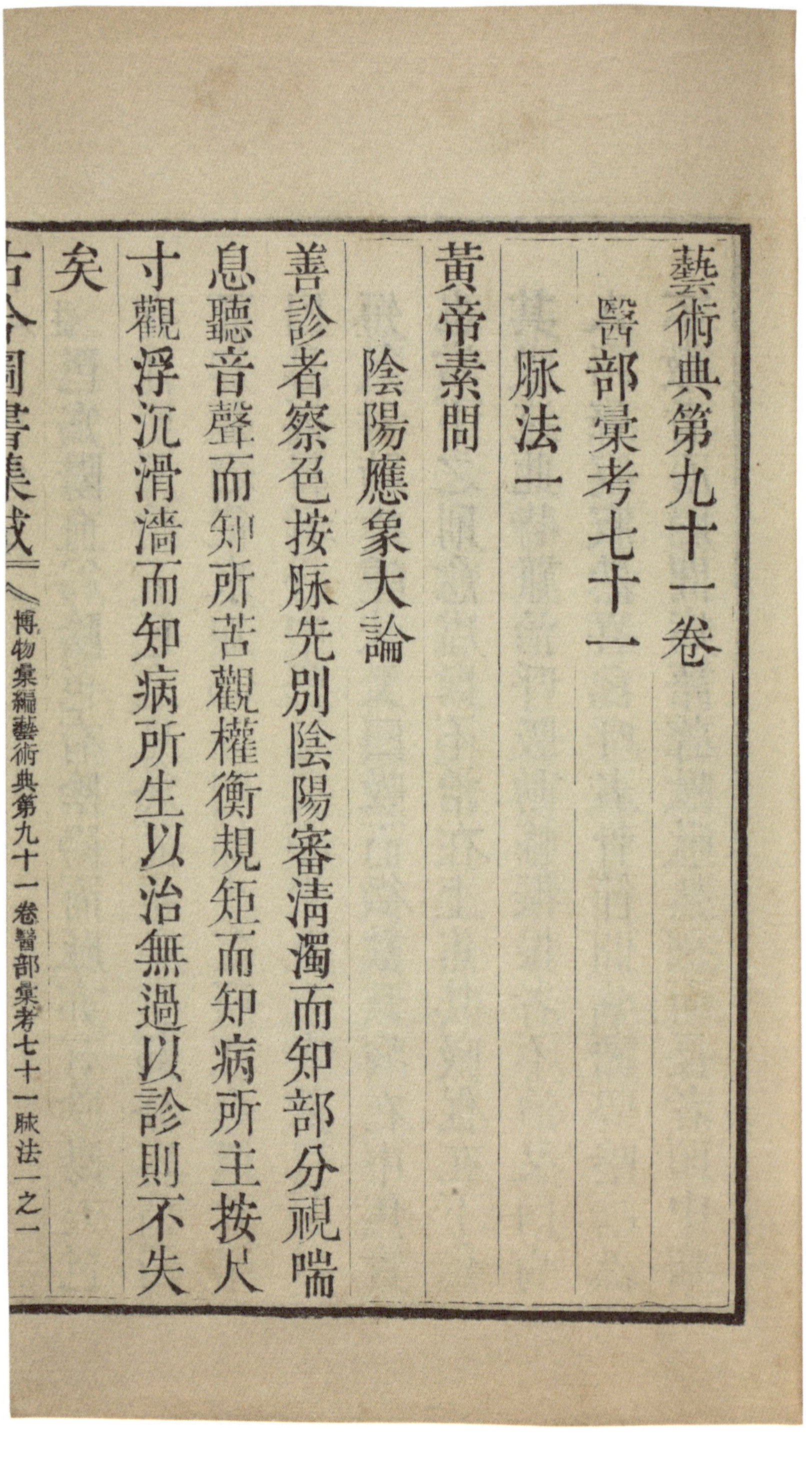

藝術典第九十一卷

醫部彙考七十一

脉法一

黃帝素問

陰陽應象大論

善診者察色按脉先別陰陽審清濁而知部分視喘息聽音聲而知所苦觀權衡規矩而知病所主按尺寸觀浮沉滑濇而知病所生以治無過以診則不失矣

古今圖書集成　博物彙編藝術典第九十一卷醫部彙考七十一脉法一之一

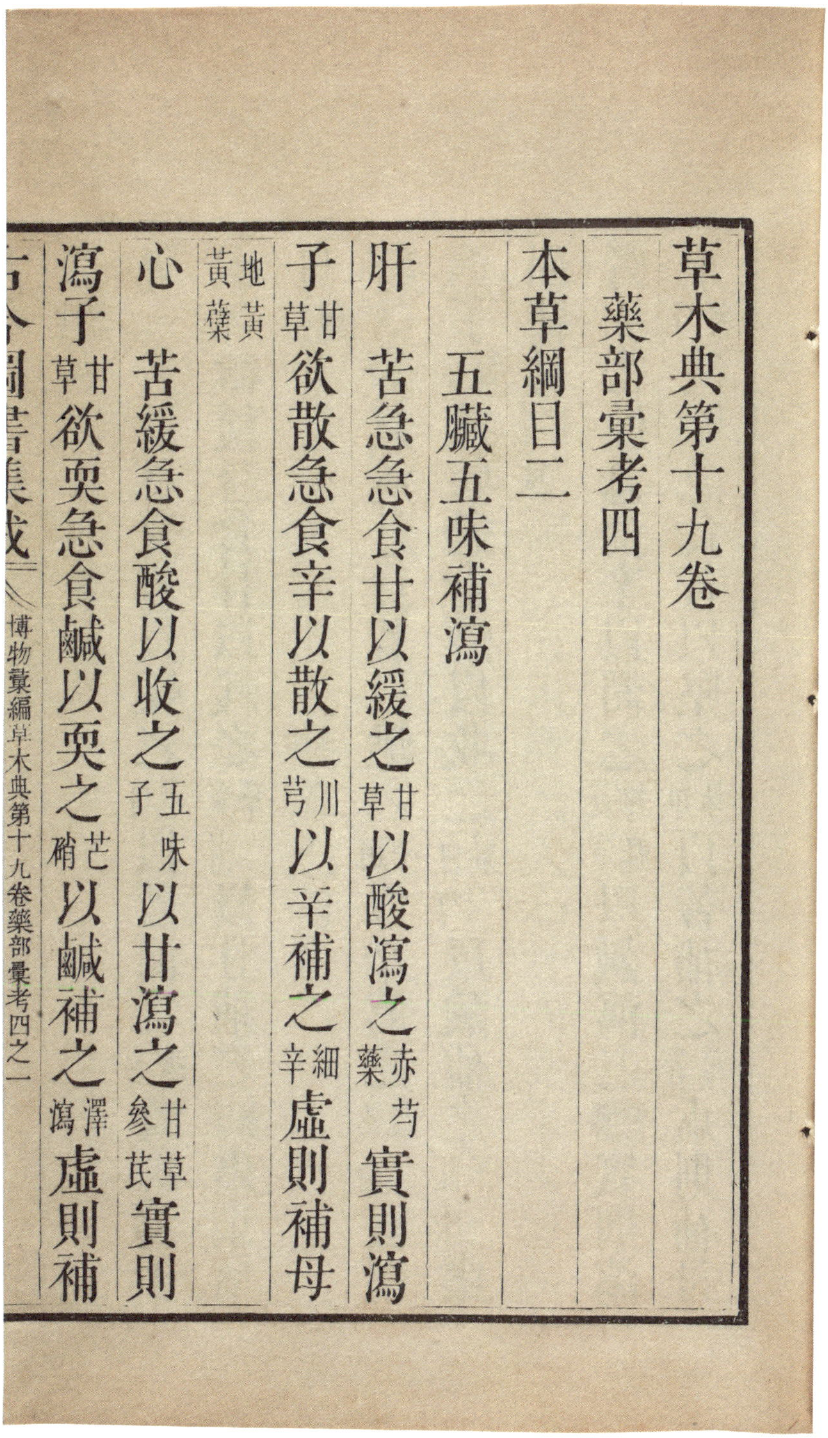

草木典第十九卷

藥部彙考四

本草綱目二

五臟五味補瀉

肝　苦急急食甘以緩之甘草　以酸瀉之赤芍藥　實則瀉子甘草　欲散急食辛以散之川芎　以辛補之細辛　虛則補母地黃　黃蘗

心　苦緩急食酸以收之五味子　以甘瀉之甘草參芪　實則瀉子甘草　欲耎急食鹹以耎之芒硝　以鹹補之澤瀉　虛則補

古今圖書集成　博物彙編草木典第十九卷藥部彙考四之一

《古今图书集成》是一部由清政府组织编写的大型综合性书籍，是中国最大的一部类书。

主编陈梦雷（1650—1741），字则震，号省斋，晚号松鹤老人，福建侯官县（今属福州）人。清康熙九年（1670）进士，四十年奉敕编纂《古今图书集成》，历四年半而成。

《古今图书集成》中的医学部分为《医部全录》。其取材广泛，既有中国医药学的基础理论，又包括了中医临床各科疾病的证治，上采秦汉医经及注释，下集近代名著及文献，堪称医学百科全书。《医部全录》共520卷，第一—七十卷为医经注释，内容包括对《灵枢》、《素问》、《难经》三部经典的注释。第七十一—二百一十六卷为脉法、外诊法、脏腑身形等内容，其中“脉法”和“外诊法”，摘录了30余种医学书籍中有关四诊的论述。第二百一十七—五百卷为临床各科疾病的证治，其中“诸疾”为内科常见病证，收辑了古代医书中52种内科常见疾病证治的资料，并一一做了论述；外科部分多取材于元代窦汉卿的《疮疡经验全书》、齐德之的《外科精义》，明代王肯堂的《疡医证治准绳》、陈实功的《外科正宗》等书内容；妇科部分所辑录的文献资料，多取材于妇科名著，以月经、子嗣、胎前、临产、产后、崩漏等分门别类；儿科部分内容最为丰富，用100卷之多，分两大部分详细地作了载述，前半部分对小儿一般常见病证列52门，包括胎养、初生护养、诊断以及各种疾病的治疗，后半部分为痘疹专论，详尽地叙述了中医对天花、麻疹的治疗经验。第五百—五百二十卷，“总论”从《易经》、《周礼》及《灵枢》、《素问》等经典著作中摘录了某些有关医学的概论性资料；“医界名流列传”收辑了清初以前历代著名医学家的传记1000多例；“艺文”为历代医药书籍中有研究价值的序和一些医学家的诗文；“纪事”为史书、笔记中有关中国传统医药的记事；“杂论”为有关书籍中记载的医学事迹和寓言故事；“外编”为非医学书籍中所记载的有关医学传说等内容。《古今图书集成·医部全录》辑录了从春秋战国至清朝初期的医学著作百余种，分门别类归纳集成。其结构严谨，层次分明，载述有据，论理精详。此书对于医籍的分类整理和著述集成，在中医学术的发展上起到了积极作用，有医学百科全书之称。

《古今图书集成》于康熙四十年（1701）十月至康熙四十五年（1706）四月完成初稿。雍正帝即位后，蒋廷锡等重新编校，于雍正四年（1726）用铜活字排印，雍正六年（1728）完成，这是《古今图书集成》的初版。连同一部试印样本，共印成65部，每部正文一万卷，目录四十卷，分装5020册。印本用两种纸张，一种为开化纸，一种为太史连纸。此部《钦定古今图书集成》一万卷目录四十卷，即是清雍正四年内府铜活字印本，今藏国家图书馆。

参考文献：

裴芹：《古今图书集成研究》，北京：北京图书馆出版社，2001年。

赵荣蔚：《〈古今图书集成〉对我国传统学术文化的整合》，《图书馆理论与实践》2004年第5期。

黄海波：《〈古今图书集成〉医学文献的应用》，《北京中医药大学学报（中医临床版）》2007年第5期。

（李敬华）

医宗金鉴

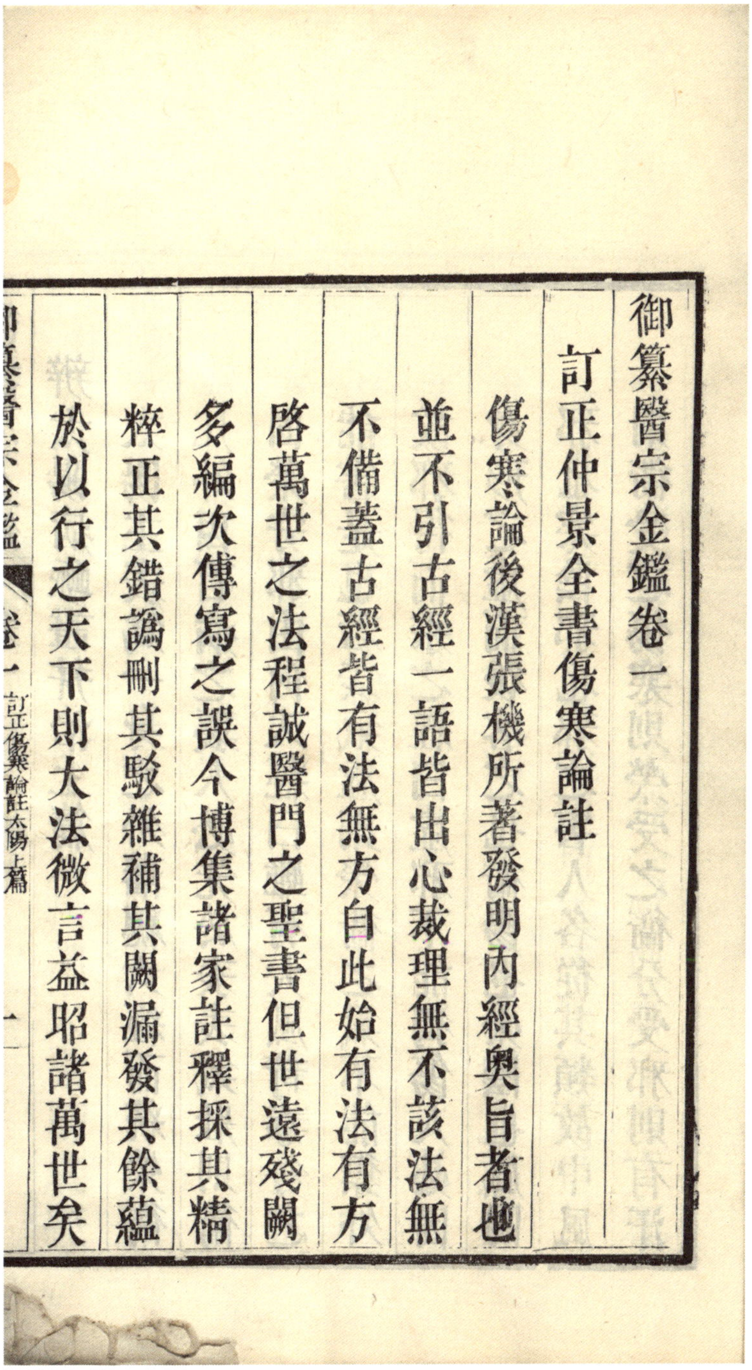
御纂醫宗金鑑卷一

訂正仲景全書傷寒論註

傷寒論後漢張機所著發明內經奧旨者也並不引古經一語皆出心裁理無不該法無不備蓋古經皆有法無方自此始有法有方啓萬世之法程誠醫門之聖書但世遠殘闕多編次傳寫之誤今博集諸家註釋採其精粹正其錯譌刪其駁雜補其闕漏發其餘蘊於以行之天下則大法微言益昭諸萬世矣

御纂醫宗金鑑　卷一　訂正傷寒論註太陽上篇　一

御纂医宗金鉴九十卷　（清）吴谦等辑　清乾隆刻本

国家图书馆

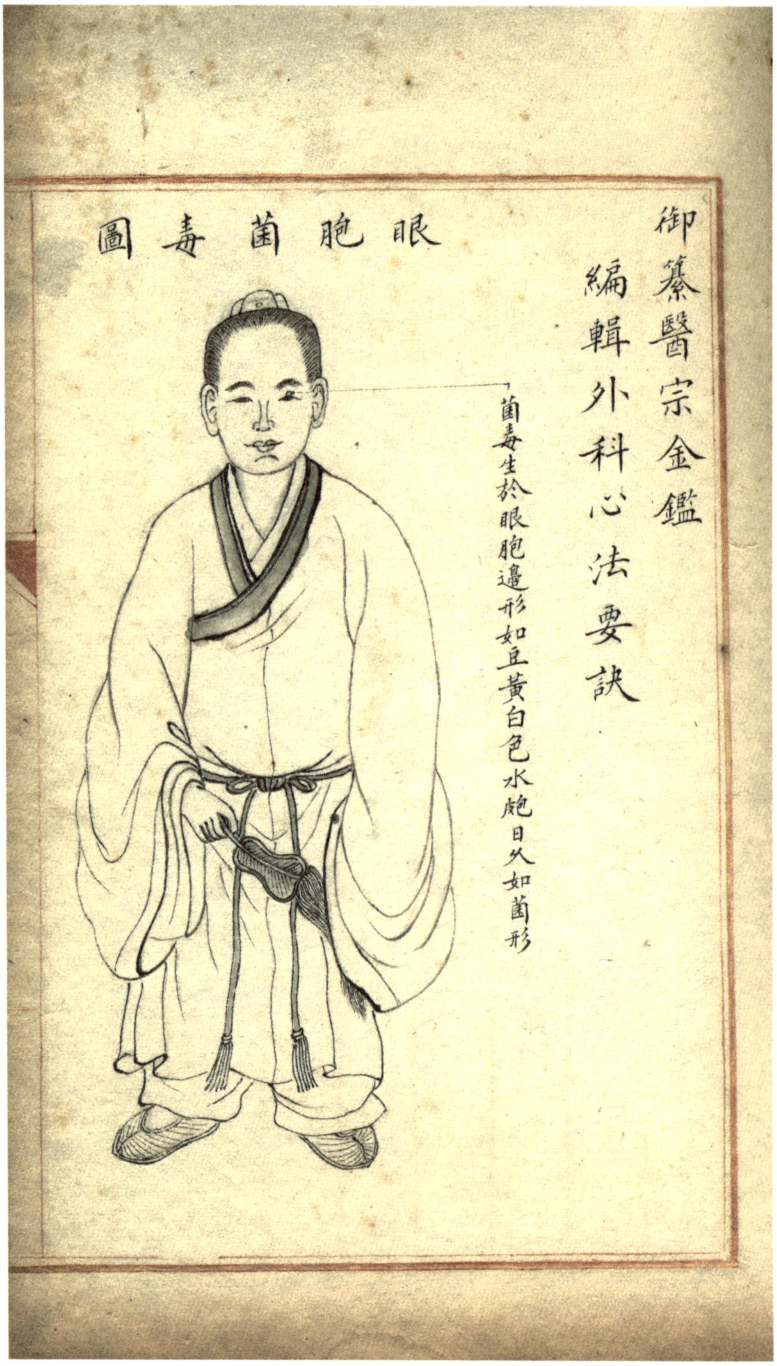

御纂医宗金鉴编辑外科心法要诀十六卷　（清）吴谦等编

清乾隆内府稿本

中国中医科学院图书馆

《医宗金鉴》为御制钦定的太医院教科书，是清代乾隆年间政府组织编写的一部大型医学丛书。

《医宗金鉴》由时任太医院右院判的吴谦等任总修官主持编撰。吴谦（1689—1748），字六吉，安徽歙县人。官至太医院院判，供奉内廷。与张璐、喻昌并称清初三大名医。乾隆年间，皇帝敕编医书，太医院使钱斗保奏请“发内府藏书，并征集天下家藏秘籍及世传良方，分门聚类，删其驳杂，采其精粹，发其余蕴，补其未备，编书二部。其一小而约，以便初学；其一大而博，以为学成参考”。后为速成，改为只编一部。于是命吴谦与同官刘裕铎为总修官主持编撰，又挑选精通医学兼通文理的70多位纂辑官员共同参与，选取历代各家论述之长，系统整理。其中《订正伤寒论注》十七卷和《订正金匮要略注》八卷为吴谦自撰。该书前后历时3年，于乾隆七年（1742）编写完成，乾隆皇帝赐名《医宗金鉴》。《医宗金鉴》完成后，其编修者受到朝廷奖赏，据丁继民《铜人始末》一书记载，“各按原职加一级外，特赏铜人像一个，是书一部，以资鼓励。”乾隆十四年（1749）此书被定为太医院教科书。《医宗金鉴》的编纂从全国收书，规模之大，涉面之广，在医学史上占有重要地位。

该书包括《订正伤寒论注》十七卷、《订正金匮要略注》八卷、《删补名医方论》八卷、《四诊心法要诀》一卷、《运气要诀》一卷、《伤寒心法要诀》三卷、《杂病心法要诀》五卷、《妇科心法要诀》六卷、《幼科杂病心法要诀》六卷、《痘疹心法要诀》六卷、《幼科种痘心法要旨》一卷、《外科心法要诀》十六卷、《眼科心法要诀》二卷、《刺灸心法要诀》八卷、《正骨心法要旨》四卷。内容囊括了上自春秋战国，下至明清时期历代医书的精华，图说、方论俱备，并附歌诀，便于记诵，方便医者使用，为后世医家所推崇，流传非常广泛。书中对中医的辨证、诊断、经络、脉象、针灸、运气、方剂、药物等学说均分门聚类加以论述，对内、外、儿、妇、正骨等病证及治疗方法予以详尽解说，内容丰富实用，取材全面广泛，论证周详缜密，是对中国传统医学基本理论、临床经验的系统整理和总结。

据《中国中医古籍总目》统计，现存《医宗金鉴》的版本有清乾隆七年（1742）内府稿本残卷及清乾隆武英殿聚珍本、《四库全书》本等50余种，由此可见此书对后世的影响。

参考文献：

彭静山：《〈医宗金鉴〉考评》，《辽宁中医杂志》1993年第2期。

傅维康：《〈医宗金鉴〉之编撰与清廷颁奖》，《医古文知识》1997年第3期。

杜璞：《浅谈〈医宗金鉴〉的中医学贡献》，《福建中医药》2009年第3期。

《御纂医宗金鉴》，北京：人民卫生出版社，2003年。

（刘玉玮　李鸿涛）

医门法律

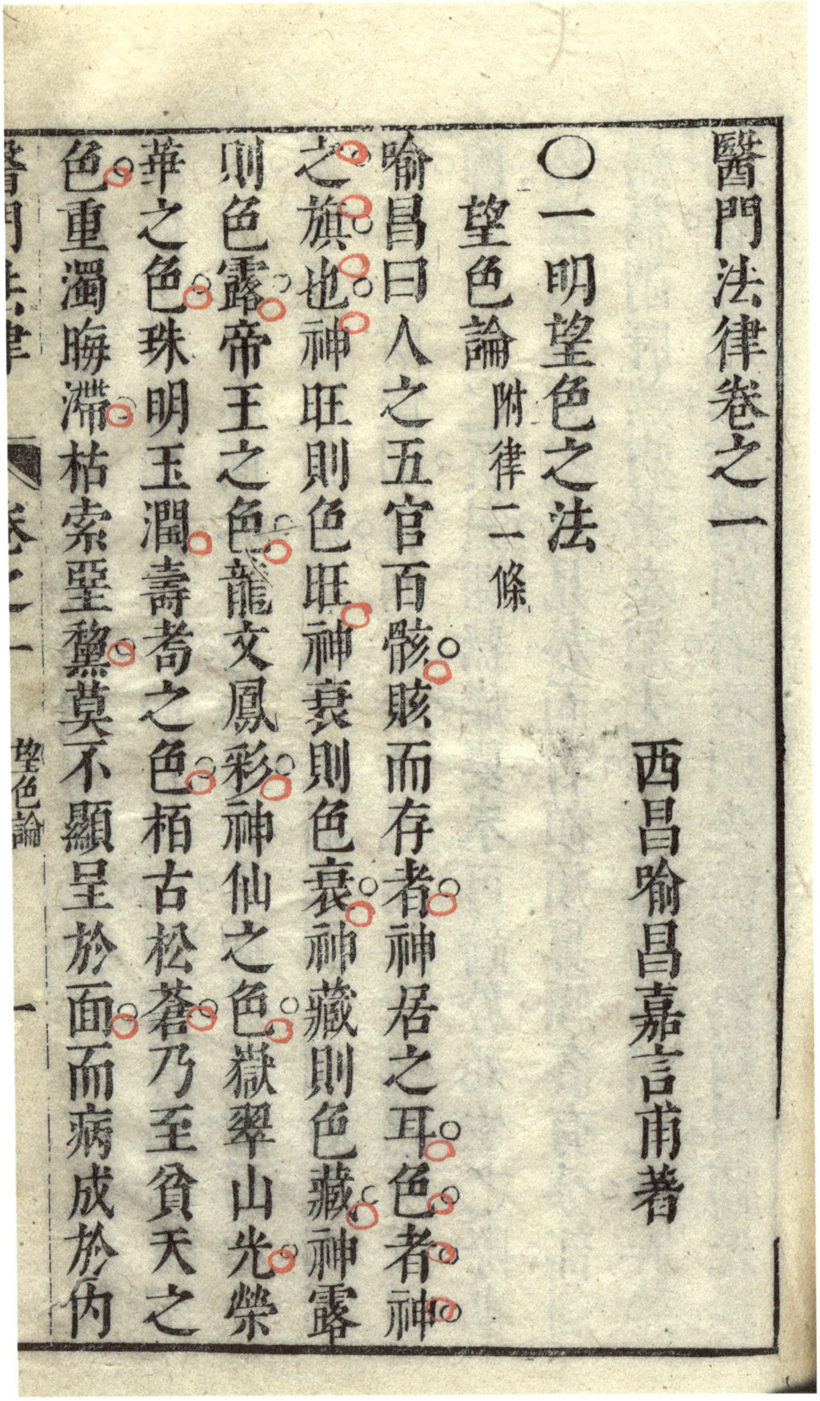
醫門法律卷之一

西昌喻昌嘉言甫著

○一明望色之法

望色論 附律二條

喻昌曰人之五官百骸賅而存者神居之耳色者神之旗也神旺則色旺神衰則色衰神藏則色藏神露則色露帝王之色龍文鳳彩神仙之色嶽翠山光榮華之色珠明玉潤壽耇之色栢古松蒼乃至貧夭之色重濁晦滯枯索堊黧莫不顯呈於面而病成於內

醫門法律 卷之一 望色論 一

医门法律六卷　（清）喻昌撰　清顺治葵锦堂刻本

中国中医科学院图书馆

《医门法律》是明末清初著名医家喻昌集临证几十年经验所撰成，书中内容既有治病之“法”，又有行医之“律”，故名为“法律”。《清史稿》评价道：“法者，治疗之术，运用之机；律者，明著医之所以失，而判定其罪，如析狱然。”喻昌作此书“专为庸医误人而作，分别疑似，使临诊者不敢轻尝，有功医术”。该书既是临证论病析治的专著，又是医疗纠偏醒弊的法程，其内容体例独具一格，因此传诵医林，影响深远。

喻昌（1585—1664），字嘉言，南昌府新建县（今江西南昌）人。《清史稿》赞其“才辩纵横，不可一世”。喻氏幼年聪敏，治举子业，博通经史诸子百家之学，明崇祯三年（1630）应江西乡试，考中副榜贡生，继而北上入京国子监就读。在上书请求崇祯皇帝征诏，谏言救国救民之道而不得之后，无心仕途，于是南归乡里。中年以后致力研习医学，据《靖安县志》载，喻昌“居靖安最久，治疗多奇中，户外之履常满焉”。其医名远振，与张璐（字璐玉）、吴谦（字六吉）并称清初三大名医，著有《尚论篇》、《尚论后篇》、《医门法律》、《寓意草》等。

《医门法律》全书6卷，卷一为总论，申明中医望、闻、问、切治法和临诊辨治之律，卷二至六设病证计14门，每门分论、法、律、方4部分，“论”为病因病机分析，“法”讲治疗之术及运用机变，“律”警示医者误诊的原因及过失责任，“方”为该门经验备选之方治。

是书为中医辨证施治制定“戒律”，其主要学术价值有：（1）祖述经典，继承发扬仲景学说。喻昌学术思想直接导源于《黄帝内经》和仲景学说，他倡导从医者应以《内经》为理论基础，在临床实践中，外感遵《伤寒》，内伤遵《金匮》，在弘扬与发展仲景学说上作出了重要贡献。（2）敢为人先，开拓创新经典理论。喻昌学本《内经》，用本“仲景”，但在临床实践中，敢于修订古典著作中的不足，对经典理论多有开拓。如他在《医门法律·秋燥论》中对六淫之一的“秋燥”进行了详细的辨论与阐发，并创拟了经典名方“清燥救肺汤”，丰富和发展了秋燥的辨证论治。再如，喻氏开创的“逆流挽舟”法治疗痢疾，为治疗痢疾又开辟了一个崭新的思路。（3）择善而从，博采撷取真知菁华。《医门法律》中虽然推崇仲景学说，但不墨守，对后世医家临床经验的撷取也是十分广泛的，尤其是研讨金元医家的学术思想和临床经验尤勤。择其善者从之，不善者辩之，告诫学者不可囿于一家之言。（4）针砭时弊，规范警醒医界俗套。此书既是规范医疗辨证施治的准绳，又是警醒医界流弊的科律。既阐发内伤杂病辨证论治法则，又辩驳医界误治俗套。评古论今，才辩纵横，从这些律条可以看出喻氏的真才与苦口，谆谆告诫为医者切莫从俗而流、操术误人。

《医门法律》在中医学界影响深远，《四库全书总目》提要评价：“盖古来医书，惟著病源治法，而多不及施治之失，即有辨明舛误者，亦仅偶然附论，而不能条条备摘以咎，昌此书专为庸医误人而作……亦可谓思患预防，深得利人之术者矣。”据《中国中医古籍总目》统计，《医门法律》先后刊印过40余个不同的版本，更可反映出该书流传之广，影响之大，其实用价值亦自不待言。此本为清顺治葵锦堂刻本，今藏中国中医科学院图书馆。

参考文献：

张晓梅等：《医门法律》，北京：中国中医药出版社，2002年1月。

徐复霖：《〈医门法律〉与喻嘉言的学术成就》，《江苏中医药》1983年第5期。

朱炳林：《〈医门法律〉之“律”》，《浙江中医杂志》2000年第12期。

（李鸿涛）

温病条辨

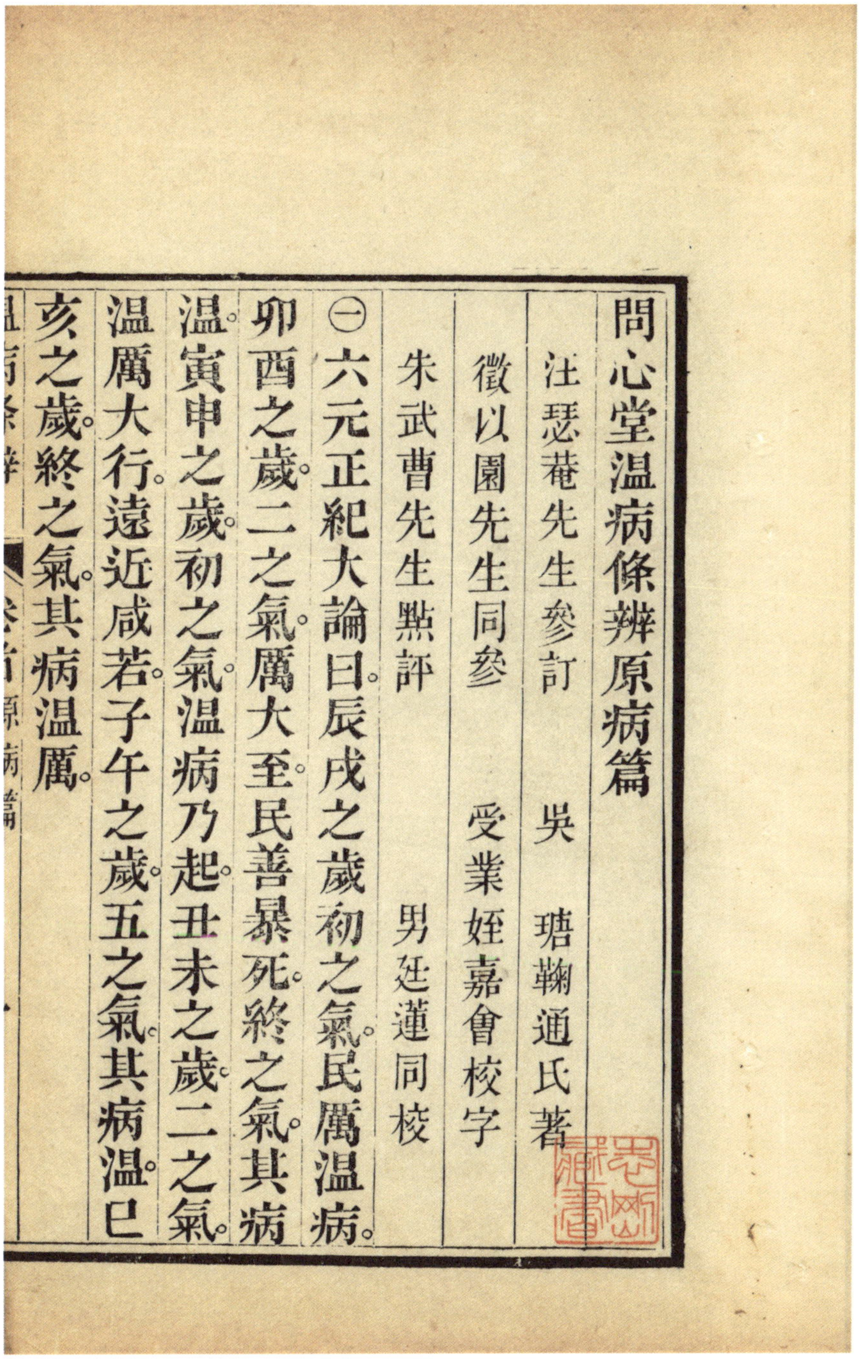
問心堂温病條辨原病篇

汪瑟菴先生參訂　吳　瑭鞠通氏著

徵以園先生同參　受業姪嘉會校字

朱武曹先生點評　男廷蓮同校

一 六元正紀大論曰。辰戌之歲。初之氣。民厲温病。卯酉之歲。二之氣。厲大至。民善暴死。終之氣。其病温。寅申之歲。初之氣。温病乃起。丑未之歲。二之氣。温厲大行。遠近咸若。子午之歲。五之氣。其病温。巳亥之歲。終之氣。其病温厲。

温病條辨　卷首　原病篇

温病条辨六卷　（清）吴瑭撰　清嘉庆十八年（1813）问心堂刻本

中国中医科学院图书馆

《温病条辨》是一部全面、系统总结与阐介温病因证脉治，理法方药兼备的温病学集大成之作。民国释清华《珍藏医书类目》称赞此书："颇有条理，可为治温病之津梁也。"

吴瑭（1758—1836），字配珩，号鞠通，江苏淮阴人。早年攻举业，因其父和侄儿相继为时医误治病逝，年19岁时遂弃儒从医。清乾隆四十八年（1783）秋，年26岁时来到北京。借检校《四库全书》的机会，吴瑭阅读了大量中医古籍名著，受明末吴又可《温疫论》影响很大。数年后医道大进，遂归纳自己治温所得，历时六载，撰成《温病条辨》一书。

吴瑭生活的时代，是温病学派兴起、寒温之争相当激烈的重要转折时期。温病学理逐渐成熟，而温病辨证论治体系尚未完备，温病的治法还未能和伤寒治法摆正关系。吴氏撰著的《温病条辨》问世，标志着温病辨证论治体系的完善与成熟，温病学作为一门独立的外感热病专科而确立下来，因此具有承上启下、里程碑式的重要意义。

全书6卷。卷首及前3卷为全书主体，据金刘河间"三焦分治"的方法，系统地把温病分上、中、下三焦3篇，以三焦为纲，9种病名为目，阐述了温病的病源和证治以及温病的辨证施治体系，使辨证与辨病有机地联系起来。后3卷附有吴瑭临证所得的一些医论杂说，兼及内、妇、儿等科。该书以条文式书写方式，夹叙夹论，对湿热与温热的两类温病条分缕析，并做到了理法方药一脉贯通，非常切合临床研习与应用。同时，该书全面总结与阐述了温病治疗的基本原则、治疗禁忌以及运用方药的性味合治原则与方法，其中"湿温三禁"、"辛温发汗之禁"、"淡渗之禁"、"苦寒之禁"、"白虎四禁"、"下焦三禁"等，皆是在总结前人的基础上，予以创新和发扬。《意园谈医书笔记》评价："此书为温病所必看之书。"《温病条辨》总结了上迄《内经》，下至当世叶天士等名家名著中的治温经验。吴瑭广搜博采，对于温病进行全面、系统的归纳与总结，对于温病的病名、病因、病机、治疗原则等各项内容加以规范与阐论，对于温病三焦辨证论治体系的构建，四时九种温病治法方药的归纳与确立，起到了承上启下的重要作用，为使温病学成为独立于伤寒之外的一门系统性学科，作出了卓越的贡献。

该书刊行之后，即风行海内，为当时和后世医家所推重。据《中国中医古籍总目》统计，该书翻刊重印版本达78种之多，至今还作为中医临床的必备参考书。此本为清嘉庆十八年（1813）问心堂刻本，今藏中国中医科学院图书馆。

参考文献：

方药中、许家松：《〈温病条辨〉讲解》，北京：人民卫生出版社，2007年。

南京中医药大学温病学教研室整理：《温病条辨》，北京：人民卫生出版社，2005年。

宋咏梅等：《〈温病条辨〉及其学术渊源》，《山东中医杂志》2007年第4期。

杜宇琼等：《从〈伤寒论〉到〈温病条辨〉看外感病辨治的发展》，《中国中医急症》2010年第1期。

冯海杲等：《浅论〈温病条辨〉的结构特点》，《医学信息》（中旬刊）2010年第5期。

孙艳红等：《〈温病条辨〉养阴方剂用药特点浅析》，《中医药信息》2010年第6期。

张飞龙等：《论〈温病条辨〉三焦辨证理论特点及其治则》，《吉林中医药》2010年第8期。

（李鸿涛）

银海精微

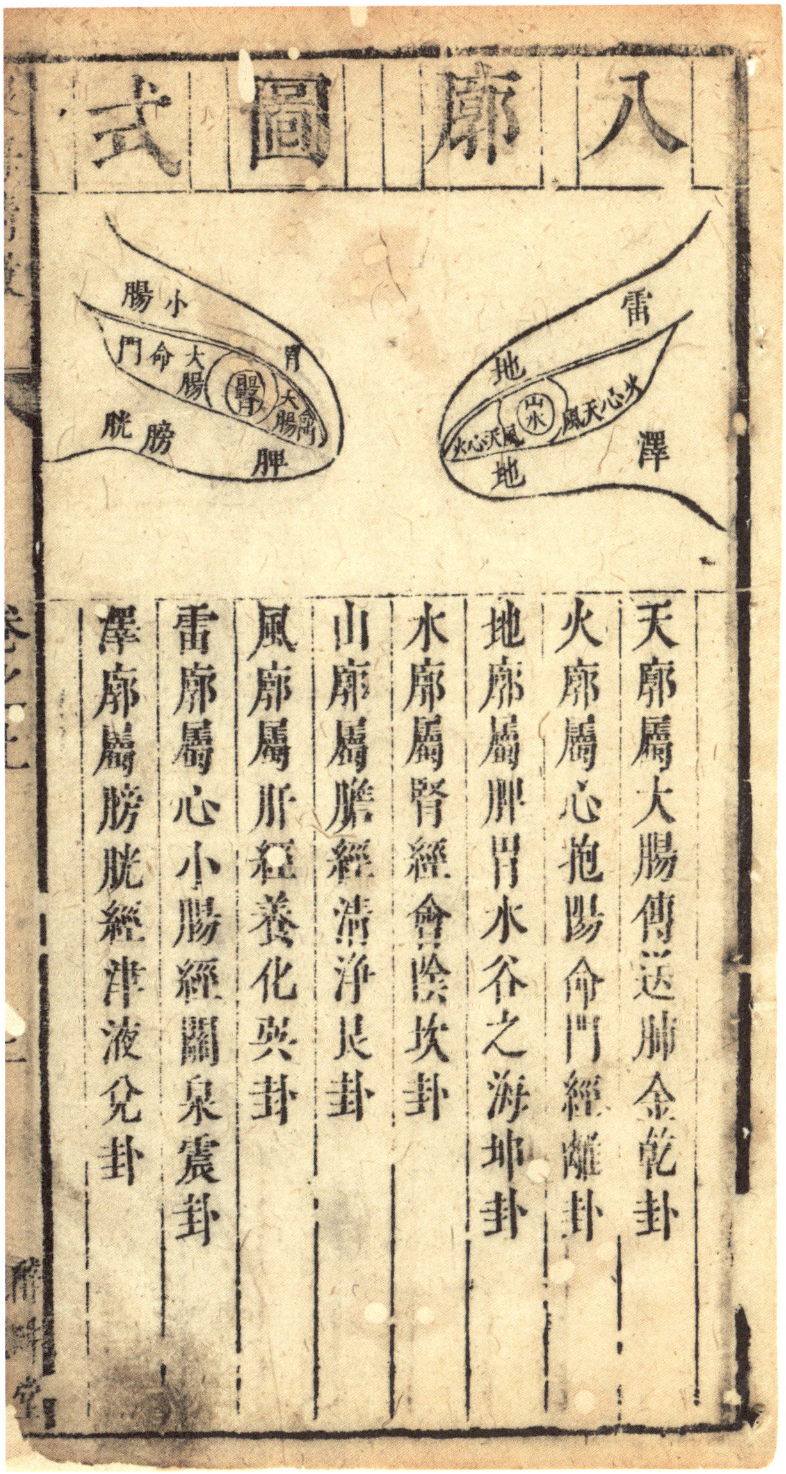

八廓圖式

天廓屬大腸傳送肺金乾卦
火廓屬心抱陽命門經離卦
地廓屬脾胃水谷之海坤卦
水廓屬腎經會陰坎卦
山廓屬膽經清淨艮卦
風廓屬肝經養化巽卦
雷廓屬心小腸經關泉震卦
澤廓屬膀胱經津液兌卦

银海精微二卷　题（唐）孙思邈撰　明刻本

中国中医科学院图书馆

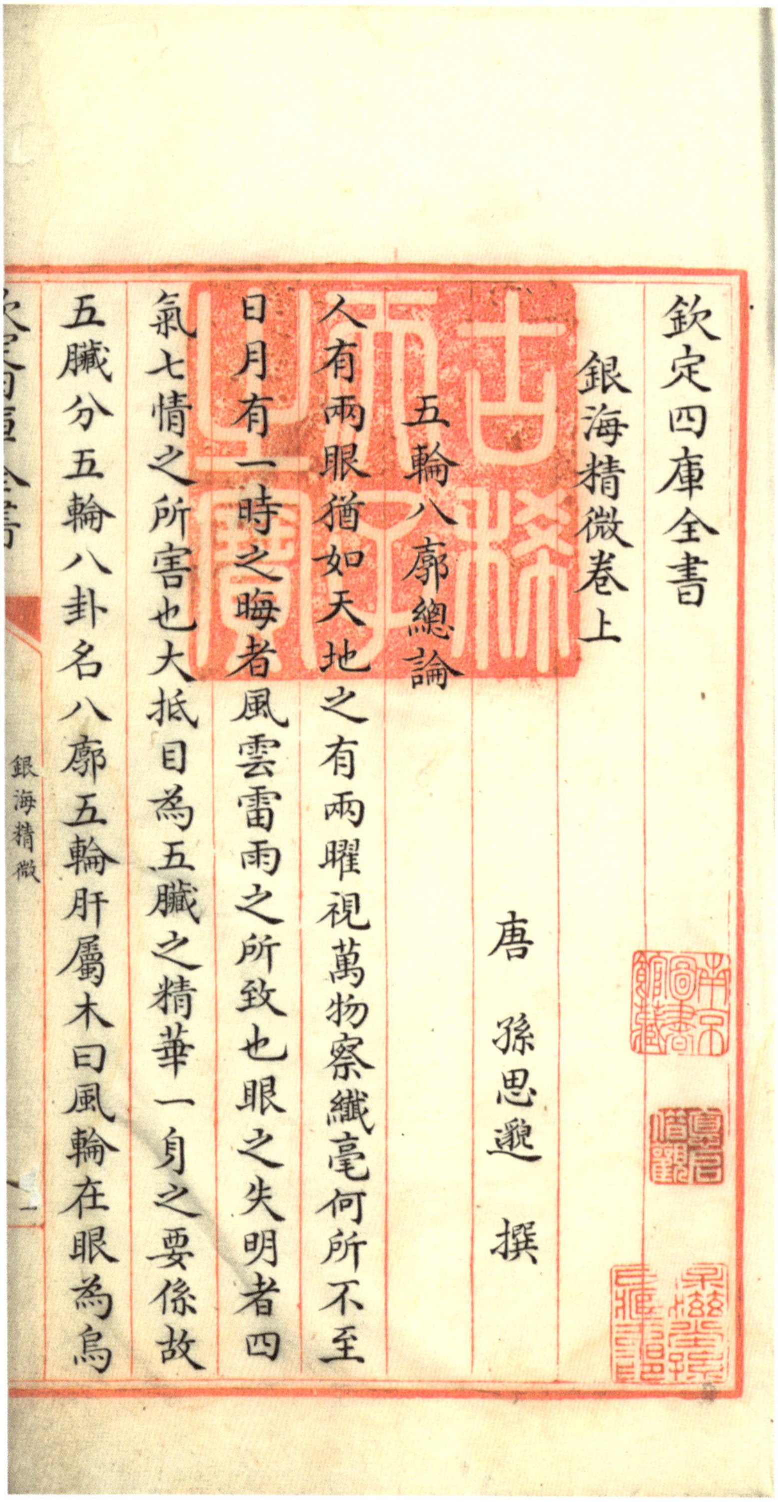

欽定四庫全書

銀海精微卷上

唐 孫思邈 撰

五輪八廓總論

人有兩眼猶如天地之有兩曜視萬物察纖毫何所不至日月有一時之晦者風雲雷雨之所致也眼之失明者四氣七情之所害也大抵目為五臟之精華一身之要係故五臟分五輪八卦名八廓五輪肝屬木曰風輪在眼為烏

欽定四庫全書

銀海精微

银海精微二卷　题（唐）孙思邈撰　清乾隆内府写本

南京图书馆

《银海精微》为明人撰著的眼科医学专著。

该书撰者不详，自明代刊刻流传后，清代书肆商贾翻刻时多托名孙思邈所著。《四库全书总目》提要言："方技之家率多依托，但求其术之可用，无庸核其书之必真。《本草》称神农，《素问》言黄帝，固不能一一确也。此书疗目之方较为可取，则亦就书论书而已。"考史志书目，唐、宋《艺文志》均未见著录，两《唐书》本传亦不见记载，明代书目亦未著录此书。据书中多载金元以后医家经验及验方可知，该书成书年代不应早于金元时期，其作者也应为金元以后人。

全书较全面地介绍了明代及其以前的眼科成就，将眼科理论和方药、手术治疗紧密结合，故该书刊行之后，即成为指导中医眼科临床重要著作之一。"银海"二字，是古人关于眼睛的雅称，宋苏轼《雪诗》有："冻合玉楼寒起粟，光摇银海眩生花。"《瀛奎津髓》引王安石说，道家书中多称呼肩为"玉楼"，眼睛为"银海"。故此得名。《银海精微》分上下两卷，共列82种病证，其中包括肉轮胞睑病12种，血轮大小眦病2种，气轮白睛病13种，风轮黑睛病20种，水轮瞳仁病13种，目痛病7种，目痒病2种，目外伤3种，目珠胀突4种，全身病所致目疾6种，每种病证分别配有简单的示意图，指示所发眼科病变的具体部位或病态。书中开创中医"五轮八廓"学说，强调眼睛疾病与相应脏腑经络的关系。在治疗上，很重视以内服用药为主，兼以外用点药、洗药等的配合应用，确立了中医眼科的辨证论治体系。而且还重视眼科手术，专列"开金针法"一篇，其中详细记载了眼科手术"开金针"操作方法和步骤。时至今日，本书所载述的金针拨内障术仍然适用于临床。

该书现存早期版本有明刻本、清乾隆内府写本等。明刻本虽残缺后半部，然为今存最早版本，具有珍贵的史料及版本价值。同时，该书较早传入日本，现存日本宽政五年（1793）浪华书肆称光堂刻本，近有英译本出版，可见其影响之大，不失为一部驰名中外的眼科名著。

参考文献：

郑金生整理：《银海精微》，北京：人民卫生出版社，2006年。

曾明葵：《〈银海精微〉学术思想初探》，《江西中医药》1986年第6期。

和中浚等：《试论〈银海精微〉的学术成就》，《中医药学报》1988年第2期。

张驰：《〈银海精微〉作者小考》，《成都中医药大学学报》1991年第3期。

高健生:《〈银海精微〉成书年代考》，《中国中医眼科杂志》1996年第4期。

（吕金山　唱春莲）

重楼玉钥

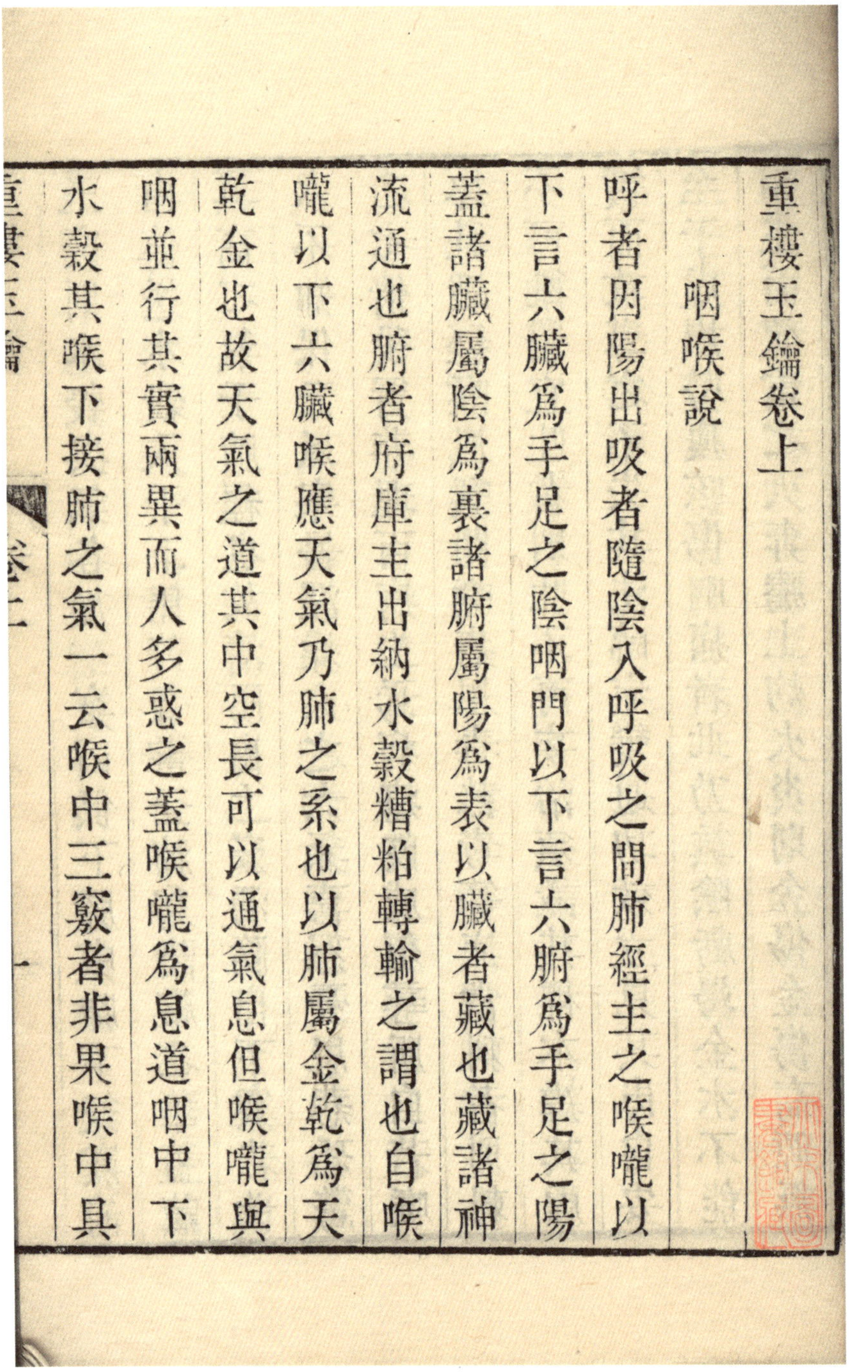

重樓玉鑰卷上

咽喉說

呼者因陽出吸者隨陰入呼吸之間肺經主之喉嚨以下言六臟爲手足之陰咽門以下言六腑爲手足之陽蓋諸臟屬陰爲裏諸腑屬陽爲表以臟者藏也藏諸神流通也腑者府庫主出納水穀糟粕轉輸之謂也自喉嚨以下六臟喉應天氣乃肺之系也以肺屬金乾爲天乾金也故天氣之道其中空長可以通氣息但喉嚨與咽並行其實兩異而人多惑之蓋喉嚨爲息道咽中下水穀其喉下接肺之氣一云喉中三竅者非果喉中具

重樓玉鑰　卷上　一

重楼玉钥二卷　（清）郑宏纲撰　清道光十九年（1839）苏城喜墨斋刻本

国家图书馆

《重楼玉钥》是清代著名喉科医家郑梅涧于乾隆年间撰著的中医喉科临证专著。

郑梅涧(1727—1787)，名宏纲，字纪原，号梅涧，又号雪萼山人，新安歙县郑村（今属安徽）人。世医出身，其父郑子丰曾受业于闽人黄明生，并得其喉科秘籍，受其熏染，后代多以喉科名世。因家宅为南园，故世称“南园喉科”。郑梅涧自幼随父学习，受徽州医学影响，将家学与行医实践相结合，在家传黄明生秘本基础上予以增订，经莫逆之交方成培整理，撰成喉科医著《重楼玉钥》。该书撰成后，多经辗转传抄，于道光十八年（1838）由津门冯相棻刊行。

《重楼玉钥》，又名《重楼玉钥喉科指南》、《喉科指南》。《黄庭经》谓咽喉为“十二重楼”，《重楼玉钥》之“重楼”，比喻咽喉危急重症如重楼之门被锁闭，而“玉钥”喻指本书的治则治法如同钥匙，能把咽喉危急重症紧闭的大门开启，使生命复苏，故题此书名为《重楼玉钥》。

该书上卷为咽喉病总论，分17小节阐述喉科理论，间附治咽喉不治症、走马牙疳、喉间发白症法及喉症禁忌等，收载关于治喉症的内服方药24个，咽喉局部吹药28方，熏、含化、外敷药6方。下卷专论喉症的针灸疗法，分39小节阐述治疗喉风的方法及穴位。此书一经问世，即被医家奉这喉科临证之圭臬。书中对白喉的病理有独到的见解，指出白喉属少阴一经，邪伏其间，盗其肺金之母气，故“喉间发白”。针对这一病机，郑氏创制了“养阴清肺汤”，解救了众多染疾民众。全书文字精要，内容明晰，针对性强，对咽喉病证的治疗具有指导作用。

此本为清道光十九年(1939) 苏城喜墨斋刻本，为《重楼玉钥》现存最早版本，今藏国家图书馆。

参考文献：

郭君双整理：《重楼玉钥》，北京：人民卫生出版社，2006年。

时逸人：《咽喉病之研究》，《复兴中医》1914年第1期。

林昭焘：《郑梅涧〈重楼玉钥〉学术思想探讨》，《山西中医》1995年第2期。

陈玉鹏：《清代中医喉科学专著研究概况》，《光明中医》2007年第2期

刘玉玮：《中医喉科文献〈重楼玉钥〉考》，《中医文献杂志》2010年第6期。

（刘玉玮）

串雅

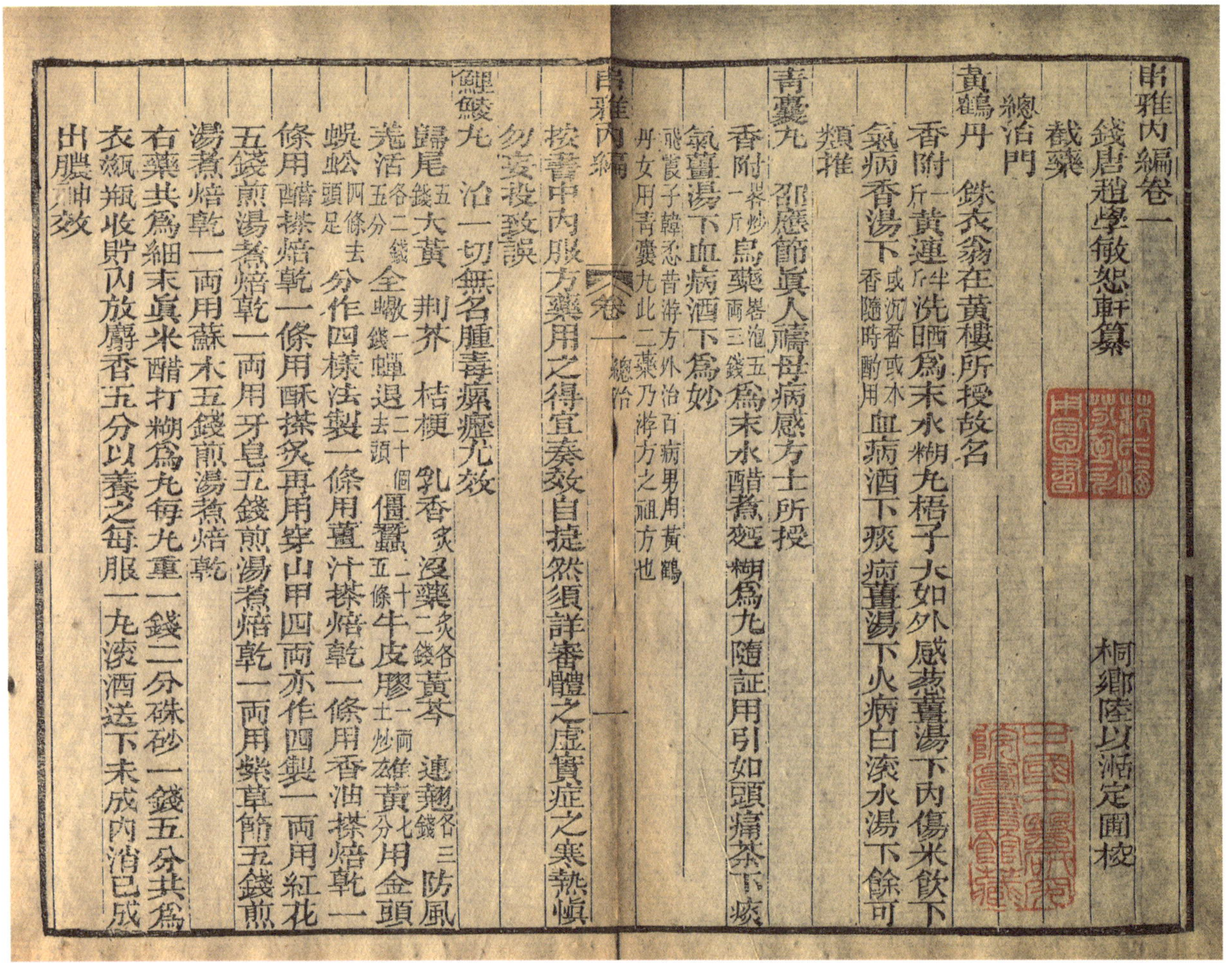
串雅內編卷一
錢唐趙學敏恕軒纂
桐鄉陸以湉定圃校
截藥
總治門
黃鶴丹 鐵衣翁在黃樓所授故名
香附一斤 黃連半斤 洗晒爲末水糊丸梧子大如外感葱薑湯下內傷米飲下氣病香湯下香或沉香或木香 血病酒下痰病薑湯下火病白滾水湯下餘可隨時酌用類推
青囊丸 邵康節眞人禱母病感方士所授
香附一斤略炒 烏藥五兩三錢泡 爲末水醋煮麪糊爲丸隨証用引如頭痛茶下痰氣薑湯下血病酒下爲妙
飛霞子韓悉昔游方外治百病男用黃鶴丹女用青囊丸此二藥乃游方之祖方也
串雅內編 卷一 總治 一
按書中內服方藥用之得宜奏效自捷然須詳審體之虛實症之寒熱慎勿妄投致誤
鯉鯪丸 治一切無名腫毒瘰癧丸效
歸尾五錢 大黃 荊芥 桔梗 乳香炙 沒藥炙各二錢 黃芩 連翹各三錢 防風 羌活各二錢五分 全蠍一錢 蟬退二十個去頭 僵蠶二十五條 牛皮膠一兩土炒 雄黃七分 用金頭蜈蚣四條去頭足 分作四樣法製一條用薑汁搽焙乾一條用香油搽焙乾一條用醋搽焙乾一條用酥搽炙再用穿山甲四兩亦作四製一兩用紅花五錢煎湯煮焙乾一兩用牙皂五錢煎湯煮焙乾一兩用紫草節五錢煎湯煮焙乾一兩用蘇木五錢煎湯煮焙乾
右藥共爲細末眞米醋打糊爲丸每丸重一錢二分硃砂一錢五分共爲衣瓶收貯內放麝香五分以養之每服一丸滾酒送下未成內消已成出膿神效

串雅内编四卷 （清）赵学敏编 清咸丰九年（1859）杭城罗文显刻本

中国中医科学院图书馆

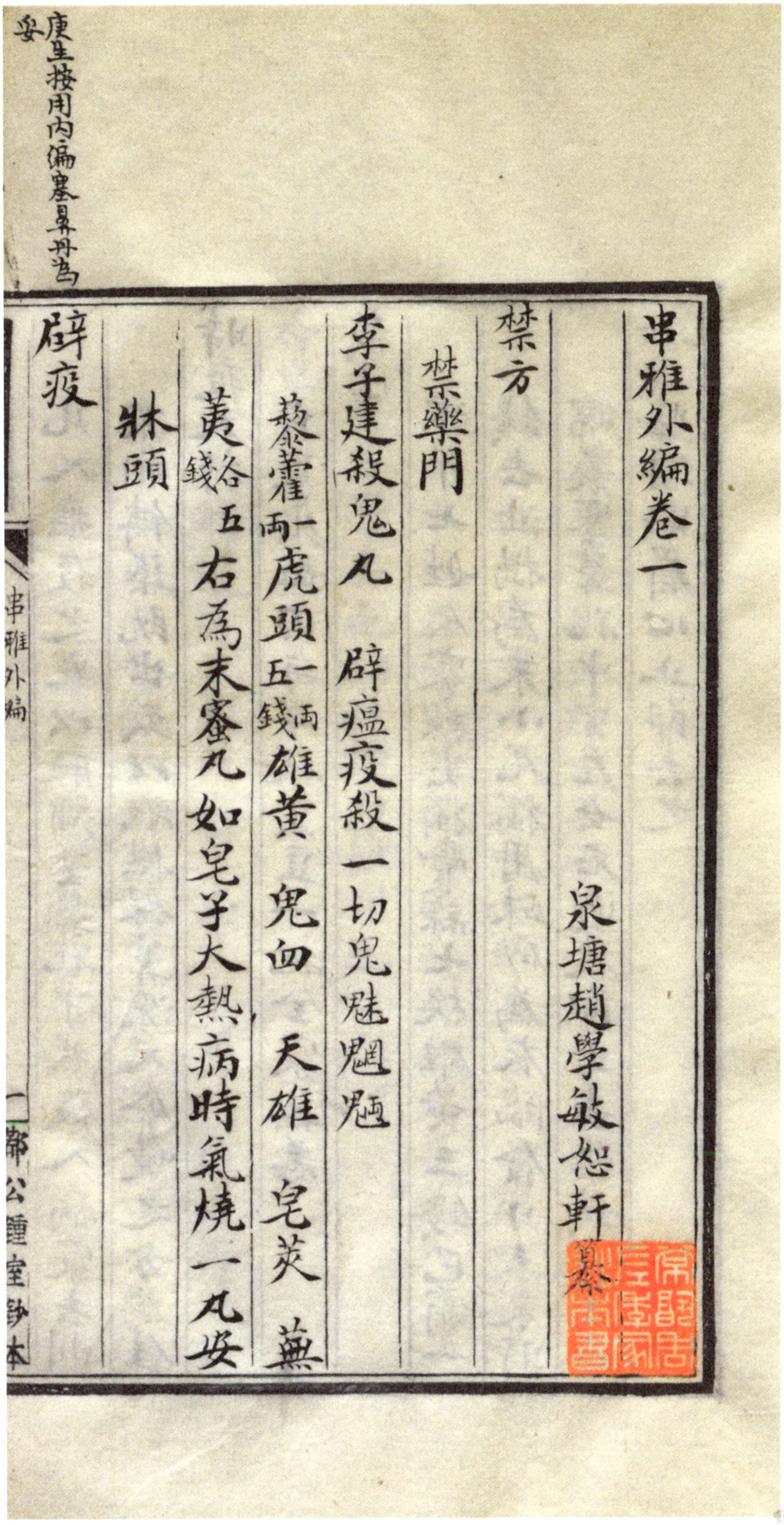
串雅外編卷一

泉塘趙學敏恕軒纂

禁方

禁藥門

李子建殺鬼丸　辟瘟疫殺一切鬼魅魍魎

藜蘆一兩　虎頭一兩五錢　雄黃　鬼血　天雄　皂莢　蕪荑各五錢　右為末蜜丸如皂子大熱病時氣燒一丸安牀頭

辟疫

庚生按用內編塞鼻丹爲妥

串雅外編　一　鄒公鍾室鈔本

串雅外编四卷　（清）赵学敏编　清常熟周左季抄本

中国中医科学院图书馆

《串雅》是清代医家赵学敏根据民间走方医经验编撰成的医学专著，对研究民间医疗经验具有重要意义。

赵学敏（约1719—1805），一说字依吉，号恕轩，钱塘县（今浙江杭州）人。清代著名医学家。他博览群书，对天文、历法、术数、方技、医药、卜算等书籍多有涉猎。著作宏富，包括药书、本草、养生、祝由、眼科、炼丹及民间走方医疗法等多方面的内容。著有《医林集腋》、《养素园传信方》、《祝由录验》、《囊露集》、《本草话》、《串雅》、《花药小名录》、《升降秘要》、《摄生闲览》、《药性元解》、《奇药备考》、《本草纲目拾遗》等，今仅存《串雅》和《本草纲目拾遗》两种。

《串雅》是中国医学史上第一部有关民间走方医的专著。走方医又名铃医、草泽医、走医。他们多以游乡串户、看病卖药为生，服务于下层平民。走方医虽然经过长期实践，积累了许多民间防治疾病的经验，但却被“正统”儒医所轻视。赵氏在《串雅·原序》中感叹走方医社会地位低下的同时，高度评价走方医的经验，他认为“顶、串诸术，操技最神，而奏效甚捷”。所用药物“山村、僻邑仓卒即有”。治法具有“简、验、便”的特点。还指出走方医“治外以针刺、蒸、灸胜，治内以顶、禁、截胜”。书中记录走方医常用的内治、外治、杂治、顶药、串药、禁药、奇药、针法、灸法、贴法、熏法、洗法、吸法、取虫等治病技术，也记载了有关药物伪品、制法、食品、杂品等情况，揭示了走方医行医所用的简便治法及药物炮制、作伪的内幕。这些资料不仅为

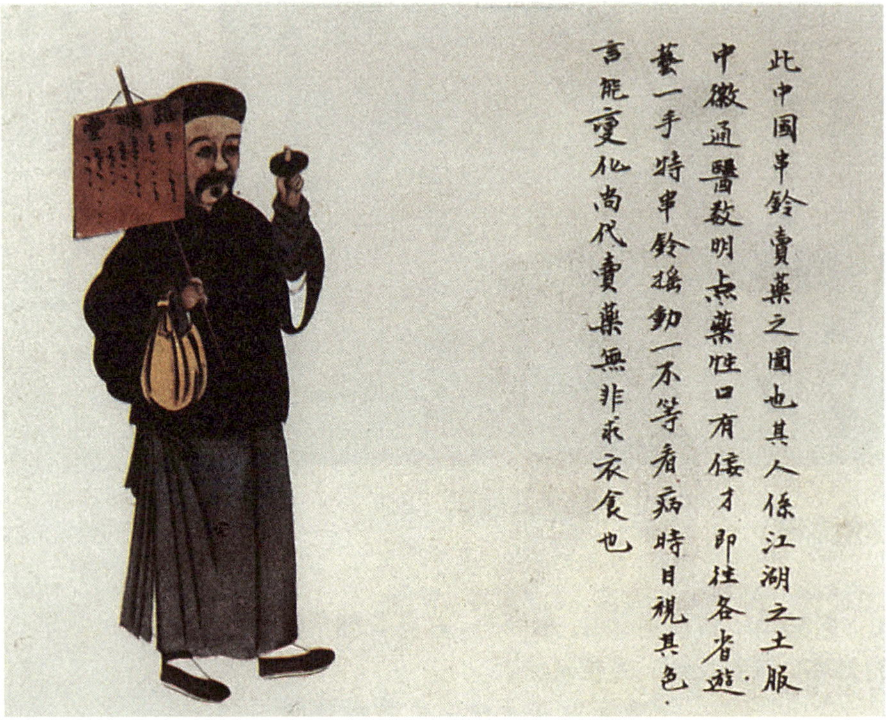

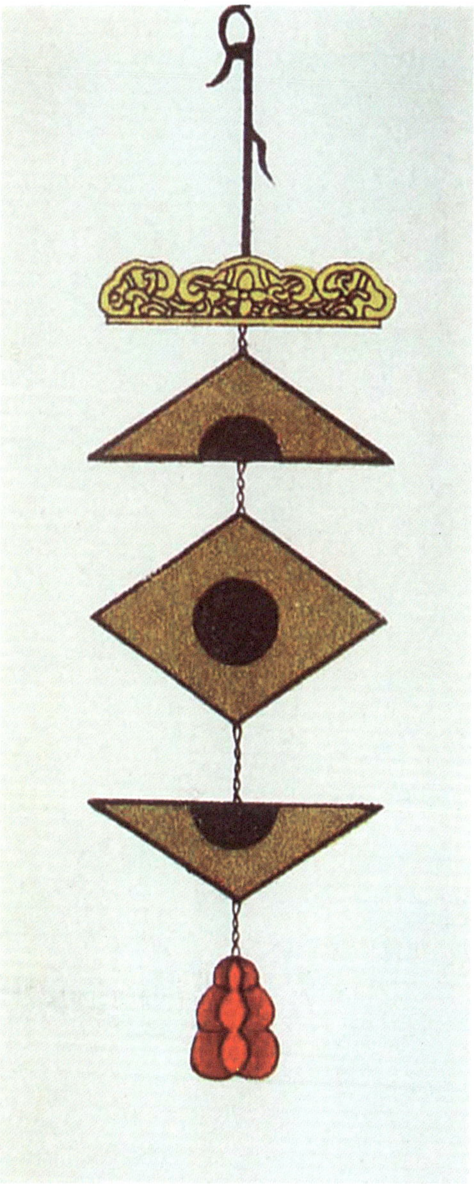

研究走方医这一民间行医群体提供了第一手材料，也为中医药学提供了许多新的民间秘方，因此赵学敏认为走方医绝非“小道”，而是中医药学不可缺少的一部分。

《串雅内编》四卷，介绍了走方医的截、顶、串的三种治疗方法，记载了许多民间验方，如用五倍子研末填脐中，治疗盗汗；荸荠汁滴眼，治疗红眼睛；吴茱萸研末醋调贴敷涌泉，治疗咽喉炎；刀豆子烧灰冲服，治疗呃逆不止等。这些单方在临证一直沿用，且疗效肯定。

《串雅外编》四卷，主要介绍民间防病经验和急救法，如溺水用骑牛法，解药毒用防风，昏厥症用放血法等疗法。此外，还记载了很多民间外法经验，如用针法治疗猢狲痨，用灸按治疗霍乱（绞肠痧），用熏法治疗鹅掌风，用贴法治疗小儿赤眼，用蒸法治疗风湿病，用洗法治疗冻疮，用吸法（吹鼻法）治疗急惊风等疗法，具有用药安全、疗效显著的特点。

本书成书于18世纪50年代，其后多有刊刻传抄。此《串雅内编》为清咸丰九年（1859）杭城罗文显刻本，《串雅外编》为清常熟周左季抄本，今均藏中国中医科学院图书馆。

参考文献：

长春中医学院《串雅内编》选注编写组：《串雅内编》，北京：人民卫生出版社，1980年。

郑金生等：《串雅内外编》，北京：人民卫生出版社，2007年。

郭振球：《赵学敏〈串雅〉的医学成就》，《江西中医药》1981年第3期。

薛凤奎：《从〈串雅内编〉看民间验方的沿革》，《新中医》1982年第2期。

陈仁寿：《从〈串雅〉看民间医药的学术和应用特点》，《中医药信息》2009年第5期。

闫智强等：《〈串雅〉串讲》，《中医药临床杂志》2010年第6期。

（张明锐）

理瀹骈文

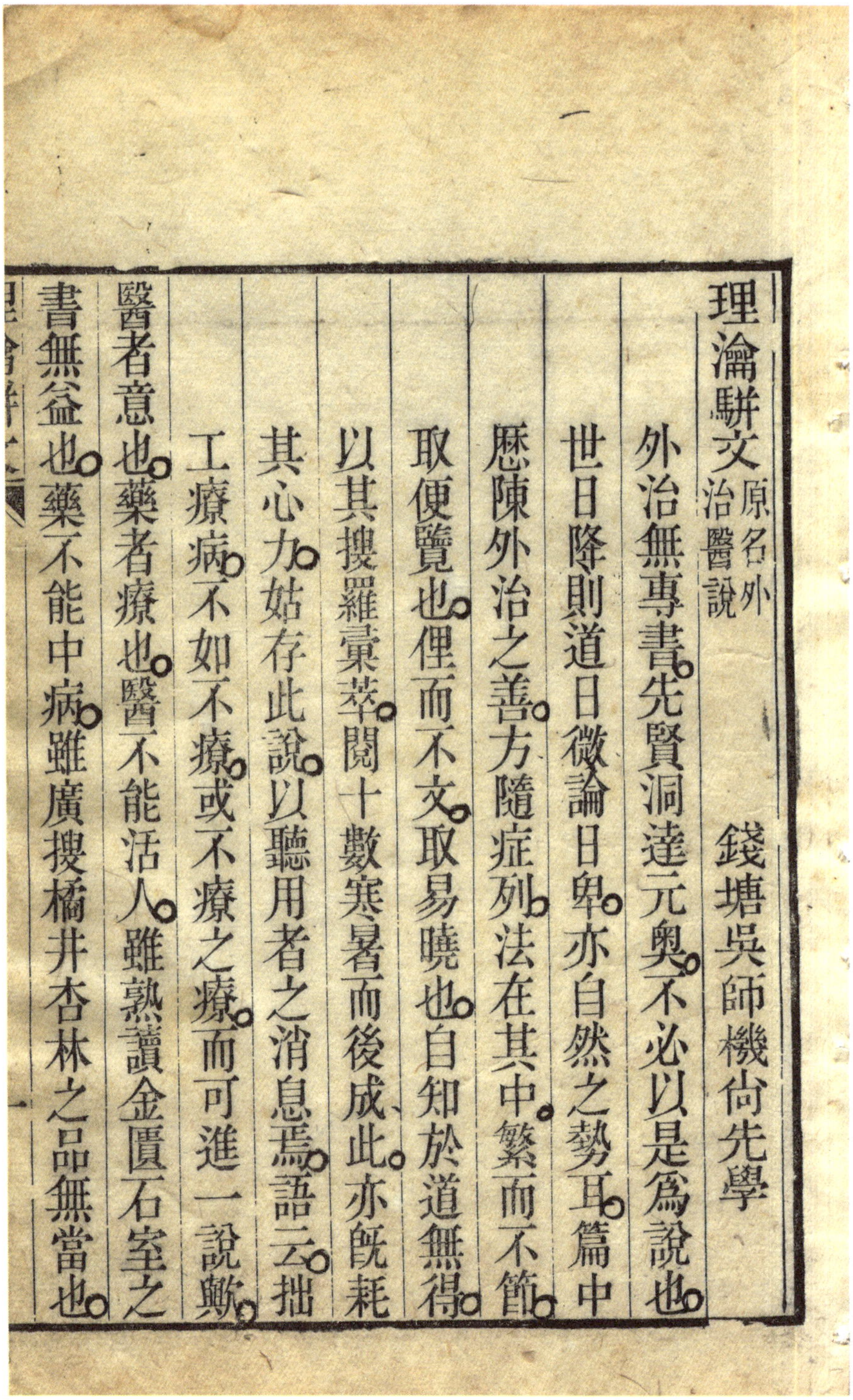

理瀹駢文 原名外治醫說 錢塘吳師機尙先學

外治無專書。先賢洞達元奧。不必以是爲說也。世日降則道日微。論日卑。亦自然之勢耳。篇中歷陳外治之善。方隨症列。法在其中。繁而不節。取便覽也。俚而不文。取易曉也。自知於道無得。以其搜羅彙萃。閱十數寒暑而後成。此亦旣耗其心力。姑存此說。以聽用者之消息焉。語云。拙工療病。不如不療。或不療之療。而可進一說歟。

醫者意也。藥者療也。醫不能活人。雖熟讀金匱石室之書無益也。藥不能中病。雖廣搜橘井杏林之品無當也。

理瀹骈文　（清）吴师机撰　清同治四年（1865）刻本

中国中医科学院图书馆

《理瀹骈文》，又名《外治医说》，是清代医家吴师机于19世纪60年代撰写的一部中医外治法专著。作者取“医者理也，药者瀹也”之意，撰文采用“骈体文”，故刊成后题名《理瀹骈文》。吴氏吸取前人的外治经验及民间的外治法，加之自己20年临证经验，先后十易其稿而成书。该书对中医外治法的发展作出了重大贡献。

吴师机（1806—1886），原名安业，字尚先，钱塘（今浙江杭州）人。清咸丰三年（1853），迁至江苏泰州居住，自制膏药悬壶济世。吴氏医术高超，医德高尚。其外治疗法具有简、廉、验的特点，又可避免内服药的副作用，所以求诊者甚众，吴氏因此被称为外治法的创始人。其弟官业这样描述当时诊治盛况：“凡远近来者，日或一二百人，或三四百人，皆各以时聚，有舁有负，有扶掖，有提携，或倚或蹲，或立或跪，或瞻或望，或呼或叫，或呻或吟，或泣或啼，拥塞于庭，待膏之救，迫甚水火。”

吴师机受前人外治经验启发，通过反复临床实践验证，积累了丰富的个人经验，充分肯定外治法的可靠疗效。书中记述其临证20年间，“月阅症四五千人，岁约五六万人，出膏大小约十万余张”。因此，后世医家普遍认为《理瀹骈文》是对中医外治疗法广泛应用后的系统总结。

《理瀹骈文》卷首总论外治之法，正文分别论述了伤寒、中风、痹证等内、外、妇、儿、五官等科多种病证的外治方，并详加注文阐述。书中详细记述膏药外治和温热疗法、水疗法、蜡疗法、泥疗法、发泡疗法等数十种外治方法的具体运用。它不仅用于痈疽疔肿、风湿痹痛、跌打损伤等外科诸证的治疗，还广泛地用于内、妇、儿、外、五官等各种疾患的治疗。因此《理瀹骈文》被后世尊称为“外治之宗”。

书末附常用外治膏药方的配方与制法及《治心病方》一文。吴氏提出外治之膏药，是依据内治的理论而运用于临床的。强调外治的膏方即取法于内治法的汤丸剂型之方，且药物组成也以君臣佐使等方剂配伍理论为指导，以辨证论治为宗旨。凡汤丸之有效者，皆可熬膏。因此，香苏饮、神术散、黄连解毒汤、木香导滞丸、竹沥化痰丸等，以及理中丸、平胃散、六君子汤、六味地黄丸、养心汤、归脾汤、补中益气汤等内服汤丸，均可作为膏方使用。可以说《理瀹骈文》是我国第一部专门研究膏药的专著。

此本为清同治四年（1865）刻本，是该书现存最早版本，现藏中国中医科学院图书馆。另有清光绪元年（1875）杨城南皮市武林云蓝阁刻本，清光绪七年（1881）广州爱育堂刻本，清光绪十二年（1886）扬州存济堂补刻本等多种清刻本。

参考文献：

李超整理：《中医外治法简编》，武汉：湖北人民出版社，1977年。

金丽：《〈理瀹骈文〉应用膏药的理法》，《福建中医学院学报》2001年第1期。

林良才：《〈理瀹骈文〉外治法辨证规律探讨》，《辽宁中医学院学报》2006年第1期。

张鸣钟：《中医名著书名选释——〈理瀹骈文〉》，《中医研究》2010年第5期。

（张明锐）

薛氏医案

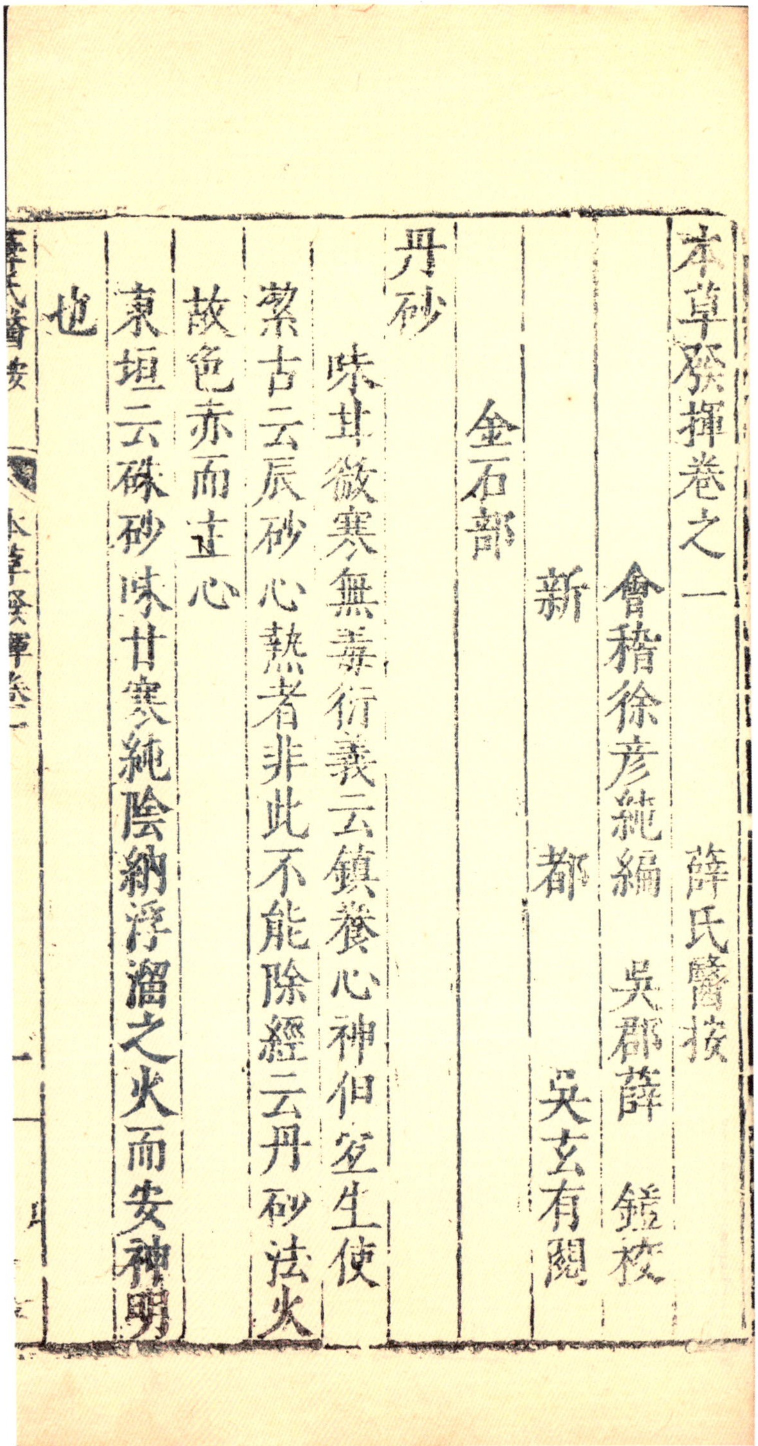

薛氏医按二十四种一百七卷　（明）吴琯辑　明万历刻本
北京大学图书馆

《薛氏医案二十四种》系吴琯将明代医家薛己与其父薛铠著述及评注之书汇编而成，该书充分阐述了薛氏的学术思想。

薛己（1487—1559），字新甫，号立斋，吴郡（今江苏苏州）人。父薛铠，字良武，府学诸生，弘治中以明医征为太医院医士，后赠为院使。治疾多奇中，以儿科及外科见长。薛己自幼聪颖好学，勤奋不倦，先拜金宪高如斋为师，因多次应科举考试不第，转而承家学而继医业，原为疡医，后以内科擅名。他一方面沉潜于易水，得元素、东垣之精蕴；另一方面，又极力倡导先天肾命学说，强调治病当“滋化源”而追本求源。临证中以补中益气汤、四君子汤、六味地黄丸、八味肾气丸等古方出入加减，善于运用温补之法，被后世称为“温补学派的开山”。其后孙一奎、赵献可、张介宾诸家，循绍其肾命之论，进一步发展了命门学说，形成了明代特色鲜明的温补学派。明正德元年（1506），薛己补为太医院院士，至嘉靖九年（1530），以奉政大夫、南京太医院院使致仕，后世由此常尊称他为薛院使。薛己归乡后，继续在江浙等地行医，并肆力于著述。

薛己一生著作宏富，大部分是在他归乡后撰写完成的，多为医案形式。薛己继承了李东垣的脾胃内伤学说，又精于张元素的脏腑辨证理论，同时吸纳了钱乙等前代名家的学术经验，倡发脾肾学说而长于温补，被誉为温补学派的先驱。《薛氏医案》包括薛己及其父薛铠撰著或校注的医书共计24种。其中，由薛己撰著的医书7种：《内科摘要》二卷、《外科心法》七卷、《外科枢要》四卷、《外科经验方》一卷、《正体类要》二卷、《口齿类要》一卷、《疠疡机要》三卷。经薛己校注的医书8种：明王纶的《明医杂著》六卷，宋钱乙的《钱氏小儿药证直诀》四卷、《保婴金镜录》（撰者不详）一卷，宋陈文中的《陈氏小儿痘疹方论》一卷，宋陈自明的《妇人良方》二十四卷、《女科撮要》二卷、《外科发挥》八卷及《外科精要》三卷。薛己校正的医书6种：元倪维德的《原机启微》三卷、元滑寿的《难经本义》二卷、明陶华的《痈疽神秘验方》一卷、元朱震亨的《平治荟萃》三卷、元马宗素的《伤寒钤法》一卷、元杜本的《敖氏伤寒金镜录》一卷。此外，其父薛铠撰著的医书一种，即《保婴撮要》二十卷。经薛铠校注的医书有两种：明徐彦纯的《本草发挥》四卷及元滑寿的《十四经发挥》三卷。

在理论上，书中发展了中医的脾肾学说，不仅很好地继承了李东垣所倡导的“内伤脾胃，百病由生”和“脾胃虚损，阴火上乘”的理论认识，而且还创造性地提出了命火失于温煦所致的火衰土弱证，指出：“脾病也当益火，则土自实而脾安矣。”强调命门对脾胃温煦长养的作用，将脾肾并重纳入到了脾胃学说。在临床实践中，薛己重视“治病求本”，阐述脾胃为人身之根蒂，而内伤杂病“属内因，乃形气、病气俱不足，当补不当泻。”因此，“滋化源”之说成为治疗虚损性疾病重要的指导思想。

据《中国中医古籍总目》统计，目前《薛氏

医案》在国内有15种版本。如明万历年间刻本、清初陈长卿刻本、清嘉庆十四年（1809）书业堂刻本等，可见其流传之广，影响之大。此本为明万历间刻本，今藏北京大学图书馆。

参考文献：

李林、李玉玲：《中国历代名医学术经验荟萃丛书——首创温补的薛己》，北京：中国科学技术出版社，1990年。

卢祥之主编：《历代名医临证经验精华》，重庆：科学技术文献出版社重庆分社，1990年。

盛维忠主编：《薛立斋医学全书》，北京：中国中医药出版社，1999年。

沈仲圭：《薛己临床经验简述》，《江苏中医药》1962年第3期。

李玉玲：《薛己对儿科学的贡献》，《北京中医》1987年第3期。

鲁兆麟：《薛己医案选析》，《北京中医》1988年第4期。

长青：《薛己》，《山西中医》1994年第6期。

（李鸿涛）

名医类案

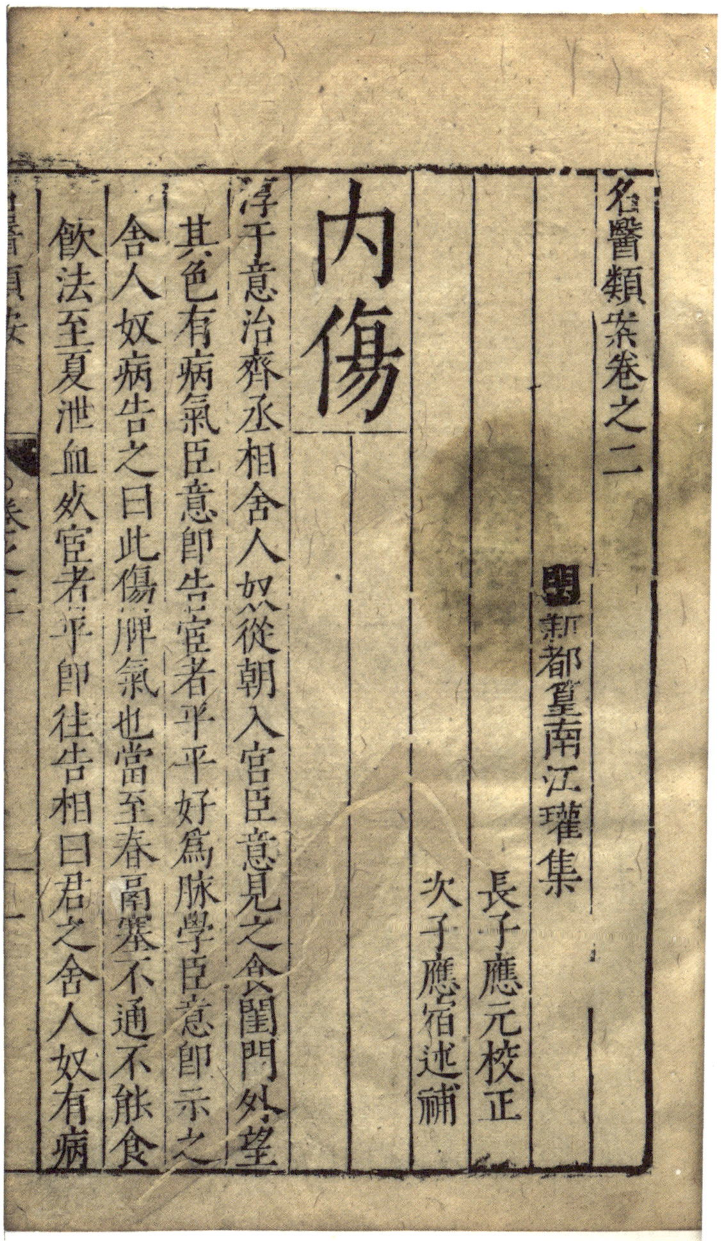

名醫類案卷之二

明 新都篁南江瓘集

長子應元校正

次子應宿述補

內傷

淳于意治齊丞相舍人奴從朝入宮臣意見之食閨門外望其色有病氣臣意卽告宦者平平好為脉學臣意卽示之舍人奴病告之曰此傷脾氣也當至春鬲塞不通不能食飲法至夏泄血死宦者平卽往告相曰君之舍人奴有病

名醫類案 卷之二

名医类案十二卷 （明）江瓘编辑 明万历十九年（1591）刻本

中国中医科学院图书馆

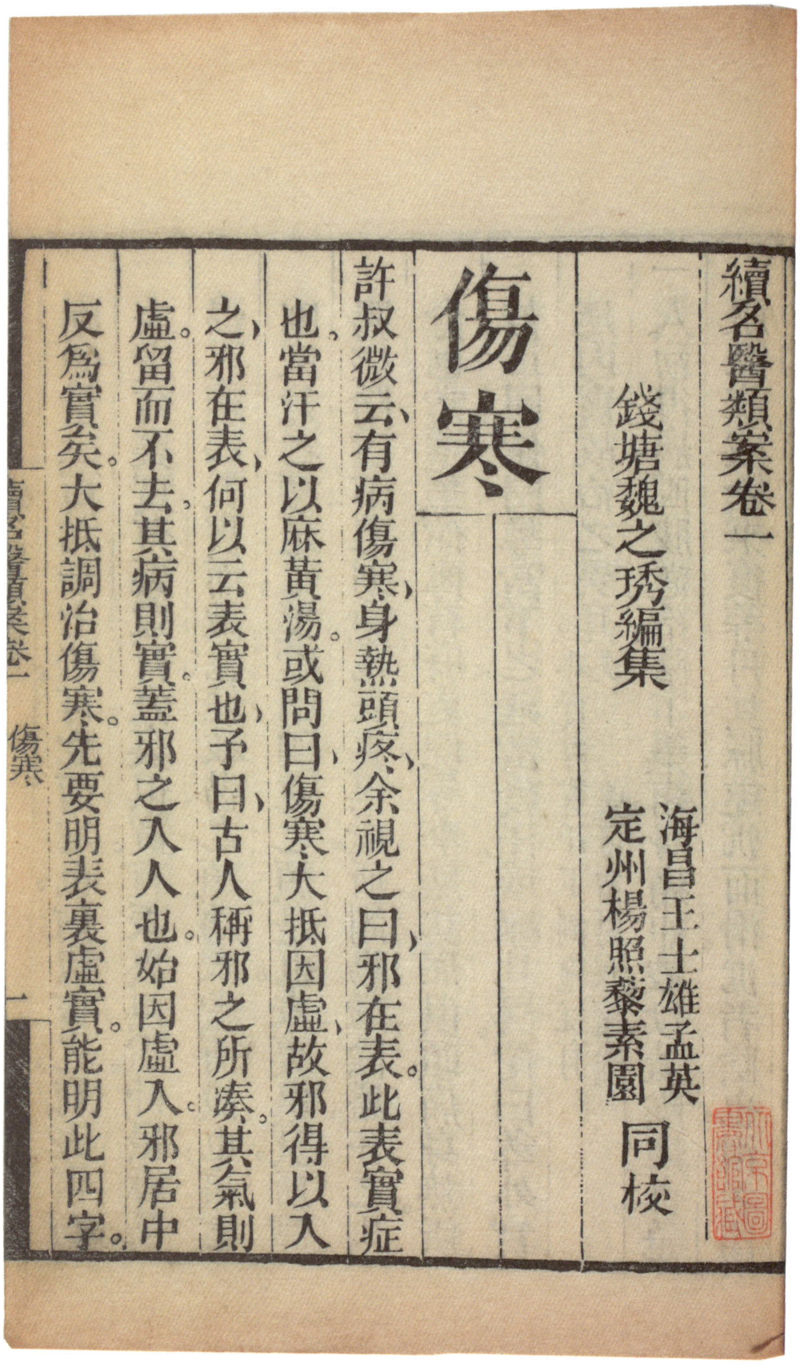

續名醫類案卷一

錢塘魏之琇編集

海昌王士雄孟英
定州楊照藜素園 同校

傷寒

許叔微云有病傷寒身熱頭疼余視之曰邪在表此表實症也當汗之以麻黃湯或問曰傷寒大抵因虛故邪得以入之邪在表何以云表實也予曰古人稱邪之所湊其氣則虛留而不去其病則實蓋邪之入入也始因虛入邪居中反爲實矣大抵調治傷寒先要明表裏虛實能明此四字

續名醫類案卷一 傷寒 一

续名医类案三十六卷 （清）魏之琇撰 王士雄 杨照藜同校 清同治二年（1863）上海著易堂刻本

国家图书馆

《名医类案》为明代著名医家江瓘编辑，草成于明嘉靖三十七年（1549），书未刊成，江瓘去世，其子应元、应宿编次补遗，首刊于明万历十九年（1591）。该书是我国第一部类编医案专著。

江瓘（1503—1665），字民莹，歙县（今属安徽）人。明代名医。江氏对历代名医医案进行广泛搜集，上自《史记·扁鹊仓公列传》，下至明代有关文献，靡不详加搜罗，精心遴选，历时20载，撰成《名医类案》。该书对开阔后学临诊思路，提高医术，解决疑难疾病，具有重要的参考价值。

医案又称诊籍、脉案，是医生临诊病人辨证施治的记录。《名医类案》全书12卷，分205门，辑录明代以前历代名医临床验案2405则。其所集医案，时间跨度2000余年，凡经、史、子、集所载名家验例，以及江氏家传方治和医案均类编收载其中。所载病案，主诉翔实，姓名、年龄、体质、症状、辨证诊断、遣方用药等项具备。在编纂过程中不但保持历代医案资料原貌，部分典型病案还附有江氏按语。卷一主要为伤寒、瘟疫病医案；卷二至六为内伤杂病医案；卷七为五官皮肤病医案；卷八为肛肠、血证医案；卷九至十为外科疮疡病医案；卷十一为妇科医案；卷十二为小儿科医案。每案所录，或详于脉，或详于证，或详于因，或详于治，所叙病因病机清晰，诊断要点明确，辨证遣方，思路明晰。是对明代以前中医医案的全面整理、系统选编。在《名医类案》中记载有相当数量的失治误治医案，部分医案中还记有治疗中失误的过程，对于后学都是弥足珍贵的临证参考资料。

鉴于江氏《名医类案》所选资料尚有缺漏，以后新见医案迭出，清代临床医家魏之琇又潜心编著《续名医类案》三十六卷，成书于乾隆三十五年（1770）。是书“杂取近代医书及史传地志、文集说部之类，分门排纂”，全书分345门，内、外、妇、儿、五官等各科病症兼备，分类条理清楚，选案广泛，尤以急性传染病治案所占篇幅较多。此书补充并接续了明代《名医类案》，二书合璧，对于深入研究历代名家临证经验、剖析临床诊治得失、提高临床诊治水平，有着重要的价值。

《名医类案》现存主要版本约有20余种，除明清两代刻本之外，尚有多种日本刊刻本及与《续名医类案》的合刻合印本及清乾隆三十五年（1770）新安鲍氏知不足斋丛书本等。此次展出《名医类案》为明万历十九年（1591）刻本，为该书最早版本，今藏中国中医科学院图书馆。《续名医类案》为清同治二年（1863）上海著易堂刻本，今藏国家图书馆。

参考文献：

潘桂娟等：《名医类案》，北京：中国中医药出版社，1996年。

鲁兆麟：《二续名医类案》，沈阳：辽宁科学技术出版社，1996年。

刘惠玲：《〈名医类案〉医案数及其来源分析》，《安徽中医学院学报》1993年第1期。

苏礼：《〈名医类案〉导读》，《中医文献杂志》2005年第2期。

甄雪燕：《〈续名医类案〉述要》，《北京中医药》2010年第12期。

刘媛等：《从〈名医类案〉看古代病人心理特点》，《江苏中医药》2011年第2期。

（张明锐）

临证指南医案

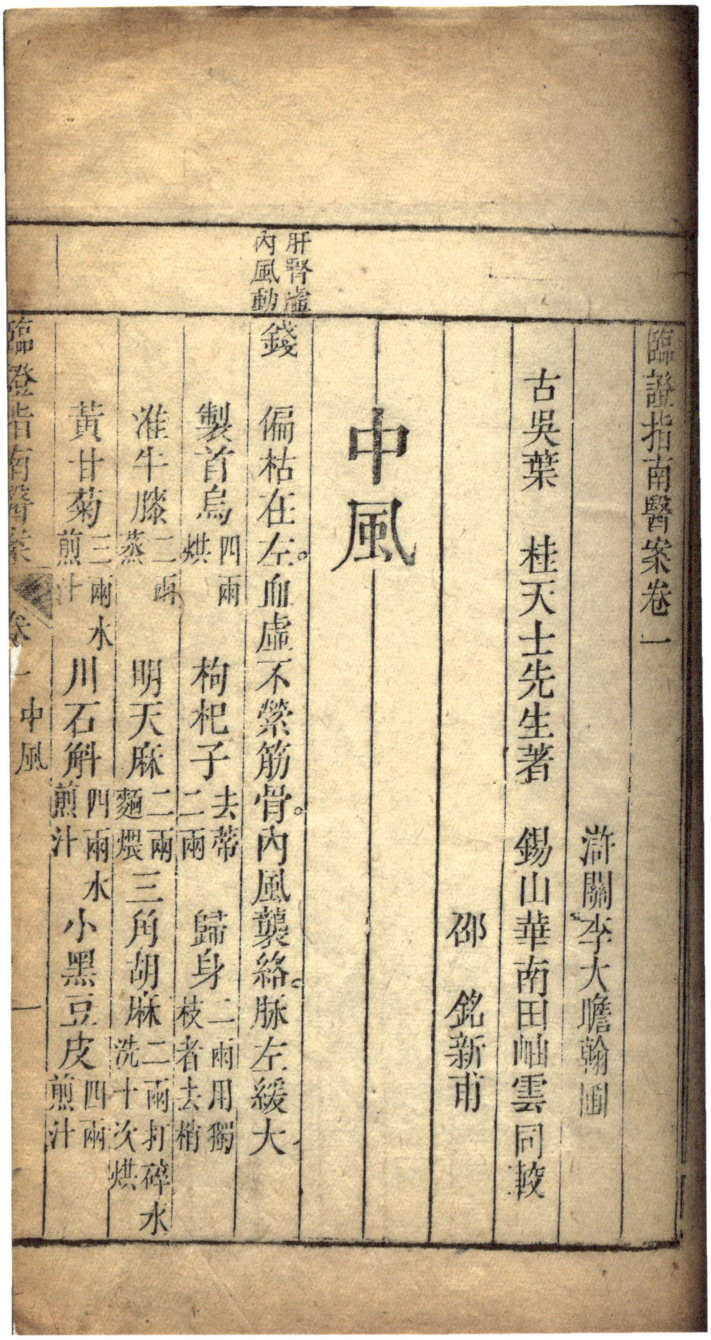

臨證指南醫案卷一

滸關李大瞻翰圃

古吳葉 桂天士先生著 錫山華南田岫雲同校

邵 銘新甫

中風

肝腎虛 內風動

錢 偏枯在左。血虛不榮筋骨。內風襲絡。脉左緩大。

製首烏四兩烘 枸杞子去蒂二兩 歸身二兩用獨枝者去梢

淮牛膝二兩蒸 明天麻二兩麵煨 三角胡麻二兩打碎水洗十次烘

黃甘菊三兩水煎汁 川石斛四兩水煎汁 小黑豆皮四兩煎汁

臨證指南醫案 卷一 中風 一

临证指南医案十卷 （清）叶桂撰 清乾隆三十三年（1768）卫生堂刻本

中国中医科学院图书馆

《临证指南医案》收载清代名医叶桂的方药治验，是由其门人华岫云等辑录整理而成的一部中医医案专著。该书搜罗宏富，征引广博，按语精当，实用性强。

叶桂，字天士，号香岩，别号南阳先生，晚年又号上律老人，江苏吴县（今苏州）人。约生于清康熙五年（1666），卒于乾隆十年（1745）。清代名医，四大温病学家之一。叶桂生前患者盈门，毕生忙于诊务，《四库全书总目》提要称其“生平无所著述”，所传者皆为弟子、门人辑其所论所言和临证案例而成。《临证指南医案》是其留给后世医家宝贵的临证实录。

该书共10卷89门，每门以病证为标目，共86证，列案2569例。其中1—8卷以内科杂病医案为主，亦收录部分外科及五官科医案，9卷、10卷分别收录妇科医案和儿科医案。叶氏究心于医术，不苟泥成说，勤求古训，博采众方，临证经验极为丰富，于学术多有体悟，对后学启迪甚多。书中每门后都附有论述该门证治大要的附论一篇，多由叶氏口述门人笔录而成。该书所录叶氏经治医案，言简意赅、切中肯綮，充分反映了叶氏辨证精细、用药灵活的学术特点，所以流传甚广，后世医家称该书为临证必读。其中温热病相关的医案及其附论甚至成为后世医家编写温病专著的蓝本。《清史稿》曾称其“治病多奇中，于疑难症，或就其平日嗜好而得救法，或他医之方略与变通服法，或竟不与药而使居处饮食消息之，或于无病时须知其病，或预断数十年后皆验”。

此书详细记述叶氏针对虚损的理虚大法，他从《难经》五损之说加以辨证，从《素问·阴阳应象大论》“形不足者，温之以气；精不足者，补之以味”论治，立论精当，既能变通成法，又能自出机杼，提出理虚当重视正气，以甘药培中，以血肉之品填补精血，重视中下焦，兼顾脾肾同治，滋肾不碍脾，健脾不伤肾，为后世虚损证候的治疗奠定了重要的理论基础。同时，叶氏在《临证指南医案》中提出奇经论治，在前医论述奇经生理、病理、病候的基础上，凭借长期的临证实践，开创了奇经辨治的先河。同时，他也是温病学派的理论奠基人，其学说在身后二百多年的持续发展中，形成了一个重要的医学流派——“叶派”，在近代医学史占据着重要的位置。后人称其为“仲景、元化一流人也”，史书称其“贯彻古今医术”。该书成书于清乾隆二十九年（1764），乾隆三十一年（1766）、三十三年（1768）、四十年（1775）皆有刊刻，现存版本多达50余种。此本为清乾隆三十三年(1768)卫生堂刻本，版本较早，镌刻清晰，讹错较少。今藏中国中医科学院图书馆。

参考文献：

潘华信：《叶天士医案大全》，上海：上海中医药大学出版社，1994年。

可嘉等：《叶天士医学全书》，北京：中国中医药出版社，1996年。

何斌：《〈温病条辨〉与〈临证指南医案〉方证源流探讨》，《中医文献杂志》，2001年第3期。

印勇：《〈临证指南医案〉临证原则归要》，《南京中医药大学学报（社会科学版）》2004年第1期。

（张明锐）

导引图

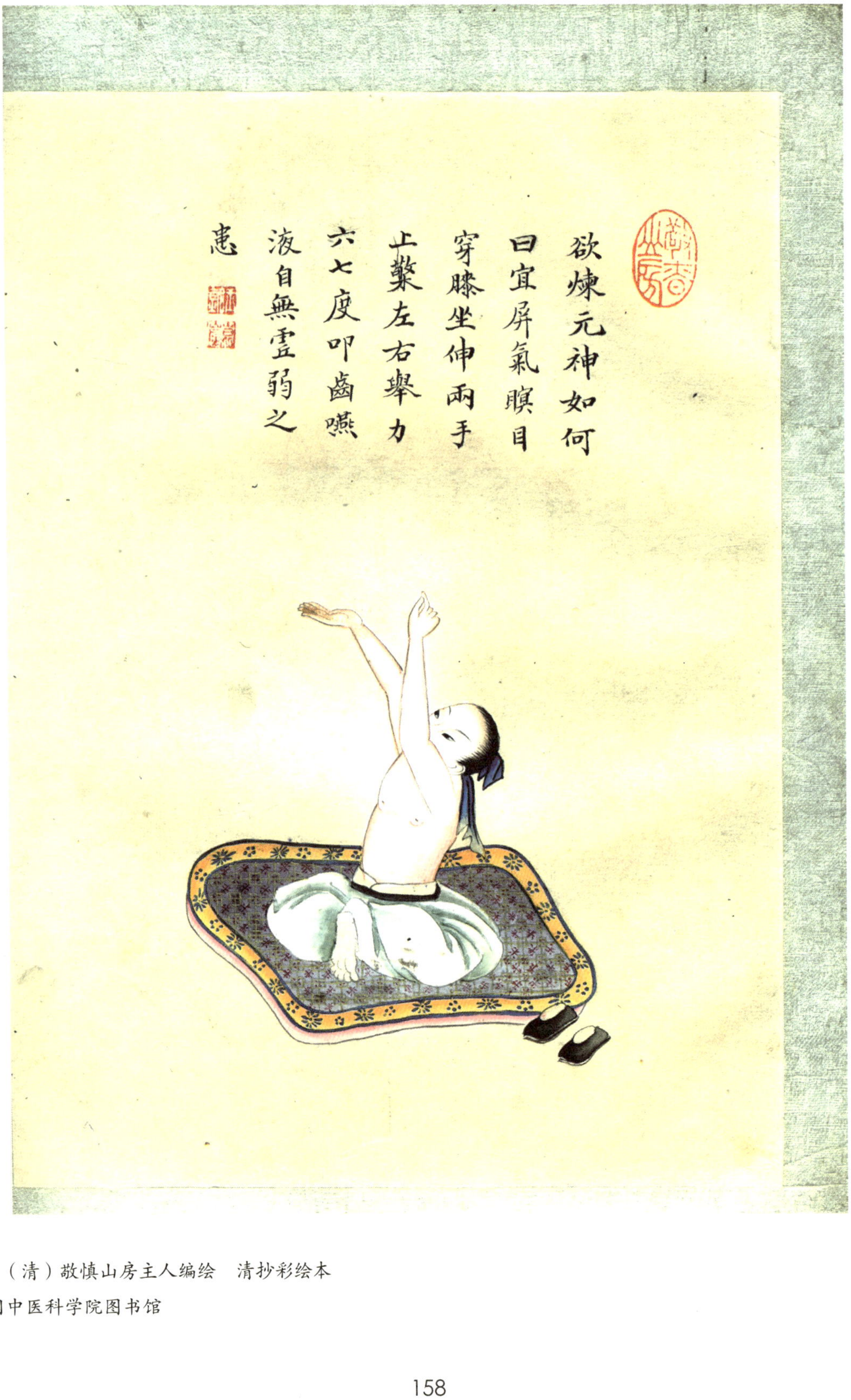

导引图　（清）敬慎山房主人编绘　清抄彩绘本
中国中医科学院图书馆

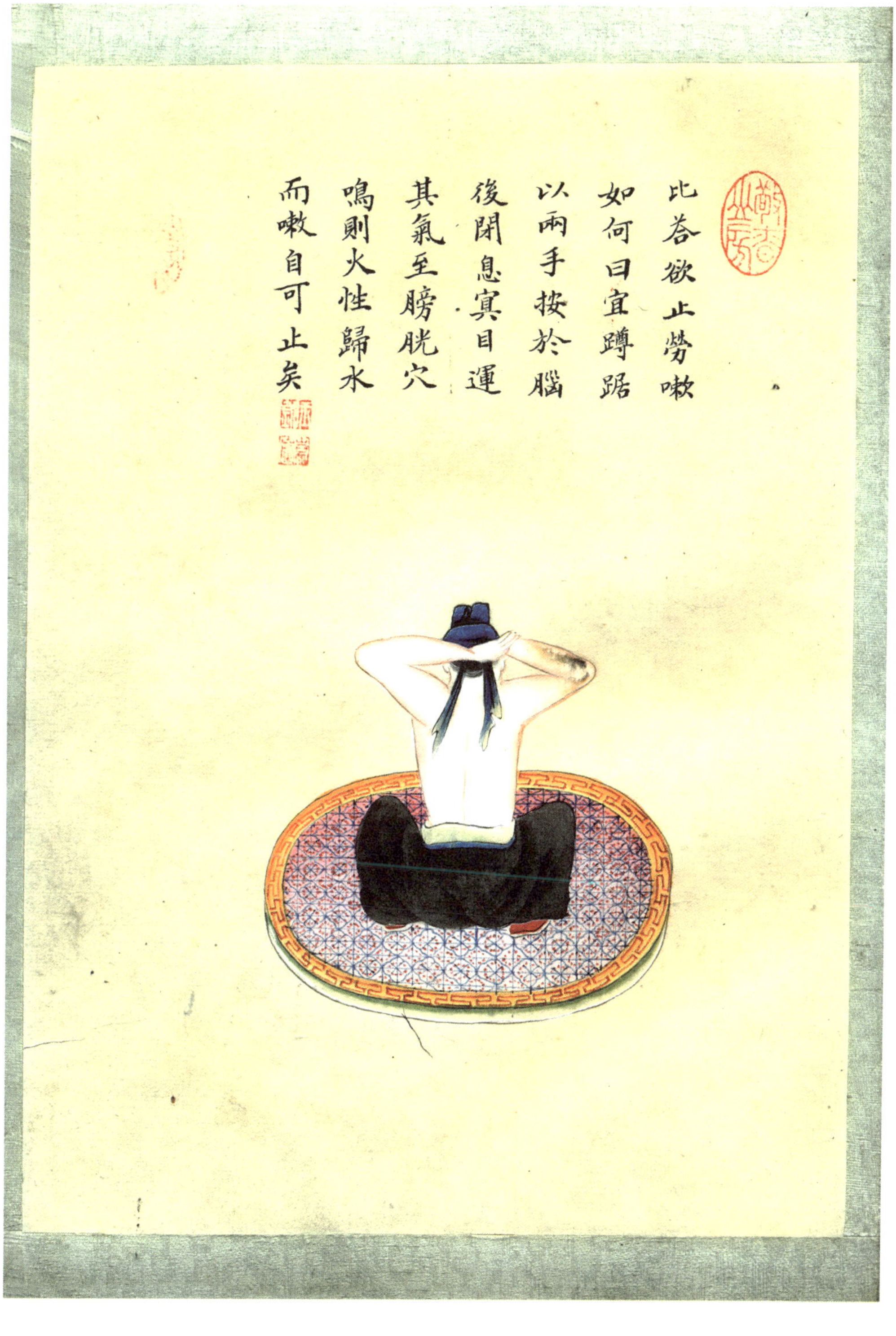
比荅欲止勞嗽
如何曰宜蹲踞
以兩手按於腦
後閉息冥目運
其氣至膀胱穴
鳴則火性歸水
而嗽自可止矣

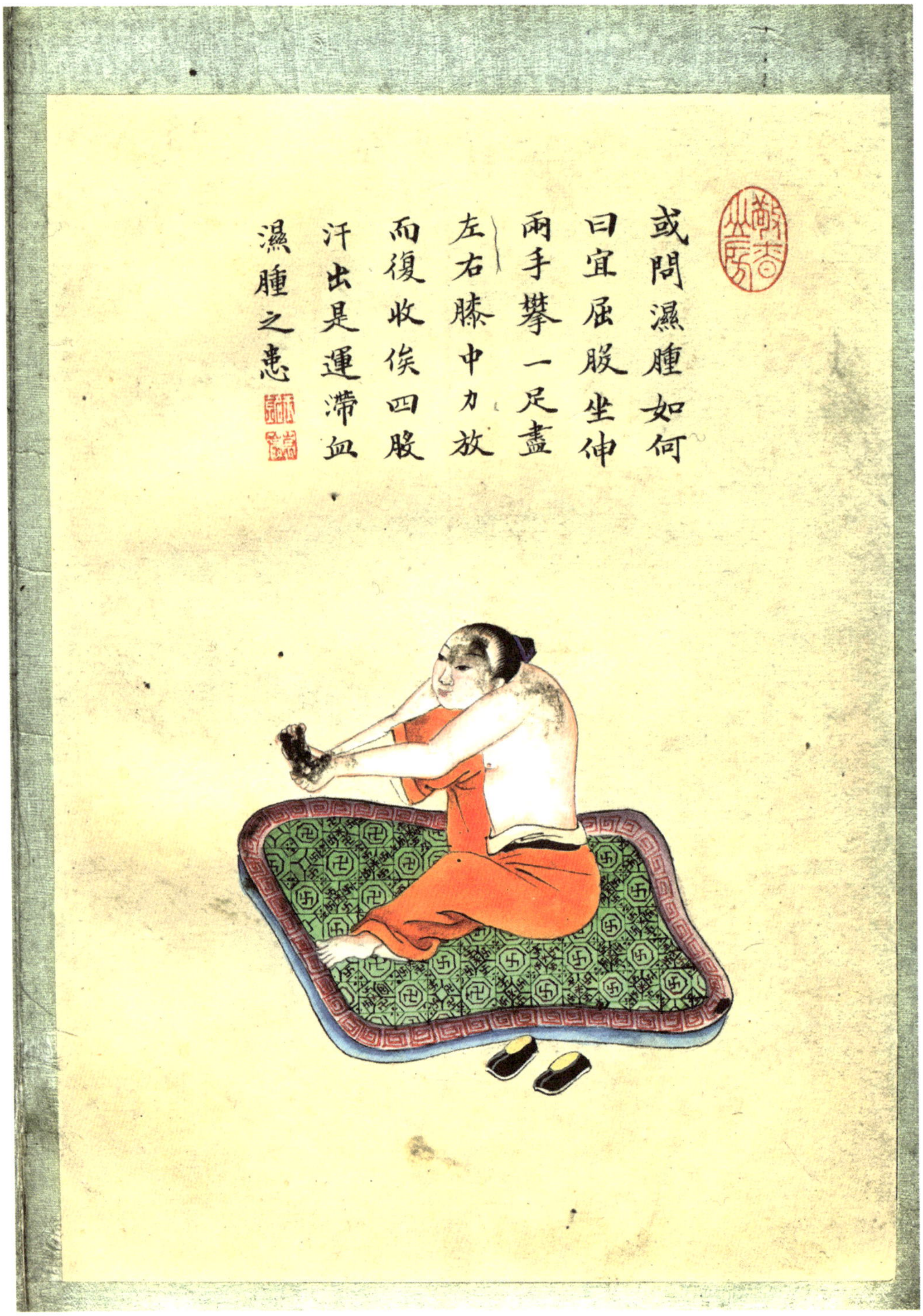
或問濕腫如何
曰宜屈股坐伸
兩手攀一足盡
左右膝中力放
而復收俟四股
汗出是運滯血
濕腫之患

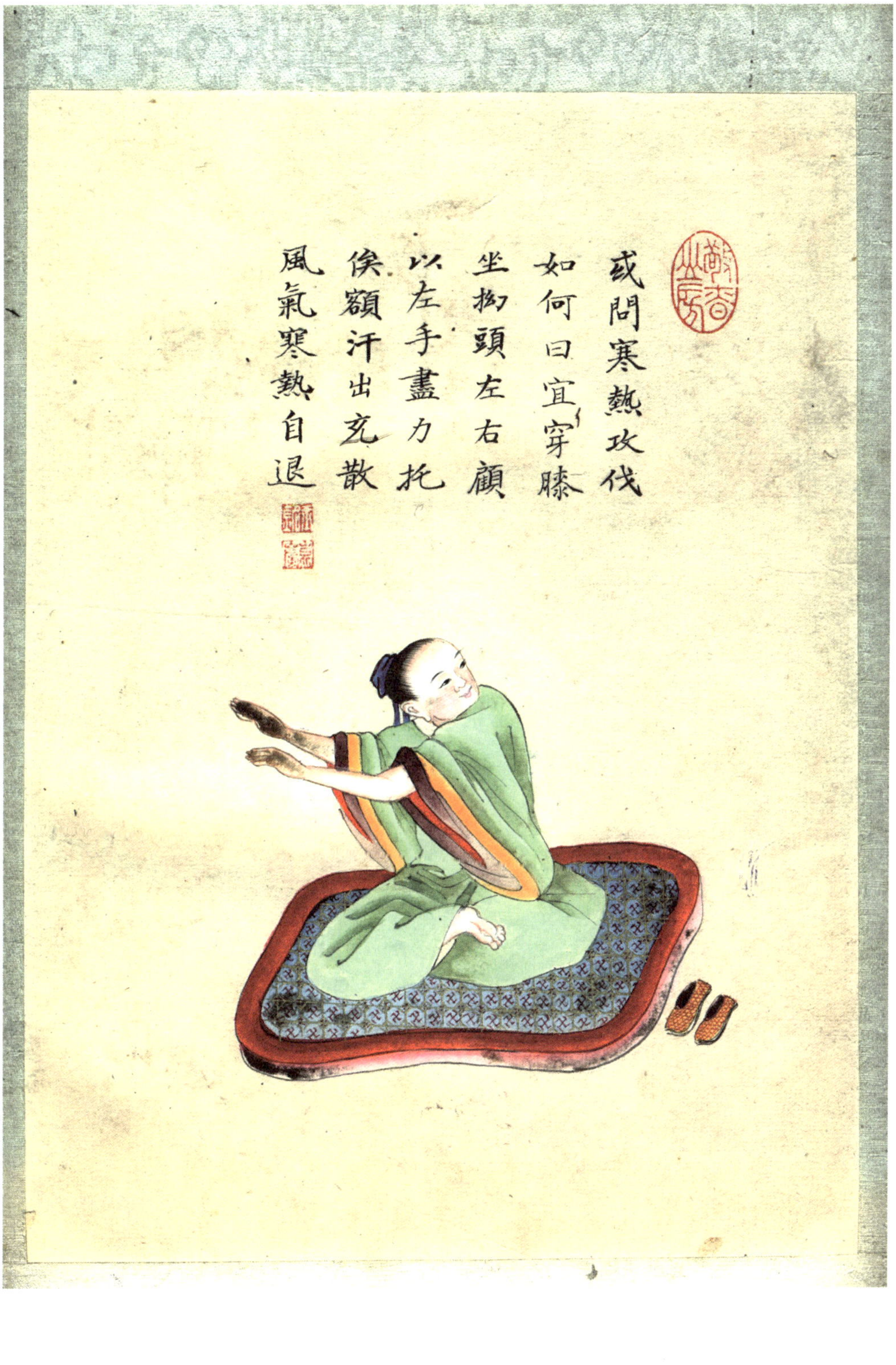
或問寒熱攻伐
如何曰宜穿膝
坐拗頭左右顧
以左手盡力托
俟額汗出充散
風氣寒熱自退

《导引图》是署名为敬慎山房主人编绘的，成书于光绪初年，为中医养生专著。

导引，即“导气令和，引体令柔”（清郭庆藩《庄子集释》）。《庄子·刻意》又称“导引”为：“吹呴呼吸，吐故纳新，熊经鸟申。为寿而已矣。”《素问·奇病论》把导引用于治疗胁闷气逆、喘促息难的息积病。导引通过有节奏的呼吸、自我按摩和身体各部位活动以强健体能，治疗疾病，进而养生延寿。吹呴呼吸原是导引动作之一，后经练习者将其发展成为一种独立的功法，称为“行气”。在《灵枢·官能》篇就把导引与行气并列相称。在先秦时代，行气甚为普及，有出土文物《行气玉佩铭》，为公元前380年左右刻在玉器上的，用45个字就概括了练习的要领和作用。晋代道士许逊著《净明宗教录》，书中论道：“气功著成，筋骨和柔，百关通畅”，此时行气已被称为气功。东汉华佗把导引的动作模拟动物活动，演成五禽戏。五禽即虎、鹿、熊、猿、鸟。在导引分化发展的同时，原生态的导引仍沿着初始的格调发展。晋葛洪在《抱朴子》一书中指出导引术的要点是“知屈伸之法”，导引的机理是“宣动营卫”。1974年，长

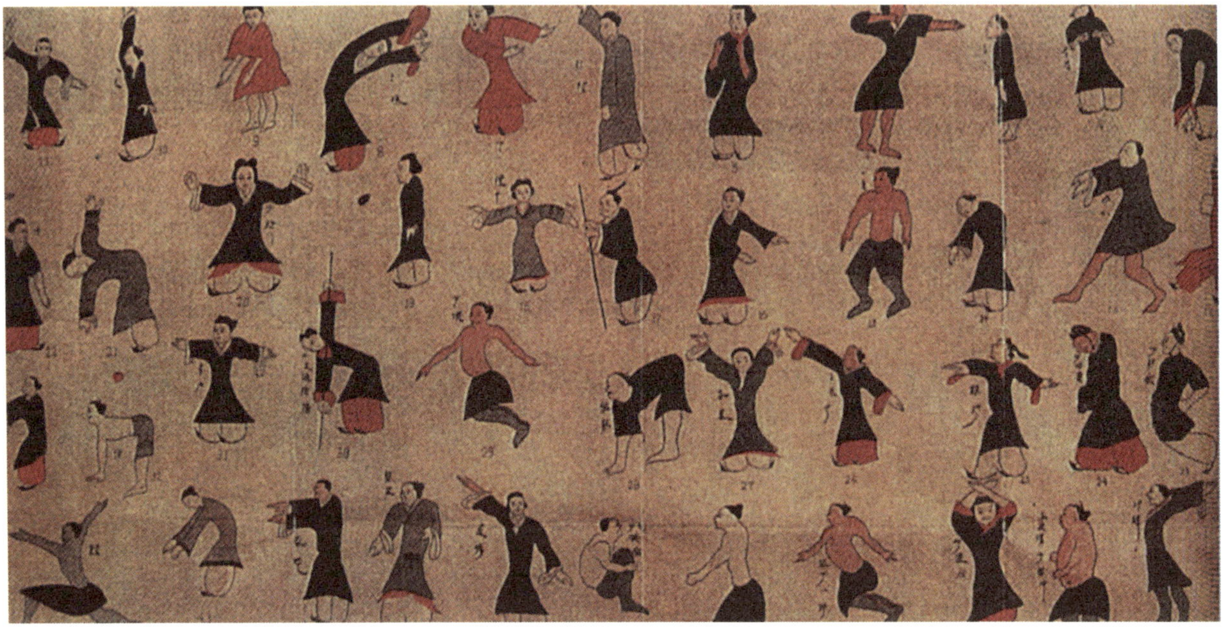

马王堆出土导引图帛书还原图

沙马王堆汉墓出土的《导引图》，绘有44个人物的导引动作，是彩色帛画，每图除标题外，别无其他文字说明。历代以来，循此脉络导引功法不断丰富，有很多专著流传，宋代陈抟有《二十四式坐功导引治病图》，明代有署名逍遥子撰的《导引诀》、胡文焕校的《养生导引法》等。

导引的各种姿势非图解难以明之，故历代导引著作多以图示。敬慎山房主人编绘的这部《导引图》在清代多种导引专著中具有代表性。全书在图和文字的主从关系上，是以图为主，其旁以文字作讲解。绘图者按照明朝人的梳妆打扮，配合练功的卧榻坐椅，依样明式家具。图线清晰，摹写精细，人物动作逼真，神而不呆。配以简捷的文字，读图自明。全书图示24幅，功法24种，依序为：子日子时种子功，水火交济补元气功，祛湿消肿功，散气消食功，固元精功，止遗精功，散风寒退热功，养血防痹功，补元神功，止劳嗽功，疏气解郁功，荣气防衰功，默运养心功，运经祛病功，治腰痛岔气功，治头晕目眩功，止腹痛功，培养正气功，健脾补肾功，养真还童功，理血祛瘀功，补神气力功，融会正气功，气血充实功。功法的养治覆盖面较广，练习方法简单，实用性强，绘图精美绝伦。

该书为彩绘本，经折装，系孤本，今藏中国中医科学院图书馆。

参考文献：

（清）郭庆藩：《庄子集释》，北京：中华书局，2006年。

江西人民出版社整理：《净明宗教录》，南昌：江西人民出版社，2008年。

张广保整理：《抱朴子·内篇》，北京：北京燕山出版社，2009年。

李德骧、魏大鸿：《从马王堆三号汉墓帛画导引图看我国古代体操》，《华中师范大学学报（自然科学版）》1980年1期。

（孟庆云　李鸿涛）

献药经

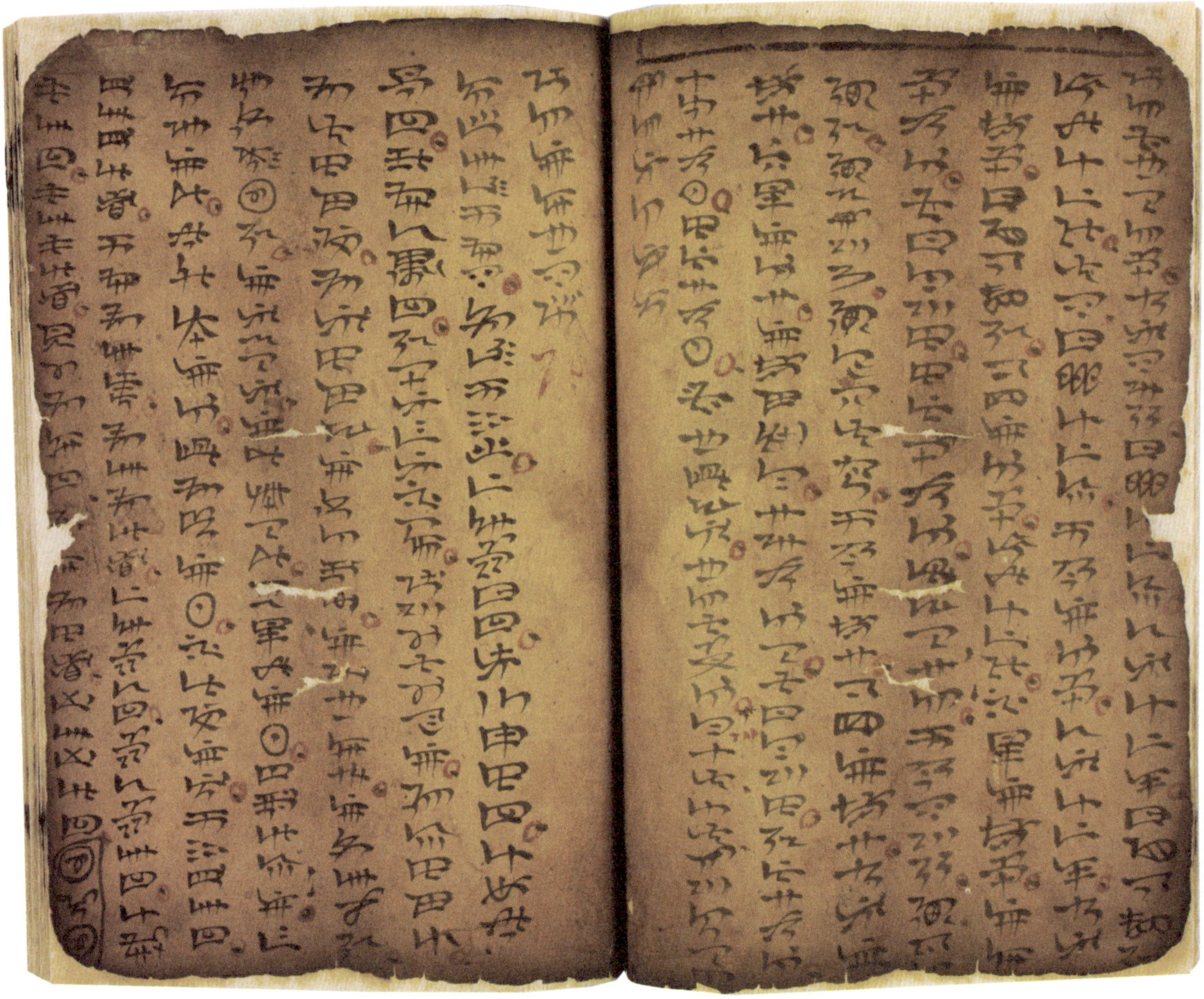

献药经　彝文　（清）期麻抄写　清嘉庆二十年（1815）抄本
国家图书馆

彝族医药学流行于云南、贵州、四川等地。彝族有自己的文字，留有医学著作，记载着彝族的医疗用药经验，具有本民族的特色。书中涉及内、外、妇产、五官等科病症，其所用药物有不少是彝族聚居地区特有的药物。

在彝族众多的经文里有一种《作祭经》，《献药经》就是《作祭经》中有关人的生老病死的一个部分，是专用于彝族成人死亡时诵念的一种古典经文，用五言体写成。它包含着丰富的医药知识，反映了彝族古代医学思想。

全书共分48个小节，约万余字，主要在殡葬祭仪中的“药祭”仪式时由毕摩诵读。从死者的父母结合，胎儿发育，幼儿成人，一直叙述到年老病故。其间穿插着许多医学思想，疾病名称，药物采集、加工、炮制、煎煮、配合等内容，其中含有大量动物药和植物药的疗效功用等珍贵资料。毕摩向死者献药的目的是为了使人死后亦能用医药与疾病作斗争，此书不仅提供了古代彝族的医药资料，也充分记录了彝族的古老风俗。

该书最早的版本有明嘉靖十四年（1535）抄本，流传于云、贵、川三省。1947年，著名民族学家马学良教授根据云南省禄劝彝族苗族自治县团街区安多康村彝族毕摩张文元家藏的手写本，翻译出版了彝汉对照本。此为清嘉庆二十年（1815）期麻抄写，今藏国家图书馆。

参考文献：

李耕冬、贺廷超：《彝族医药史》，成都：四川民族出版社，1990年。

（甄　艳）

普济杂方

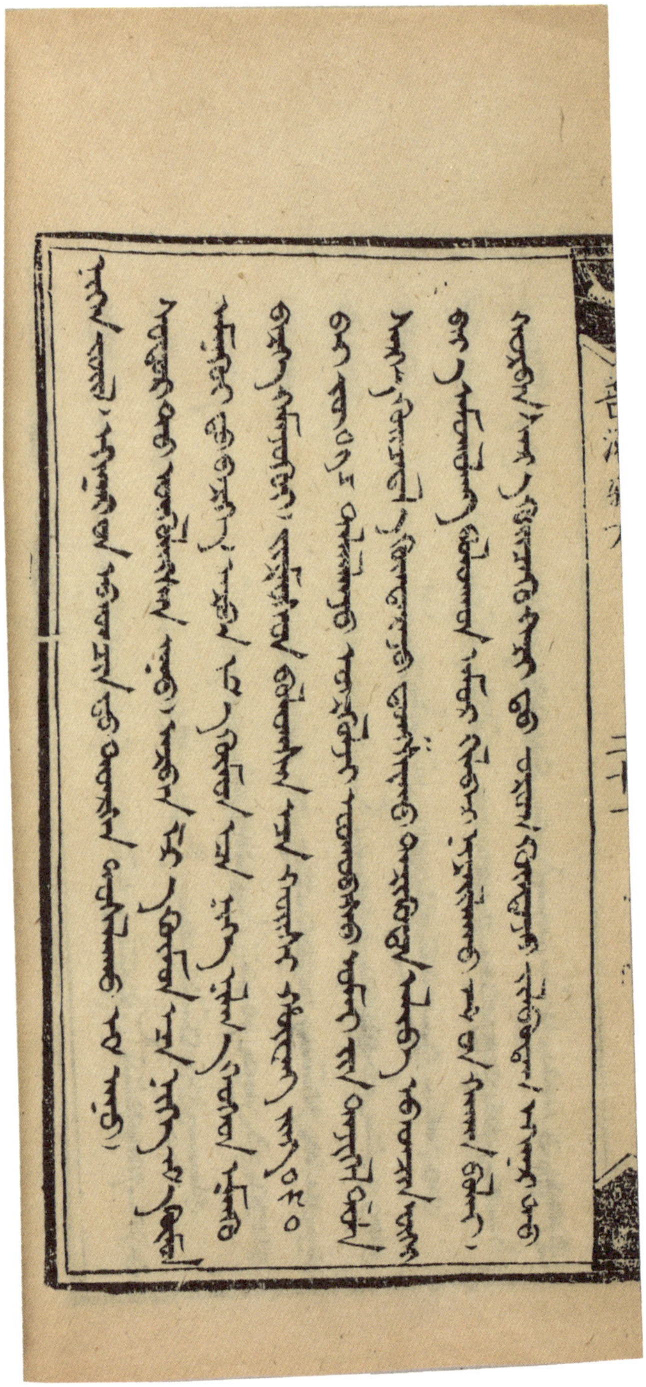

普济杂方　蒙古文　（清）高世格译　清同治十一年（1872）北京刻本

国家图书馆

蒙古族医学是在长期的医疗实践中逐渐形成并发展起来的，其历史悠久，内容丰富，是蒙古族人民同疾病作斗争的经验总结和智慧结晶，具有鲜明的民族特点和地域特色，是中国传统医学的重要组成部分。

古代蒙古族人民早已知道正骨术、针灸、刺血等疗法。从成吉思汗13世纪初建立蒙古帝国，一直到16世纪中期，蒙医药学进入了新的发展时期，在不断总结原来医学经验的基础上形成了具有本民族特色的骨伤外科、饮食疗法、药物方剂、寒热理论、传统正脑术等临床经验和医药学理论。元代饮膳太医忽思慧的《饮膳正要》一书中，就有相当多的蒙古族饮食疗法，如用酥、奶等制成本民族常用的食疗方。蒙医学还吸收了一些印度、藏族医药学的内容，同时也吸收了汉族医药学的成分，使其不断发展。到了清代仍有不少蒙古族医家著作问世，蒙古文《普济杂方》正是在这个时期产生并刊刻的。

蒙古文《普济杂方》为高世格搜集编写。高世格（1804—1876）集阿拉善和硕亲王旗下梅林章京、翻译家、教师、医生、文学家等多重身份，通晓蒙、汉、藏、满四种语言文字，培养了很多后来比较有名的人。其著作有《钦定万年历及择吉金鉴》（译著）、《新译万能玉匣记》、《观音菩萨五枚金钱课》（译著）、《圣谕广训》（译著）以及高世格手稿（手抄本，各种治病药方汇集，共226页，现存阿拉善盟蒙医研究所）以及一些诗歌，如《阿拉善赞颂》等。

他自幼学习蒙古医学，将掌握的医学理论用于行医实践。同时研究中医方剂，搜集整理民间单方、验方。《普济杂方》即是其编著的一部民间单方、验方书。全书整理概括了临证各科常用方剂及简易治疗方法，其内容涉及头脸、眼、牙、耳、鼻、口、舌、咽喉、妇女、儿童、外科、刀伤、狗蛇咬伤、中毒、瘟疫、六腑等16科的治疗，计250余种方剂，并附有藏、蒙、汉三种文字的药名表，用满文来标注药名的汉文读音，便于不懂汉字者利用。

书中有蒙汉文“新译普济杂方序”。汉文序言称：“大清同治十二年吉月日，御前行走阿拉善和硕亲王旗下梅林章京高世格，情因略识汉字，自各便方内择取有验速治杂病方指要，翻译蒙古字语，刊刻成本，将版交给东西庙摆卖新旧满蒙汉书之萧姓收存，印本发卖。为此谨告咸知矣。”蒙古文序言大体可翻译为：“多次转世之活佛，在阿拉善旗内享誉维宗沙布隆者，明智喇嘛有言：选择汉译良方，杂病速效易治，编著蒙文医书，京城木刻出版。病人得知药方，解除疾病痛苦，此恩必有好报，享福如同海洋。”由此看出，高世格是在维宗沙布隆喇嘛的提议下编写这本书的。《普济杂方》中除少部分是汉族民间单方外，大部分则是他亲自搜集整理的蒙古民间流传的单方、验方。

《普济杂方》约于咸丰至同治年间编撰，同治十一年（1872）在北京刊刻成书。此书在宣统元年（1909）曾重印，后多以手抄本形式流传。据《中国蒙古文古籍总目》，目前国内所存的蒙古文《普济杂方》有五种不同版本，即同治十一年（1872）刻本，清宣统元年（1909）北京重印本，清末毛笔写本，清代刻本，民国时期毛笔写本等，共有12部。其中缩微胶卷2部，纸质文献10部。

《普济杂方》撰成至今已有100多年了，在蒙古族医学发展进程中起到了一定的作用，其中的蒙古民间药方为今天的蒙古族医学研究提供了最基础的、最原始的第一手资料。

参考文献：

段·关布扎布、马永红、娜生编：《高世格梅林方》，呼和浩特：内蒙古人民出版社，1999年。

段贡布甲布：《高世格梅林及其〈普济杂方〉》，收入朝格图主编、阿拉善盟政协文史资料委员会编《阿拉善往事：阿拉善盟文史资料选辑甲编》下册，银川：宁夏人民出版社，2007年。

包纳日斯、苏荣高娃、德力格玛：《蒙古族医学史发展的四个阶段及其特点》，《中华医学会医史学分会11届3次学术年会论文集》，2007年。

（李金花）

难经脉诀

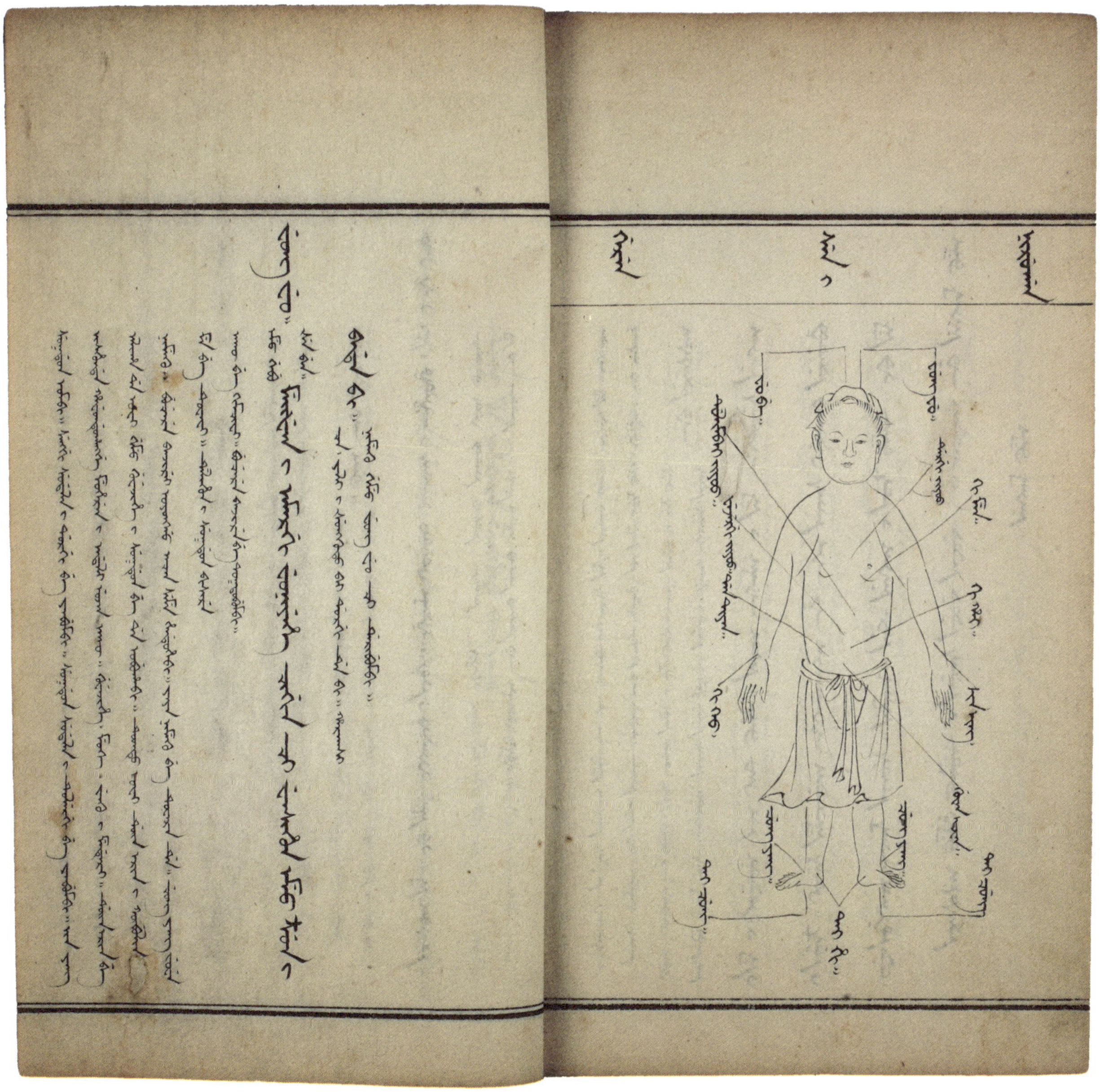

难经脉诀四卷　满文　清抄本
　　国家图书馆

中华医学博大精深，各民族之间相互交流融合，在形成各自独具特色的医疗体系的同时，又互相吸收借鉴。满族医学即是这百花齐放医药文化中不可或缺的一部分。

满族早期的医学并不发达，在白山黑水这样特殊的自然环境下，满族先民采集当地的动植物、矿物为药，利用特有的食物，摸索出符合自身体质的保健、疗病的方法。然而满族信仰萨满教，一旦遇到较为严重的疾病时则请萨满诊治，具有一定的局限性。

满族医学在清代得到较大发展。清代的医事制度在鸦片战争以前多承袭明制，设有太医院、御药房、药库、社会抚恤组织等。清太宗时期，皇太极抑制萨满的巫医行为，医生逐渐走进了人们的视野，这时的医生偏重于医治痘疹、眼疾、骨伤等症，逐渐取代了萨满为人看病。

顺治朝，满族医学得到较快发展，吸收了蒙古族医学、汉族医学及西方医学等先进成果。康熙朝以后，开始大量整理翻译汉文医籍，满文本《难经脉诀》正是在这样的时代大背景下应运而生。

满文本《难经脉诀》的汉文底本为明张世贤注《图注难经脉诀》。张世贤，字天成，号静斋，明代四明（今浙江宁波）人。正德年间著名医家，曾著《图注八十一难经》和《图注脉诀》两书（分别注释秦越人所撰《难经》、王叔和所撰《脉诀》），而《图注难经脉诀》即是这两部书的合刊本，曾于明代首刊，清代又有诸多版本刊印流传。此书的特点是每节作注，每难附图，研读者可按图索理，清晰易懂。

此满文译本题名《难经脉诀》，但其内容并非汉文版《图注难经脉诀》的全译本。此本开篇是张世贤注《图注脉诀》，只有“诸穴所在”的文字部分以及“诸穴法图”。其后内容皆为张世贤《图注八十一难经》的满译本，从一难至八十一难，每难先文后图，内容大体与汉文本《图注八十一难经》一致，其中些微变动，有待进一步对比研究。

满文医学译著除《难经脉诀》外，还有《雷公炮制书》、《寿世保元》、《王叔和脉诀》、《钦定骼体全录》、《西洋药书》等。这些译著多为抄本存世，旧时深藏于宫廷，难以在民间广泛传播应用。如今，这些珍贵的历史文献已然成为中华民族珍贵文化遗产的一部分，在民族医学研究与应用中发挥着重要作用。

此抄本书写隽永端正，绘图工整精细，可谓精品，今藏国家图书馆。

参考文献：

（明）张世贤注：《图注难经脉诀》，上海：建文书局，1954年。

滕绍箴：《满族医学述略》，《清史研究》1995年第3期。

于永敏：《中国满文医学译著考述》，《满族研究》1993年第2期。

（朱志美）

东渐西被

中华医药不但为中华民族的繁衍生息作出了巨大贡献，而且在世界范围内，尤其是周边国家，产生了深远影响。佛教在两汉之际传入中国，随着中印高僧的东来西往，中国与印度形成了药学、针灸学、脉学等方面的广泛交流。隋唐时期，中医药学已传播到日本、朝鲜，两国在充分吸收中医药学理论和治疗经验的同时，逐渐形成了日本的汉方医学和朝鲜的东医学。明清时期，随着海上丝绸之路的日益发达，中医药典籍也被译介到欧洲，如中药学巨著《本草纲目》先后被翻译成法文、英文、意大利文、德文等。随着中医药学的不断进步、中国与世界各地交流与合作的加强，中华医药正以崭新的面貌，呈现在世人面前。

医心方

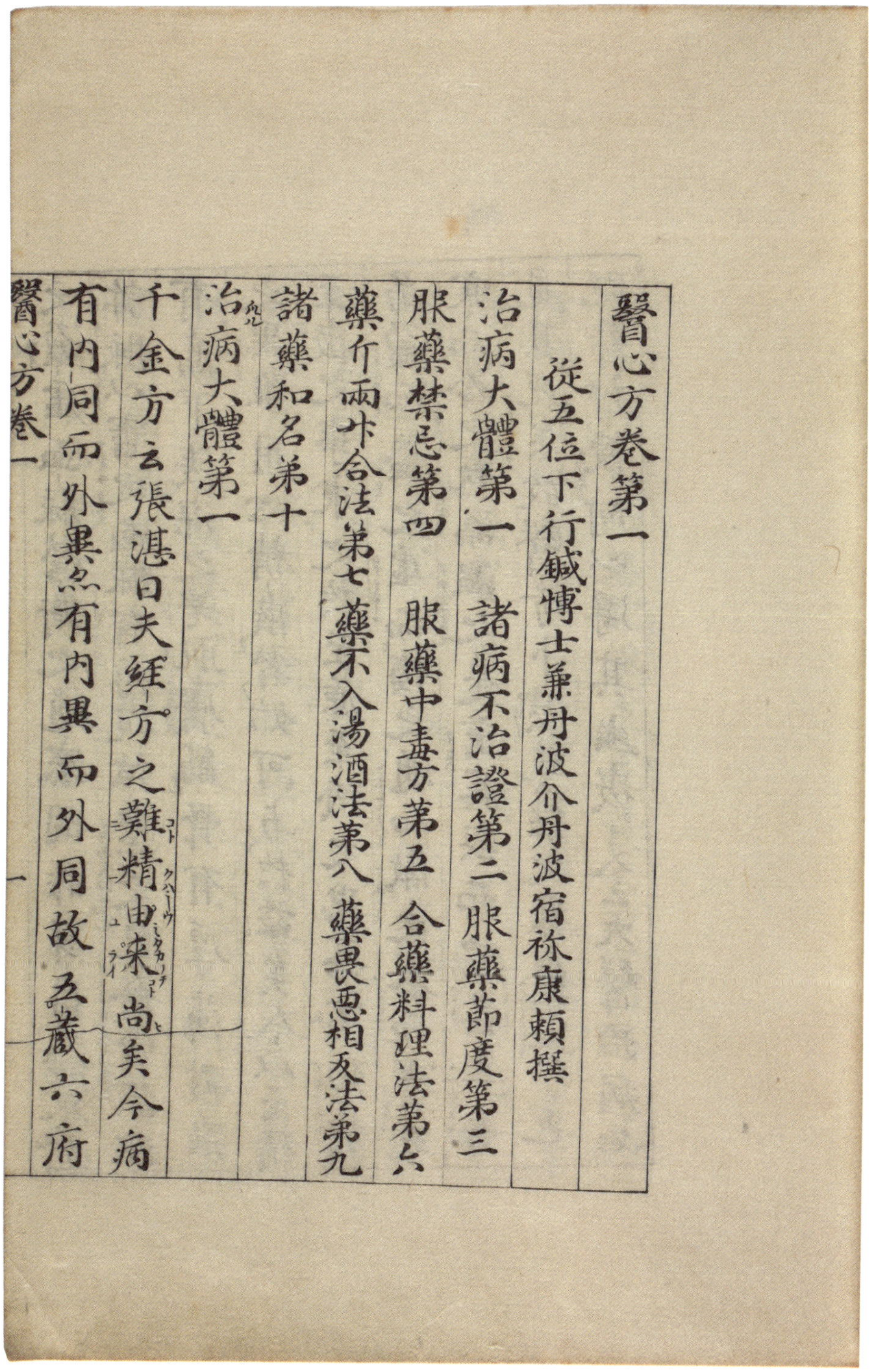
醫心方卷第一
從五位下行鍼博士兼丹波介丹波宿祢康頼撰
治病大體第一　諸病不治證第二　服藥節度第三
服藥禁忌第四　服藥中毒方第五　合藥料理法第六
藥斤兩升合法第七　藥不入湯酒法第八　藥畏惡相反法第九
諸藥和名第十
治病大體第一
千金方云張湛曰夫經方之難精由來尚矣今病
有內同而外異亦有內異而外同故五藏六府
醫心方卷一　一

医心方　（日）丹波康赖撰　日本安政元年至万延元年（1854—1860）刻本

国家图书馆

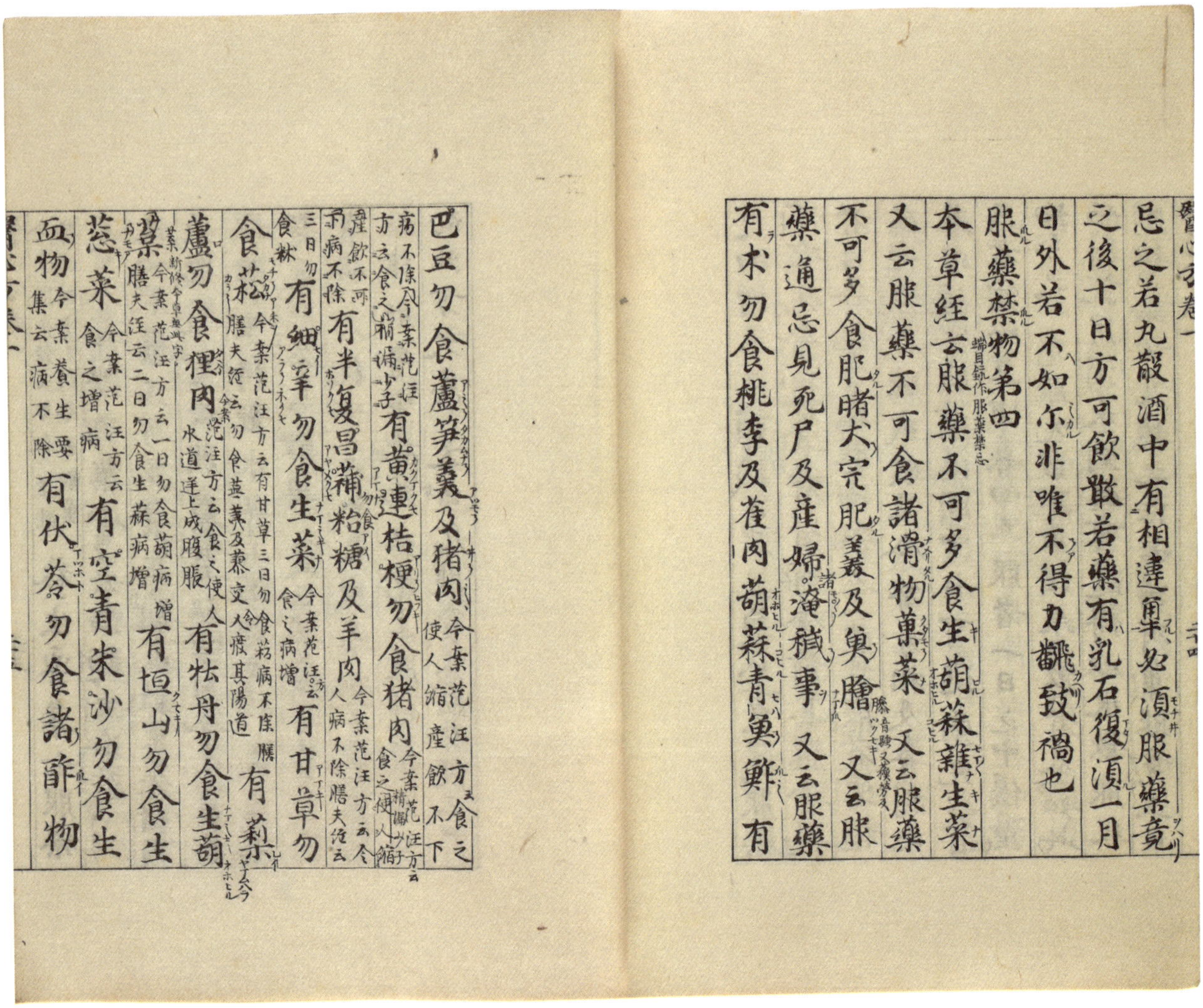
醫心方卷一

忌之若丸散酒中有相違單必須服藥竟之後十日方可飲散若藥有乳石復須一月日外若不如尓非唯不得力翻致禍也

服藥禁物第四（端目録作服藥禁忌）

本草経云服藥不可多食生葫蒜雜生菜 又云服藥不可食諸滑物菓菜 又云服藥不可多食肥豬犬完肥羹及魚膾 又云服藥通忌見死尸及産婦淹穢事 又云服藥有朮勿食桃李及雀肉葫蒜青魚鮓 有巴豆勿食蘆笋羹及猪肉（今案范汪方食之使人縮脫不下病不除 今案范汪方云食之稍痛少子）有黄連桔梗勿食猪肉（今案范汪方云食之使人縮産飲不下病不除）有半夏菖蒲粭糖及羊肉（今案范汪方云人病不除膳夫經云三日勿食）有細辛勿食生菜（今案范汪方云食之病増）有甘草勿食菘（今案范汪方云有甘草三日勿食菘病不除膳夫經云）有藜蘆勿食狸肉（今案范汪方云食之使人水道逆上成腹脹）有牡丹勿食生葫荽（今案范汪方云一日勿食葫病増膳夫經云二日勿食生蒜病増）有恒山勿食生葱菜（今案范汪方云食之増病）有空青朱沙勿食生血物（今案養生要集云病不除）有伏苓勿食諸酢物

醫心方卷一

日本丹波康赖编纂的《医心方》是日本现存最早的一部大型综合性方书，成书于日本圆融天皇永观二年（984），即日本历史上著名的平安时期。

丹波康赖（912—995）原名刘芳康赖，是日本平安时代著名医学家。其先祖为东汉灵帝刘协五世孙高贵王，因战乱避祸日本，号“都贺使主”，在日兼而行医，开丹波家行医之先。丹波康赖是其八世孙，自幼受家族业医熏陶，精通医术，尤擅针灸，长期服务于日本天皇家族，由当时的日本皇室赐姓“丹波宿祢”，简称“丹波”，历任针博士、左卫门佐及丹波介等职。

平安时期（794—1192）跨越约400年，正值我国唐宋时期。平安初期，中日两国经济文化交流活跃，中国医学的发展也大大影响到日本。随着遣唐使、留学生以及僧侣们的频繁往来，许多重要的中医书籍也被陆续携往日本。平安中后期，经过数百年中国文化及汉医的学习，日本建立本土文化及医学的意识逐渐加强，纷纷参照中国医学典籍，并始编撰日本人自己的医学书籍。《医心方》正是丹波康赖仿照唐代重要医学典籍《外台秘要》的体例格式，辑录204种中国医书及文史类书籍而成的大型医书。

全书共30卷，全部汉文写著，然涉猎极广，包含治法、用药、方剂、美容、养生、房中、诸药禁忌、食补等丰富的内容。方剂部分为全书重点，收录包括五官诸病、内科杂证、外科诸病、服石诸症、妇人、产后、小儿、中毒救治等大量方剂，且大多以药味较少、处方简单的单验方为主。本书也展示其重实用，轻理论，重辨病，轻辨证，重小方，轻大方，重视养生、服食、房中、方书的学术特点。尤其房中一卷，保留了许多我国已较为罕见的房中著作的内容，其中许多关于房室保健的介绍，颇为国外学界推崇。

据马继兴先生统计，该书共引用医学与非医学书籍204种，所引条文10877条，除引用朝鲜医书两种6条外，其余全部为中国古医籍。书中所引唐以前医书达22种，其中大部分在宋以后亡佚不存，幸得《医心方》的传世，使得后世学者可以了解这些亡佚古籍的内容，也为已佚医书的辑录提供了可能，故而日本学者山田庆儿高度评价本书为“中国医学乃至东亚医学的历史证言集”。

《医心方》编纂完成后，长期秘藏，不为人知。后经刊刻以及传抄，流传颇广，其底本为半井氏家藏版，在日本被视为国宝级文物。此次展出的版本为日本安政元年至万延元年（1854—1860）刻本。

参考文献：

沈澍农等：《医心方校释》，北京：学苑出版社，2001年。

高文柱校注：《医心方》,北京：华夏出版社，2011年。

陈仁寿：《论〈医心方〉对传统药学史的贡献》，《中国药学杂志》1996年第8期。

沈澍农：《〈医心方〉的中国藏本》，《中华医史杂志》1997年第1期。

李豫川：《丹波康赖与〈医心方〉》，《文史杂志》2003年第6期。

雨龙：《关于〈医心方〉的版本流传》，《医古文知识》2004年第1期。

吕玉良：《龙门石刻药方与〈医心方〉所引“龙门方”之辨析》，《河南中医》2009年第8期。

（侯西娟）

东医宝鉴

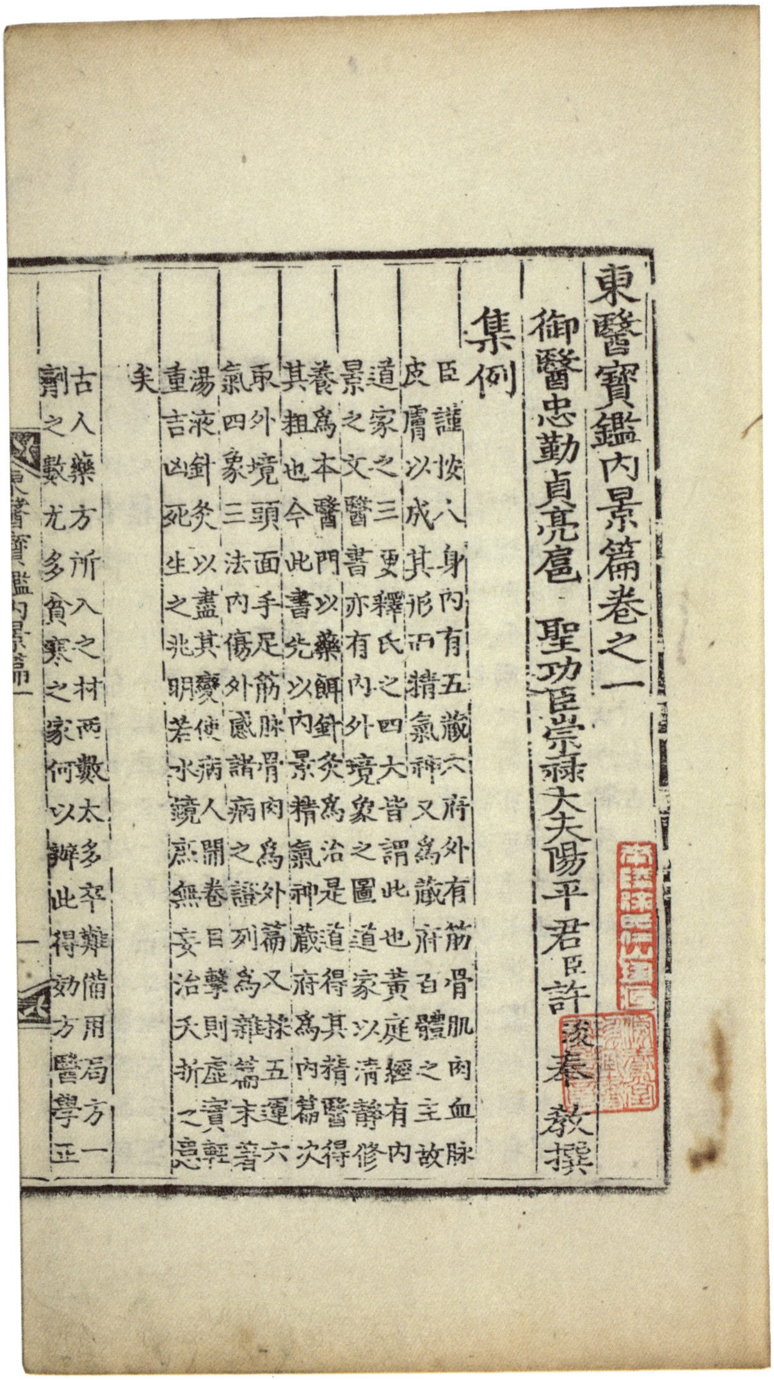
東醫寶鑑內景篇卷之一
御醫忠勤貞亮扈聖功臣崇祿大夫陽平君臣許浚奉教撰
集例
臣謹按人身內有五藏六府外有筋骨肌肉血脈
皮膚以成其形而精氣神又為藏府百體之主故
道家之三要釋氏之四大皆謂此也黃庭經有內
景之文醫書亦有內外境象之圖道家以清靜修
養為本醫門以藥餌鍼灸為治是道得其精醫得
其粗也今此書先以內景精氣神藏府為內篇次
取外境頭面手足筋脈骨肉為外篇又採五運六
氣四象三法內傷外感諸病之證列為雜篇末著
湯液鍼灸以盡其變使病人開卷目擊則虛實輕
重吉凶死生之兆明若水鏡庶無妄治夭折之患
矣
古人藥方所入之材兩數太多卒難備用局方一
劑之數尤多貧寒之家何以辦此得効方醫學正
東醫寶鑑內景篇一

东医宝鉴二十三卷目录二卷　（朝鲜）许浚撰　明崇祯七年（1634）朝鲜内医院刻本

国家图书馆

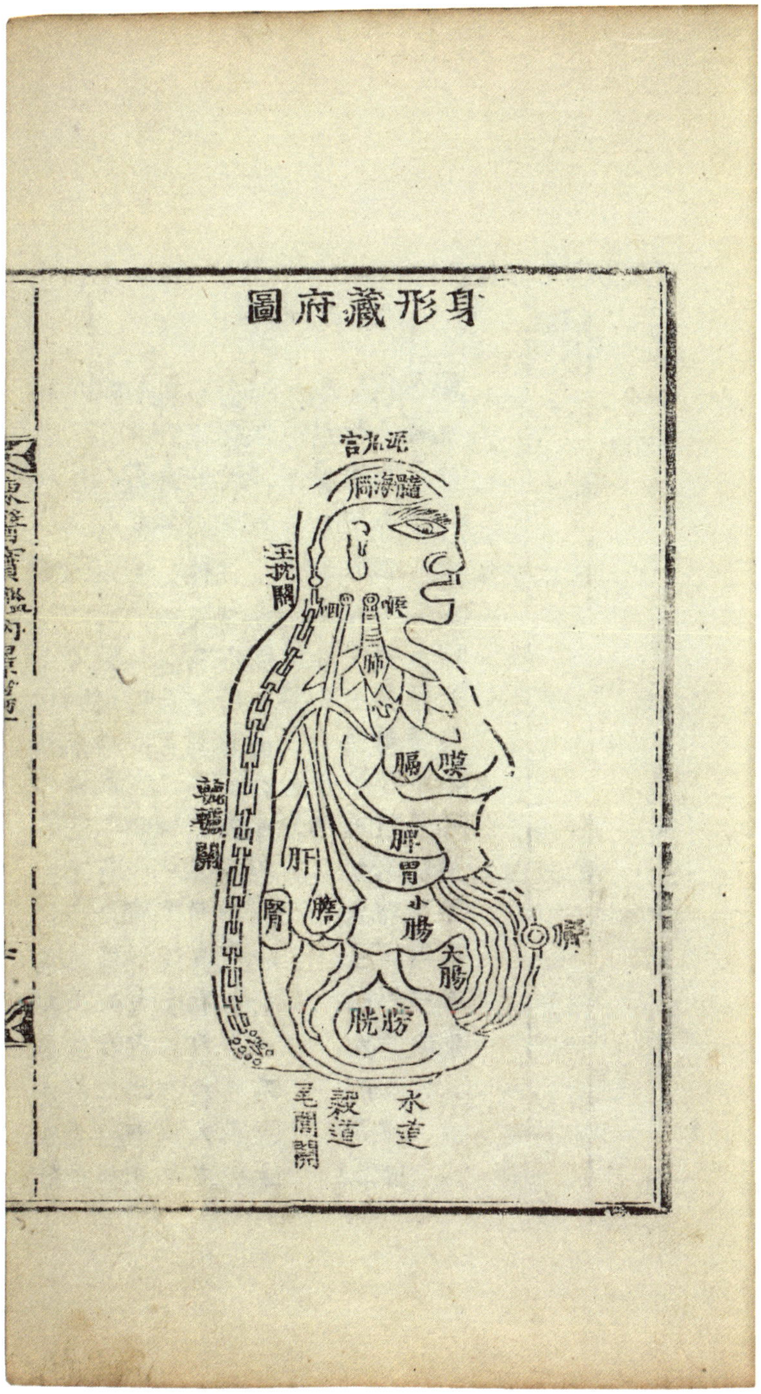
身形藏府圖
泥丸宫
髓海
玉枕關
咽
喉
肺
心
膈
膜
轆轤關
脾
胃
肝
腎
小腸
大腸
臍
膀胱
尾閭關
穀道
水道

《东医宝鉴》由朝鲜李氏王朝医家许浚于1610年编纂，辑录我国明以前医籍分类而成，内容宏富，在朝鲜医家所编的汉方医著中最负盛名，是中朝医学交流史上的灿烂篇章。

许浚（1546—1615），汉川人，为许碖之后裔，字清原，号阳平君。自小拜名医柳义泰为师，1574年经医科科举，准予行医。30岁被任命为太医院医官，成为李朝宣祖的御医，博学广识，医术高明，编纂有《东医宝鉴》、《痘疮集要》、《胎产集要》以及《救急方》等书，在朝鲜医学界享有盛誉。

全书分内景篇4卷、外形篇4卷、杂病篇11卷、汤液篇3卷及针灸篇1卷。本书列述108门，按人体部位系统论述人体生理、病因病理、治则、处方用药、单方等。在内景篇、外形篇、杂病篇中提出的病症总数为1130余种，复方为3626首，单方为915首。在汤液篇中首先说明采药法、干药法、三品的药性、修制法、制药法、汤散丸法、七方、十二剂、斤两升斗、煮药法、服药法、五味药性、气味升降、渍药酒法等，其次论述水部、土部、谷部、人部、禽部、兽部、鱼部、虫部、果部、菜部、草部、木部、玉部、石部、金部等16部1400种药材的形状、性味、采取方法、主治。针灸篇分述经络俞穴及灸法。

该书自1613年初刊以来，在朝鲜、中国、日本等国有30余种不同版本，广泛流传于亚洲各地。该书主要引用或选摘中国明万历以前的中国医书83种，朝鲜医书3种，保存了我国失传的古医书或早期医书，如张仲景、葛洪等医著的某些佚文，具有重要的文献价值。朝鲜版《东医宝鉴》最早的有明万历四十一年（1613）朝鲜内医院活字本，即初刻本，又名癸丑本或万历本，此本现藏韩国首尔大学奎章阁图书馆。朝鲜李朝时期由内医院组织，对《东医宝鉴》进行了多次校正刻印，存世的有己亥岭营开刊本、甲戌岭营开刊本和甲戌完营重刊本等。朝鲜显宗三年（1662），日本使臣向朝鲜索取《东医宝鉴》，后于1724年重新校正刊行，此即日本享保九年甲辰（1724）大阪书林刻本，又称京都本。中国最早的刊本为清乾隆二十八年（1763）璧鱼堂沃根园刻本。此次展出的为明崇祯七年（1634）朝鲜内医院刻本，今藏国家图书馆。

参考文献：

崔秀汉：《朝鲜医籍通考》，北京：中国中医药出版社，1996年。

柯卉：《中韩医学交流史上的〈东医宝鉴〉》，《韩国研究论丛》第七辑，北京：中国社会科学出版社，2000年。

高光震等校释：《东医宝鉴校释》，北京：人民卫生出版社，2001年。

朱建平：《〈东医宝鉴〉方剂学的初步研究》，《韩国韩医学杂志》2008年第2期。

朱建平：《许浚与〈东医宝鉴〉》，《中国中医基础医学杂志》2009年第1期。

（李　慧）

中华帝国全志

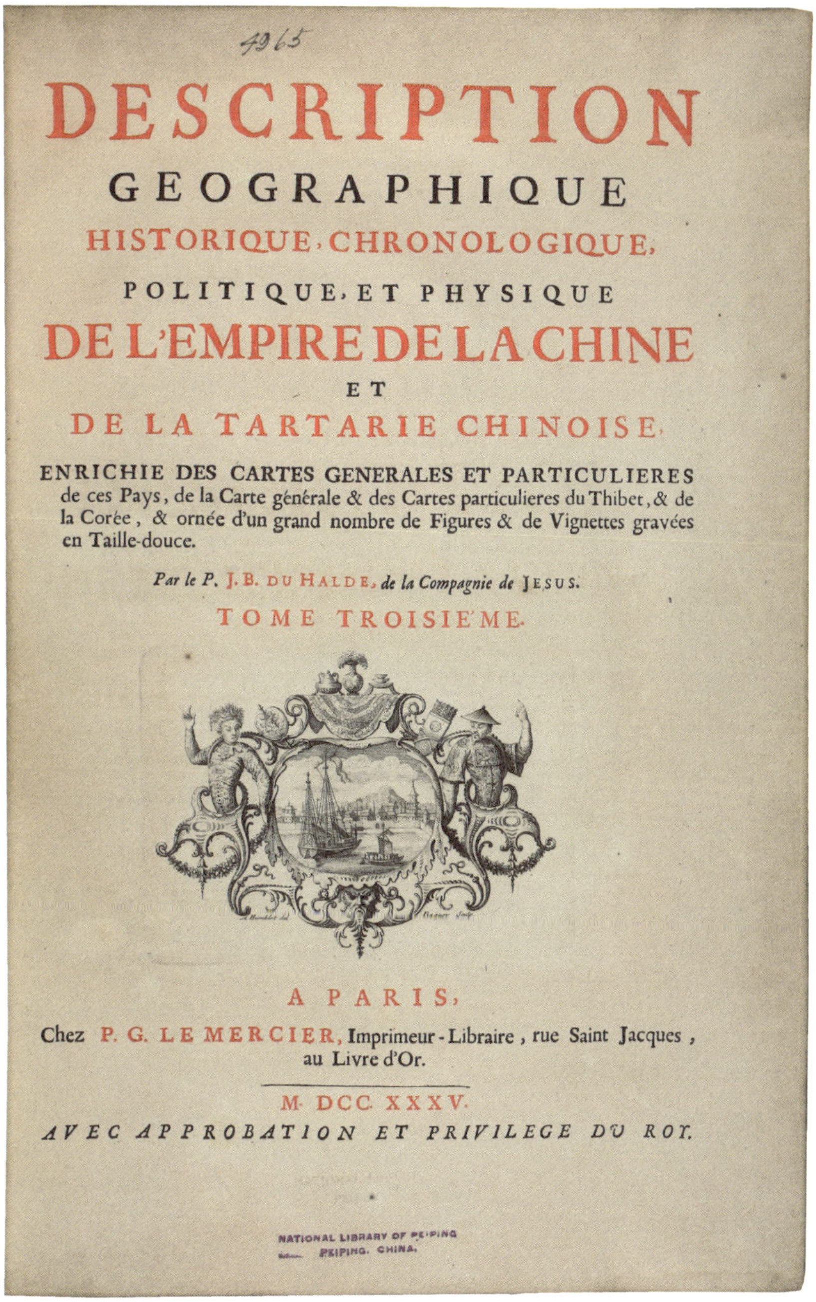
4965

DESCRIPTION
GEOGRAPHIQUE
HISTORIQUE, CHRONOLOGIQUE,
POLITIQUE, ET PHYSIQUE
DE L'EMPIRE DE LA CHINE
ET
DE LA TARTARIE CHINOISE,
ENRICHIE DES CARTES GENERALES ET PARTICULIERES de ces Pays, de la Carte générale & des Cartes particulieres du Thibet, & de la Corée, & ornée d'un grand nombre de Figures & de Vignettes gravées en Taille-douce.

Par le P. J.B. DU HALDE, *de la Compagnie de* JESUS.

TOME TROISIE'ME.

A PARIS,
Chez P. G. LE MERCIER, Imprimeur-Libraire, rue Saint Jacques, au Livre d'Or.

M. DCC. XXXV.
AVEC APPROBATION ET PRIVILEGE DU ROY.

中华帝国全志　（法）杜赫德著　法国巴黎　1735年

国家图书馆

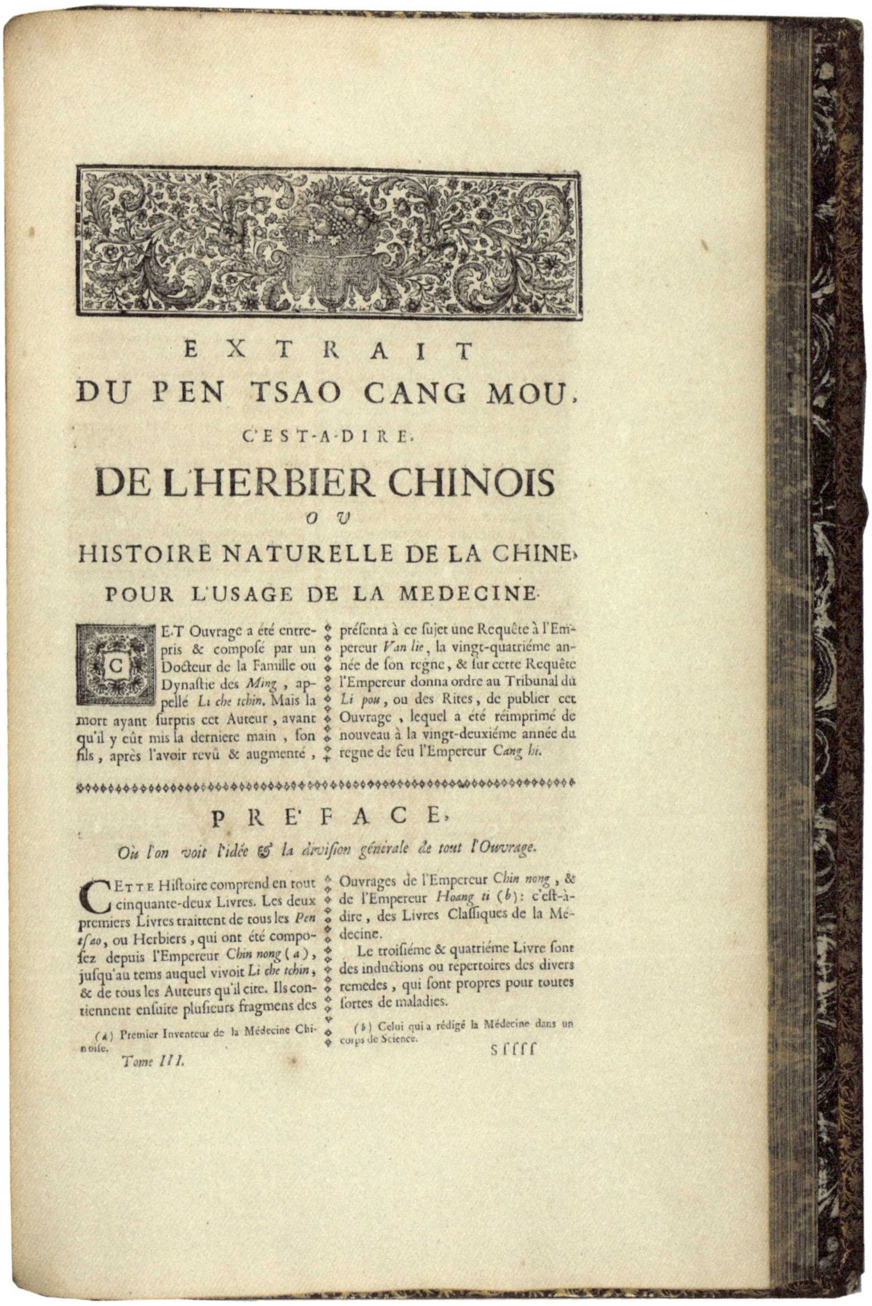

EXTRAIT

DU PEN TSAO CANG MOU,

C'EST-A-DIRE,

DE L'HERBIER CHINOIS

OU

HISTOIRE NATURELLE DE LA CHINE,

POUR L'USAGE DE LA MEDECINE.

CET Ouvrage a été entrepris & composé par un Docteur de la Famille ou Dynastie des *Ming*, appellé *Li che tchin*. Mais la mort ayant surpris cet Auteur, avant qu'il y eût mis la derniere main, son fils, après l'avoir revû & augmenté, présenta à ce sujet une Requête à l'Empereur *Van lie*, la vingt-quatriéme année de son regne, & sur cette Requête l'Empereur donna ordre au Tribunal du *Li pou*, ou des Rites, de publier cet Ouvrage, lequel a été réimprimé de nouveau à la vingt-deuxiéme année du regne de feu l'Empereur *Cang hi*.

PREFACE,

Où l'on voit l'idée & la division générale de tout l'Ouvrage.

CETTE Histoire comprend en tout cinquante-deux Livres. Les deux premiers Livres traittent de tous les *Pen tsao*, ou Herbiers, qui ont été composez depuis l'Empereur *Chin nong* (a), jusqu'au tems auquel vivoit *Li che tchin*, & de tous les Auteurs qu'il cite. Ils contiennent ensuite plusieurs fragmens des Ouvrages de l'Empereur *Chin nong*, & de l'Empereur *Hoang ti* (b): c'est-à-dire, des Livres Classiques de la Médecine.

Le troisiéme & quatriéme Livre sont des inductions ou repertoires des divers remedes, qui sont propres pour toutes sortes de maladies.

(a) Premier Inventeur de la Médecine Chinoise.

(b) Celui qui a rédigé la Médecine dans un corps de Science.

Tome III. Sffff

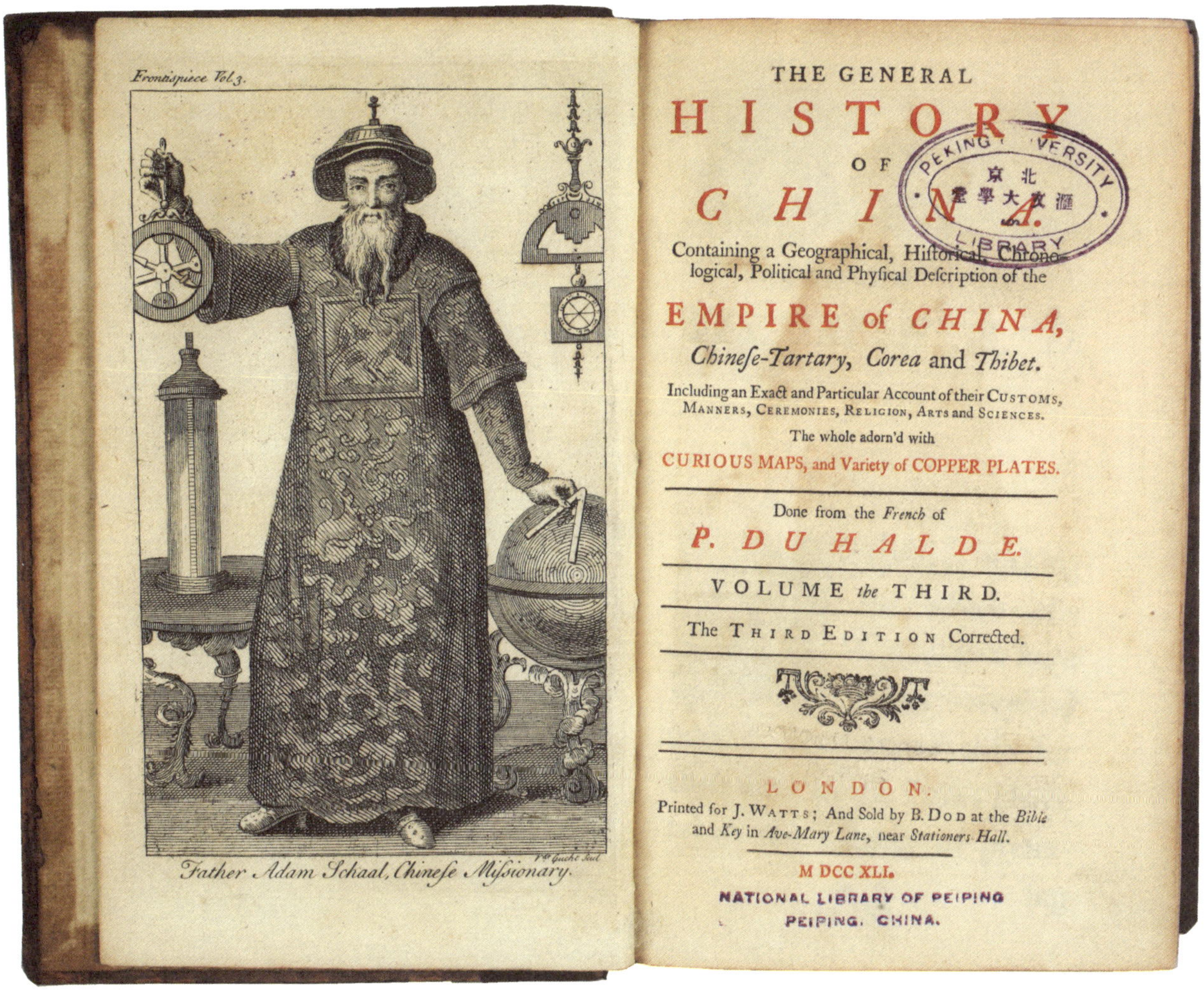

中华帝国全志 （法）杜赫德著 理查德·布鲁克斯译

英国伦敦 1741年

国家图书馆

《中华帝国全志》，全称《中华帝国及其所属鞑靼地区的地理、历史、编年纪、政治和博物》，该书被誉为“法国汉学三大奠基作之一”。

杜赫德（Jean-Baptiste Du Halde，1674—1743），法国耶稣会神父，著名汉学家。杜赫德虽然一生从未踏上中国国土,但对中国文化与历史非常着迷。他收集了大量在华耶稣会士有关中国的通信、著作、研究报告等，精心选编著成此书。该书一经出版，即轰动了整个欧洲，先后被译成英文、俄文和德文等出版发行。

该书1735年在巴黎首刊，共2500页，可谓皇皇巨著。此书不仅是耶稣会士报告的分类汇编，也是18世纪上半叶欧洲有关中国知识的总汇，一直到19世纪“都是欧洲关于中国知识的标准著作”。此书内容涉及中国的地理、历史、政治、宗教、经济、民俗、物产、科技、教育、语言、文学等各个领域，共分4卷。其中第三卷较为详细地介绍了《本草纲目》的作者、成书过程、书的主要内容以及书的价值，并进一步说明了《本草纲目》的分类法，对其16部、60类本草都一一进行了介绍。选译了人参、茶、象、骆驼、海马、麝香、冬虫草、大黄、阿胶、当归、白蜡、五倍子、乌臼木、三七等十数种药品。明代李时珍的《本草纲目》因此而为法国学者所认识；以后又随着《中华帝国全志》英文、德文、俄文本的出现，被介绍到欧洲各个国家，引起了欧洲学者越来越大的兴趣。作为《本草纲目》的第一个法文节译本，《中华帝国全志》在其西传过程中发挥了重要作用。

此后，法国著名汉学家雷慕沙（Jean Pierre Abel Rémusat，1788—1832）在他的《论中国人的舌苔诊病》（*Dissertaio de Glosso-semeiotice, sive de signis morborum quae è lingua sumuntur, praesertim apud Sinenses*，1813年)和《中医历史研究》（*Recherches historiques sur la médecine des Chinois，etc*. 1813）两部著作都曾对《本草纲目》进行了研究和介绍，进一步促进了该书在欧洲的传播。于是，在欧洲研究《本草纲目》的人日益增多，较为著名的如英国汉学家丹尼尔·韩伯里（Daniel Hanbury，1825-1875）的《中国本草备注》（*Notes on Chinese Materia Medica*，1862）和《药物学与原植物学论丛》（*Science Papers, Chiefly Pharmacological and Botanical*，1876），后者有一半内容是介绍《本草纲目》。20世纪初叶，英国人伊博恩（Bernard Emms Read，1887—1949）经多年潜心研究，将《本草纲目》卷八至三十七、卷三十九至五十二共44卷译成英文并加以阐介，其译文精当，值得称道。

自《本草纲目》第一个法文节译本问世270多年以来，西方学者从未中断过对它的研究。这部《中华帝国全志》即是《本草纲目》乃至中华医药文化西渐的有力见证。

参考文献：

李约瑟：《中国科学技术史》，北京：科学出版社；上海：上海古籍出版社，2006年。

张晟星：《〈本草纲目〉的翻译与传播》，《上海科技翻译》2003年第1期。

（彭福英）

中华医学

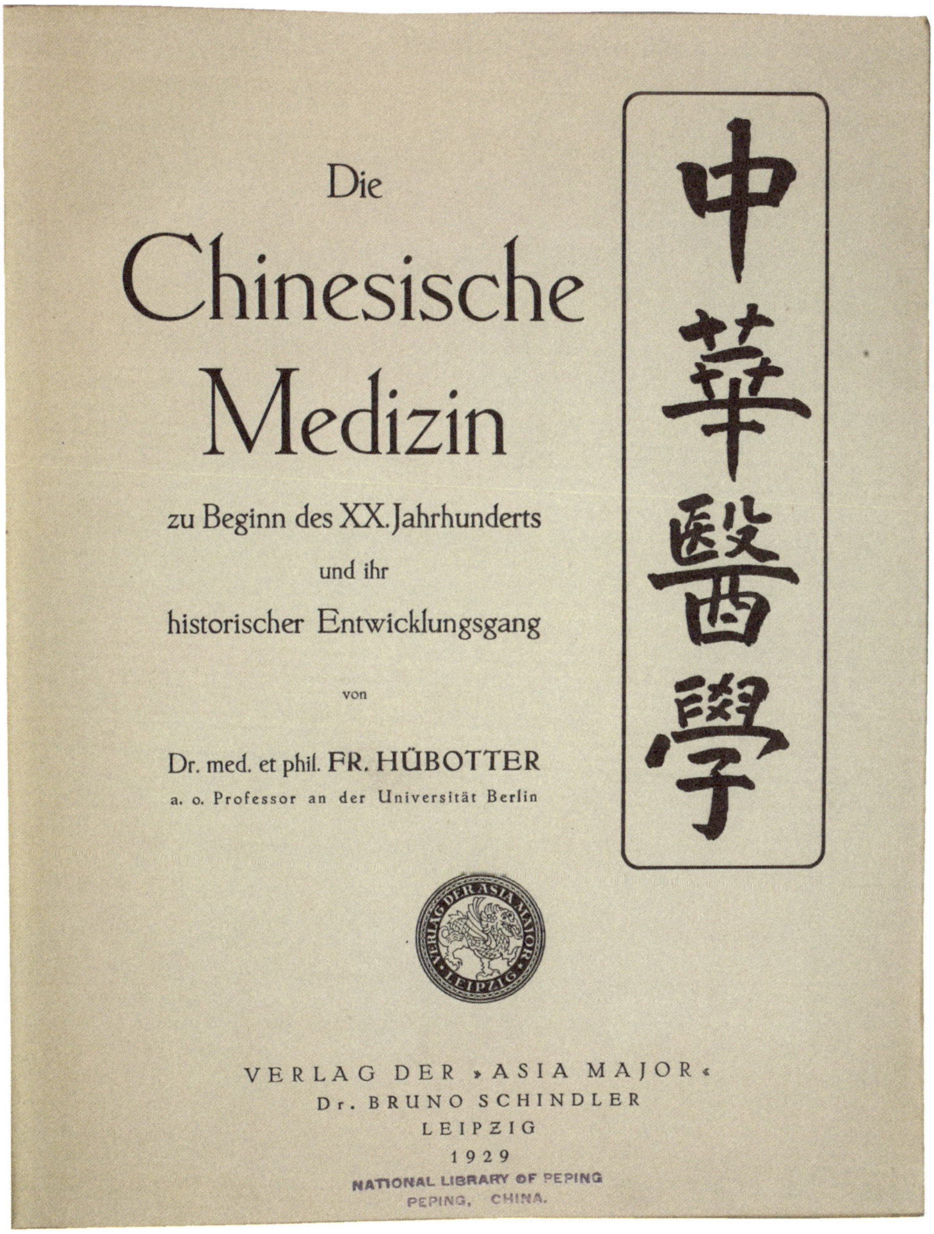
Die
Chinesische
Medizin
zu Beginn des XX. Jahrhunderts
und ihr
historischer Entwicklungsgang

von

Dr. med. et phil. FR. HÜBOTTER
a. o. Professor an der Universität Berlin

中華醫學

VERLAG DER »ASIA MAJOR«
Dr. BRUNO SCHINDLER
LEIPZIG
1929

中华医学　（德）许宝德著　德国莱比锡　1929年
国家图书馆

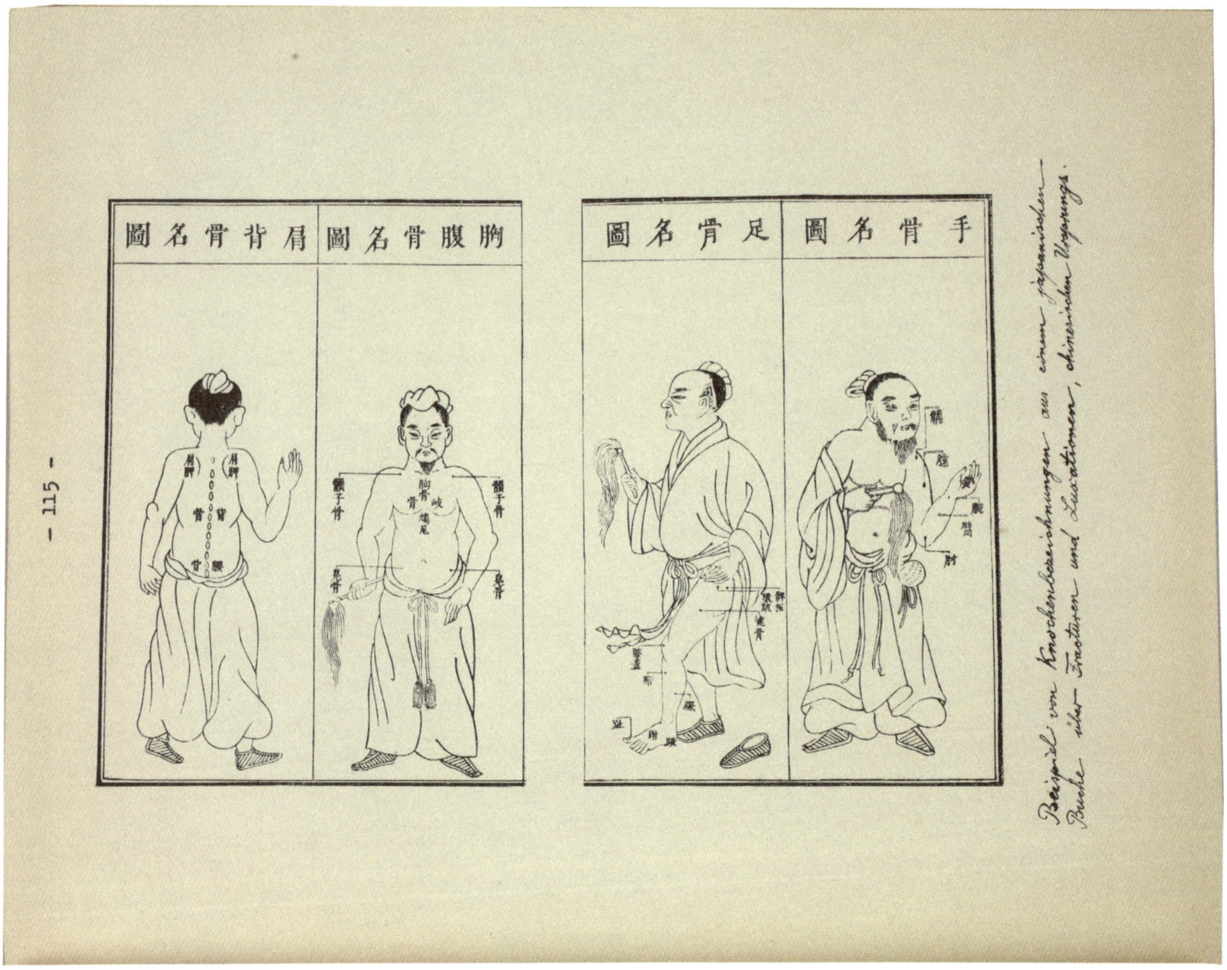
肩背骨名圖
胸腹骨名圖
足骨名圖
手骨名圖
- 115 -
Beispiel von Knochenbezeichnungen aus einem japanischen
Buche über Frakturen und Luxationen, chinesischen Ursprungs.

《中华医学》，德文名*Die chinesische Medizin zu Beginn des XX. Jahrhunderts und ihr historischer Entwicklungsgang*（二十世纪初期的中国医学及其发展历程），是德国人许宝德于1927年初在湖南益阳完成的一部著作，主要介绍中国传统医学从古代直至20世纪20年代的发展状况。

许宝德（Franz Hübotter，1881—1967），医学和哲学博士，第一次世界大战期间（1914—1918）曾任德军军医，战后在日本南部驻留4年后，以挪威医院副主任医师的身份来到湖南益阳信义医院。许宝德曾师从三位优秀的欧洲汉学家即沙畹（Eduard Chavannes）、顾路柏（Wilhelm Grube）和孔好古（August Conrady），他既通医术又懂中文，是西方研究东方医史的先驱。其著述和译作颇丰，早在1913年即已出版《古代中国名医师》、《寿世编：中国古代的接生术》等，后期还翻译了《针灸甲乙经》等。许宝德在《中华医学》前言中提到，他翻译了《古今图书集成》中除评论之外的有关中医脉学的重要著述和篇章部分内容，相关手稿保存在当时的普鲁士皇家图书馆（今德国国家图书馆）手稿部。许宝德回国后在柏林大学任教，因此成为最先把中医搬上德国大学课堂的学者。

该书包括前言、参考书目、中医姓名索引、解剖学、生理学、人体宏观与微观循环的关系、疾病、法医、医院、医生地位、人体器官图、中医诊断术和中医疗法几个部分，比较全面地介绍了中国医学有史以来各个方面的发展。前言系作者本人所作，从中可以了解其医学及汉学经历、探寻其对中医的认识与态度。参考书目列举了欧洲及中日有关中国医学的重要著作，从《黄帝内经》、《神农本草经》直至20世纪20年代的中文著述，可知作者阅读相当丰富。索引部分列举了历史上著名的中医123位。

许宝德治学严谨，不但细读了他所研究的中国文献，也参考了有关中国医学的欧洲文献。在翻译到有可能引起误解的地方，他通常会附上相应的中文表述。对原有评论部分的有些内容进行了扩充，有些则重新编写，并附上相应的中文参考书目。许宝德在翻译《濒湖脉学》中27种脉象时，只是选择重点翻译，尽可能清晰简明地介绍各个脉象。翻译的同时还附有自己的看法，如翻译《难经》第60篇时标注：“此处参见《灵枢》第24篇。”

《中华医学》于1929年由当时与法国《通报》齐名的汉学杂志德国《泰东》（*Asia Major*）杂志出版社出版，收入其“中国文库”第一册。它是20世纪上半叶德国乃至欧洲地区出版的为数不多的有关中医的优秀著作之一。其中《濒湖脉学》、《难经》和《脉决》德文译文均属于较早的欧洲译本。

参考文献：

牛喘月：《从西方第一次“针灸热”看语言与翻译问题对中医西传的影响》，《中西医结合学报》2004年1期。

（德）文树德（Paul U. Unschuld）、麦劲生译：《西方的中国医学史研究：成就、方法及展望》，《当代史学》（*Contemporary Historical Review*）2003年第2期。

（翁莹芳）

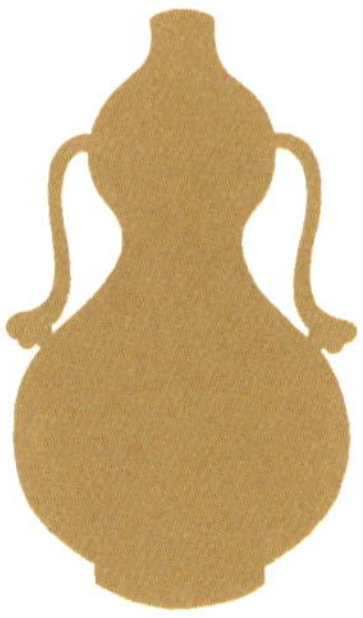

附　录

展品目录

先秦两汉时期

卜辞 商武丁时期（前1250—前1192） 龟甲

存3字。该卜辞中的“龋”字，是商代有关龋齿的记载，比埃及和印度的同类记载要早700-1000年。《甲骨文合集》著录为13662号。刘体智旧藏。

国家图书馆

足臂十一脉灸经 西汉 帛书 湖南长沙马王堆3号汉墓

《足臂十一脉灸经》和《阴阳十一脉灸经》是我国迄今所知最早论述经脉的医学文献。《足臂十一脉灸经》所主病候78种。分为“足”与“臂”两篇，分别记述了足太阳脉、足少阳脉、足阳明脉、足少阴脉、足太阴脉、足厥阴脉、臂太阴脉、臂少阴脉、臂太阳脉、臂少阳脉、臂阳明脉等十一脉的循行部位以及所主病候和灸法治疗。入选《第一批国家珍贵古籍名录》，名录号00108。

湖南省博物馆

脉书 西汉 竹简 湖北江陵张家山247号汉墓

共66枚。内容包括5种各自独立的古佚医书，原无书名，据原书文字分别定名为：《阴阳十一脉灸经》、《脉法》、《阴阳脉死候》、《病候》、《六痛》。入选《第一批国家珍贵古籍名录》，名录号00050。

湖北省荆州市博物馆

东汉医简 东汉 木简 甘肃武威旱滩坡1号汉墓

共92枚，末简抄“右治百病方”，为尾题书名。所载内容丰富，范围广泛，大多在简首标列医方名称，其下连书用药、行针的具体情况，以及相关禁忌，亦有对疾病理疗方法的论述。入选《第一批国家珍贵古籍名录》，名录号00094。

甘肃省博物馆

黄帝内经素问二十四卷 （唐）王冰注 （宋）林亿等校正 （宋）孙兆改误 **亡篇一卷** 金刻本 存十三卷

《黄帝内经》简称《内经》，是现存最早的医学典籍之一。原书包括《素问》和《灵枢》两部分，后经整理各自成书，流传至今，《素问》与《灵枢》均形成二十四卷本和十二卷本两个版本系统。此金刻《素问》二十四卷本，为该书现存最早版本，虽为残帙，然版本早，流传少，极可珍视。此书原藏清内阁大库，后转藏国家图书馆。入选《第一批国家珍贵古籍名录》，名录号00626。

国家图书馆

新刊补注释文黄帝内经素问十二卷 （唐）王冰注 （宋）林亿等校正 （宋）孙兆改误 元后至元五年（1339）胡氏古林书堂刻本

此元后至元五年胡氏古林书堂刻本为现存《素问》十二卷本中保存完好的最早版本。入选《第一批国家珍贵古籍名录》，名录号00627。

国家图书馆

新刊黄帝内经灵枢十二卷 （宋）史崧音释　元后至元五年（1339）胡氏古林书堂刻六年（1340）印本

此元后至元五年胡氏古林书堂刻本为现存《灵枢》十二卷本中保存完好的最早版本。瞿氏铁琴铜剑楼旧藏。入选《第一批国家珍贵古籍名录》，名录号00633。

国家图书馆

补注释文黄帝内经素问十二卷 （唐）王冰注　（宋）林亿等校正　（宋）孙兆改误　**遗篇一卷　黄帝素问灵枢经十二卷** （宋）史崧音释　明赵府居敬堂刻本

明赵府居敬堂刻本为《黄帝内经》现存十二卷本中品质较佳、流传较广者。

国家图书馆

黄帝内经太素注三十卷 （隋）杨上善撰　清灵溪精舍抄本　存二十二卷

《黄帝内经太素》为类分研究《黄帝内经》的重要文献。原书已佚，此抄本为存世抄本之一种。

国家图书馆

图注八十一难经八卷 （明）张世贤撰　明沈氏碧梧亭刻本

全图注释《难经》的最早注本，以图注形式浅显易懂地阐发《难经》旨义，流传较广。入选《第三批国家珍贵古籍名录》，名录号08377。

国家图书馆

神农本草经疏三十卷 （明）缪希雍撰　明天启五年（1625）毛氏绿君亭刻本

依《证类本草》所载药物，从阴阳、五行、归经、脏腑、虚实等方面进行阐释，开创注疏类本草的先河。

中国中医科学院图书馆

神农本草经 （清）孙星衍辑　清光绪十七年（1891）周氏校刊本

中国中医科学院图书馆

仲景全书二十六卷 （汉）张机等撰　明万历二十七年（1599）赵开美刻本

包含《伤寒论》、《金匮要略方论》、《注解伤寒论》、《伤寒类证》四部著作，是研究张仲景学术思想的必读之书。入选《第二批国家珍贵古籍名录》，名录号04568。

中国中医科学院图书馆

伤寒明理论三卷方论一卷 （金）成无已撰　宋刻本（明理论卷三、方论配清抄本）

从证候学与方剂学角度阐发伤寒之理的著作。入选《第一批国家珍贵古籍名录》，名录号00648。

国家图书馆

张仲景注解伤寒百证歌五卷 （宋）许叔微撰　元刻本

以100首七言歌诀阐述《伤寒论》的辨治思想，对于《伤寒论》的普及推广颇具意义。入选《第一批国家珍贵古籍名录》，名录号00649。

国家图书馆

伤寒要旨一卷药方一卷 （宋）李柽撰　宋乾道七年（1171）姑孰郡斋刻本

探讨伤寒方证的学术著作。此宋刻本具有很高的文物价值和学术价值。经黄丕烈、汪士钟、潘宗周递藏。入选《第一批国家珍贵古籍名录》，名录号00651。

国家图书馆

魏晋南北朝时期

新刊王氏脉经十卷 （晋）王叔和撰　（宋）林亿等校定　元天历三年（1330）广勤书堂刻本

我国现存最早的脉学专著，集西晋以前脉学之大成，促进了后世脉学的发展。入选《第一批国家珍贵古籍名录》，名录号00645。

国家图书馆

针灸甲乙经十二卷 （晋）皇甫谧撰 清光绪十年（1884）陆润庠家抄本 陆润庠校

我国现存最早的一部针灸经穴专著，收集和整理了古代针灸文献的重要资料。

国家图书馆

葛仙翁肘后备急方八卷 题（晋）葛洪撰（梁）陶弘景增补 明万历二年（1574）李栻刻本

以治疗急症为主的综合性医著，所收方剂"简、便、廉、验"，涉及临床各科，具有重要临证参考价值。

国家图书馆

补遗雷公炮制便览十四卷 明万历十九年（1591）内府彩绘本

明代宫廷彩绘本草，为考察药物炮制、本草歌赋及本草绘图的重要著作。入选《第一批国家珍贵古籍名录》，名录号01799。

中国中医科学院图书馆

刘涓子鬼遗方五卷 （南朝齐）龚庆宣撰 宋刻本

因托名"黄父鬼"所遗，故名《鬼遗方》。我国现存最早的外科专著，也是我国最古的军阵外科学专著，代表南北朝时期外科的发展水平，对日本、朝鲜的外科学发展也有很大影响。曾为汪士钟、瞿氏铁琴铜剑楼收藏。入选《第一批国家珍贵古籍名录》，名录号00677。

国家图书馆

隋唐时期

重刊巢氏诸病源候总论五十卷 （隋）巢元方撰 元刻本

中国第一部论述疾病病因和证候的专书，继承发扬了中医病因病机学理论，对后世影响很大。唐代孙思邈撰著《千金要方》、《千金翼方》，王焘编著《外台秘要》，宋代大型方书《太平圣惠方》中关于疾病病因及证候的论述及分析，大都以《诸病源候论》为宗。此元刻本为该书现存最早版本。入选《第一批国家珍贵古籍名录》，名录号00654。

国家图书馆

新修本草序例卷上 唐写本

残存1纸，共3行，首全尾残。《新修本草》于唐显庆二至四年（657—659）苏敬等编著，世称《唐本草》，有本草二十卷，目录一卷，又有药图二十五卷，图经七卷，计五十三卷。载药844种，代表了中古时期中医药学发展的一个里程碑。

国家图书馆

医方 麹氏高昌时期（499—640）写本

吐鲁番阿斯塔那153号麹氏高昌国墓葬出土。此方有白梅皮、杏仁、去核大枣等药材，并记录了适用的病症。联系吐鲁番出土陶弘景《神农本草经集注》及各类单方，可以推知此地医药文献的一般情况。

新疆维吾尔自治区博物馆

重刊孙真人备急千金要方三十卷 （唐）孙思邈撰 元刻本

孙氏认为"人命至重，有贵千金"，故以此为书名。本书包括医学伦理、本草、临证各科等内容，计233门，合方5000余首。书中系统地总结和反映了自《内经》后至唐初的医药资料和临床经验，具有较高的学术价值，是中国医药学发展过程中的一座丰碑，对国内外均有较为深远的影响。入选《第一批国家珍贵古籍名录》，名录号00657。

国家图书馆

千金翼方三十卷 （唐）孙思邈撰 明万历三十三年（1605）王肯堂刻本

孙氏辅翼《备急千金要方》之作，故称"翼

方”，保存了唐以前的医药学资料，辑录药物800余种，有些是唐以前未收录的新药和外来药物。书中收载了当时医家所秘藏的《伤寒论》内容，选录了《千金要方》所未载的古代方剂2000余首，按药物功效、主治进行分类，对后世启发很大。王肯堂（1549—1613），金坛（今江苏金坛）人，字宇泰，官至福建参政。他广泛收集历代医药文献，结合临床经验，编著及刊刻多种医书，保存了许多有价值的医药资料。

中国中医科学院图书馆

外台秘要方四十卷　（唐）王焘撰　宋绍兴两浙东路茶盐司刻本（有抄配）　存三十六卷

博采众长，引用前代医家医籍达60部之多，是继《千金方》后又一部综合性医学巨著，许多唐以前方书、验方及治法赖此得以保存。入选《第一批国家珍贵古籍名录》，名录号00661。

国家图书馆

龙门药方洞药方　唐代刻石　清拓本

药方洞位于龙门石窟的古阳洞与奉先寺之间，刻有140首药方，其中药物治疗方117首，灸法治疗方23首，所涉及的药物达120多种，多是民间常见的植物药、动物药和矿物药，大多数至今仍在民间沿袭传用。

国家图书馆

四部医典·诀窍部　宇妥·云丹贡布撰　十四代宇妥·云丹贡布修订　清雍正十年（1732）刻本

藏文。宇妥·云丹贡布为大唐医家东松嘎瓦的弟子，吸收中医药学、印度医药学、大食医药学的内容，结合藏族医药的临床经验，于公元8世纪著成《四部医典》。其书对人体生理病因、各种疾病的症状体现及治疗等作了具体论述，对藏族医药学、蒙古族医药学的发展起到了极其深远的影响。诀窍部为《四部医典》之一部，主要论述各种疾病的诊治方法。入选《第三批国家珍贵古籍名录》，名录号09654。

国家图书馆

两宋时期

经史证类备急本草三十一卷　（宋）唐慎微撰　宋嘉定四年（1211）刘甲刻本

以宋《嘉祐本草》为基础，集入《本草图经》而成。经朝廷修订，东传日本、朝鲜，影响元、明两代，是《本草纲目》问世之前的本草学范本，清晰地展现了本草的发展脉络，在本草学史上具有承前启后的重要作用。杨氏海源阁旧藏。入选《第一批国家珍贵古籍名录》，名录号00635。

国家图书馆

重修政和经史证类备用本草三十卷　（宋）唐慎微撰　（宋）寇宗奭衍义　蒙古定宗四年（1249）张存惠晦明轩刻本　钱谦益跋

以当时流行的《政和本草》为主，补入《本草衍义》而成，保存了大量宋以前的本草资料。本书曾为季振宜、翁同龢等收藏。入选《第一批国家珍贵古籍名录》，名录号00640。

国家图书馆

新编证类图注本草四十二卷序例五卷　（宋）唐慎微撰　（宋）寇宗奭衍义　元刻本　存四十四卷

该书分部顺序与《大观本草》相同，但卷数分析更细；内容实则为《大观本草》、《本草衍义》两书合编的删节本。天禄琳琅旧藏。

国家图书馆

本草衍义二十卷　（宋）寇宗奭撰　宋淳熙十二年（1185）江西转运司刻庆元元年（1195）重修本

该书药物排列顺序与《证类本草》大致相同，在本草学研究方面地位较高。《本草纲目》引用此书内容较多，李时珍称其“参考事实，核其情理，援引辩证，发明良多”。袁克文旧藏。入选《第一批国家珍贵古籍名录》，名录号00642。

国家图书馆

履巉岩本草三卷 题（宋）琅琊默菴撰 明抄彩绘本

为现存最早的彩绘药谱，编绘杭州地区的地方本草，对植物药用考证颇具价值。入选《第二批国家珍贵古籍名录》，名录号04561。

国家图书馆

太平惠民和剂局方十卷 （宋）陈师文等撰 **指南总论三卷** （宋）许洪撰 **增广和剂局方图经本草药性总论一卷** 元至正二十六年（1366）高氏日新堂刻本

北宋太医局熟药所编制的成药配方本，是我国第一部成药典，对后世方剂学发展影响很大。蒋光焴旧藏。入选《第一批国家珍贵古籍名录》，名录号00662。

国家图书馆

大德重校圣济总录二百卷 元大德三年至四年（1299—1300）江浙等处行中书省刻本 存三十一卷

收集当时民间所献医方，结合内府所藏秘方整理汇编而成，包括临证各科及养生、杂治等，分为66门，堪称宋代医学全书。此书曾藏清内阁大库。

国家图书馆

洪氏集验方五卷 （宋）洪遵辑 宋乾道六年（1170）姑孰郡斋刻公文纸印本 黄丕烈 顾广圻跋

收方167首，每方之下皆注明出处或来源，其效可信，简明实用。入选《第一批国家珍贵古籍名录》，名录号00665。

国家图书馆

三因极一病证方论十八卷 （宋）陈言撰 元刻本

探讨中医病因学说的重要文献，使中医的三因致病说得以发展和明确。张元济涵芬楼旧藏。

国家图书馆

新编近时十便良方四十卷 （宋）郭坦撰 宋万卷堂刻本

郭氏从名医方论中摘取切合当时气候的良方，编撰成书。

国家图书馆

新编妇人大全良方二十四卷辨识修制药物法度一卷 （宋）陈自明撰 元勤有书堂刻本

我国早期的妇科代表作。书中的妇科学术理论和临床方治内容较为丰富、全面，对南宋以后的妇科学术论著影响很大，历来深受后世医家的重视。入选《第一批国家珍贵古籍名录》，名录号00679。

国家图书馆

卫生家宝产科备要八卷 （宋）朱端章辑 宋淳熙十一年南康郡斋刻本 黄丕烈、瞿中溶跋 钱大昕题款

汇集宋以前有关产科名家论著，结合朱氏经验编辑而成，是我国宋以前有关产科医学的经验集成。入选《第一批国家珍贵古籍名录》，名录号00678。

国家图书馆

钱氏小儿直诀四卷 （宋）钱乙撰 （宋）阎孝忠辑 （明）薛铠注 明崇祯元年（1628）梁忠刻本

宋人阎孝忠整理儿科医学宗师钱乙有关儿科医论、医方、医案的内容编次而成。全书较系统阐述了钱乙的临床经验与方治。

中国中医科学院图书馆

外科精要三卷 （宋）陈自明撰 （明）薛己注 **附录一卷** 明嘉靖刻本

中医外科第一部系统而精要的专著，促成中医外科学的形成与发展，是中医外科临证的重要参考书。

国家图书馆

存真图 （宋）杨介撰 清抄绘本

早期的人体解剖图谱，中医学界一直认为已经亡佚，2005年至2007年编纂出版《中国中医古

籍总目》时发现并著录。

国家图书馆

古今录验养生必用方三卷 （宋）初虞世撰 清同治二年（1863）叶廷琯抄本 叶廷琯跋

辑录了36篇短文，收载了北宋以前医家的一些验例、处方，反映了初虞世本人的临床经验和学术思想。该书宋本已不知见，惟清同治二年（1863）叶廷琯精抄本存世。

南京图书馆

医说十卷 （宋）张杲撰 宋刻本 黄丕烈丁丙 柳诒徵跋

南宋医家张杲所撰医史专著，为我国现存最早载有大量医史人物传记和医学史料的医籍，也是第一部较完整的新安医学著作。入选《第一批国家珍贵古籍名录》，名录号00667。

南京图书馆

新刊铜人针灸经七卷 元刻本 存三卷

内容与宋代《太平圣惠方》中《针经》相同，元人辑出，改为今名。杨守敬从日本访得之书。

国家图书馆

新编西方子明堂灸经八卷 元刻本

灸治专著，图文并茂，共有图19幅，分述各穴位置和灸治病症，颇具参考价值。瞿氏铁琴铜剑楼旧藏。

国家图书馆

鼎雕铜人腧穴针灸图经三卷 （宋）王惟一辑 明书林宗文堂刻本

又称《天圣针经》及《明堂铜人》，简称《铜人经》，与当时所铸“天圣铜人”并存于世，其文亦有刻石。本书对腧穴位置、主治、刺灸方法等逐一考证，使针灸有了统一规范，对宋以后针灸学发展产生重要影响。入选《第一批国家珍贵古籍名录》，名录号01820。

中国中医科学院图书馆

金元时期

素问玄机原病式二卷 （金）刘完素撰 明嘉靖元年（1522）留克全刻本

发挥《素问·至真要大论》“病机十九条”的重要文献，分为“五运主病”和“六气为病”两部凡十一类。“六气化火”学说始自于此。

国家图书馆

新刊医学启源三卷 （金）张元素撰 明嘉靖十一年（1532）安正堂刻本

张元素为教其门人而撰写的医学入门之书，为易水学派重要代表作。完善了中医的脏腑辨证学说，阐明了中药的引经报使和遣药制方理论，对中药学和方剂学发展有一定影响。

国家图书馆

太医张子和先生儒门事亲三卷直言治病百法二卷十形三疗三卷 （金）张从正撰 蒙古中统三年（1262）刻本

金元医学的代表作之一。该书阐发金人张从正的攻邪思想，主张运用汗、吐、下三法，在中医学术流派发展史上特色鲜明，独树一帜。入选《第一批国家珍贵古籍名录》，名录号00669。

北京大学图书馆

东垣十书十九卷 明嘉靖八年（1529）辽藩朱宠瀼梅南书屋刻本

收录李杲、朱震亨等宋、金、元医家著作10种，包括《脾胃论》、《格致余论》等。

国家图书馆

重订丹溪先生心法三卷 （元）朱震亨撰（明）程充重订 **附录一卷** 明弘治六年（1493）程祖兴等刻本

后人据朱震亨临证治验记录整理编纂而成，突出反映朱氏“阳常有余，阴常不足”而力倡养阴的学术思想，为学者研究丹溪学术的主要参考文献。

中国中医科学院图书馆

世医得效方二十卷 （元）危亦林撰 **孙真人养生书一卷** （唐）孙思邈撰 元至正五年（1345）陈志刻本

综合性医著，按元代医学分十三科的顺序编著而成，特别在骨伤科疾病诊治方面，许多认识在当时处于世界领先水平。入选《第一批国家珍贵古籍名录》，名录号00676。

北京大学图书馆

饮膳正要三卷 （元）忽思慧撰 元刻本 存一卷

元代宫廷饮食谱，为我国现存第一部完整的饮食卫生和食疗专书。记载多种药膳方和食疗方，附录版画20余幅。该书特别注重阐述各种饮馔的性味与滋补作用，反映了当时国内各民族饮食医药文化的成就，尤其突出体现了蒙古族人民别具一格的医药饮食文化。入选《第一批国家珍贵古籍名录》，名录号00737。

北京大学图书馆

回回药方三十六卷 明抄本 存四卷

回回医药学与中医药学初步汇合的代表，学术思想以阿拉伯医药学为主，混杂少量中医药学的医方与术语。

国家图书馆

明清时期

本草纲目五十二卷图二卷 （明）李时珍撰 明万历二十一年（1593）金陵胡承龙刻本

《本草纲目》是明代著名医药学家李时珍历时27年写成的本草学巨著。该书总结了明代以前的药物学知识，详细描述了1892种植物、动物、矿物等类药物的名称、产地、形态、栽培、采集、炮制以及它们的药性和作用，并首创科学的药物分类法。此本为该书最早版本，为后世众多版本之祖本，存世极少。入选《第一批国家珍贵古籍名录》，名录号01798。

中国中医科学院图书馆

本草品汇精要四十二卷 （明）刘文泰、徐镇等撰 明抄彩绘本 存十一卷

明代官修本草，绘有1000余幅重彩药图，极为精美，堪称彩绘本草之精品。

国家图书馆

食物本草四卷 明抄彩绘本

明代中药彩绘本。所收药物数、分类及文字均同薛己《食物本草》，绘图风格极似《本草品汇精要》。

国家图书馆

本草图谱□卷 （明）周荣起抄周淑祜、周淑禧彩绘本 存三卷

本草图册，实为《本草品汇精要》之摹绘本。

国家图书馆

本草图谱□卷 （明）周荣起抄周淑祜、周淑禧彩绘本 存二卷

本草图册，实为《本草品汇精要》之摹绘本。入选《第二批国家珍贵古籍名录》，名录号04564。

中国中医科学院图书馆

普济方一百六十八卷 （明）朱橚撰 明永乐周藩刻本 存二十二卷

集明以前方书之大成，保存了不少已经散佚的医著，对临床治疗具有重要参考价值。

国家图书馆

景岳全书五十四卷 （明）张介宾撰 清康熙四十九年（1710）会稽鲁超刻本

分为入、道、须、从、性、理，明、心、必、贯、天、人，谟、列、圣、贤、大、德，图、书、宇、宙、长、春等24集，取材广泛，议论宏富，理法精要，是温补学派的代表作。

中国中医科学院图书馆

钦定古今图书集成一万卷目录四十卷 （清）蒋廷锡、陈梦雷等辑 清雍正四年（1726）内府铜活字印本

由清政府组织编写的大型综合性书籍，是中国最大的一部类书。其中的医学部分为《医部全录》。取材广泛，既有中医基础理论，又包括了中医临床各科疾病的证治，上采秦汉医经及注释，下集近代名著及文献，堪称医学百科全书。

国家图书馆

御纂医宗金鉴编辑外科心法要诀十六卷 （清）吴谦等编　清乾隆内府稿本

为钦定的太医院教科书，是清代乾隆年间政府组织编写的一部大型医学丛书。入选《第二批国家珍贵古籍名录》，名录号04616。

中国中医科学院图书馆

温病条辨六卷 （清）吴瑭撰　清嘉庆十八年（1813）问心堂刊本

是一部全面、系统总结与阐介温病因证脉治，理法方药兼备的温病学集大成之作。民国释清华《珍藏医书类目》称赞此书："颇有条理，可为治温病之津梁也。"

中国中医科学院图书馆

名医类案十二卷 （明）江瓘编辑　明万历十九年（1591）刻本

为明代著名医家江瓘编辑，草成于明嘉靖三十七年（1558），书未刊成，江瓘去世，其子应元、应宿编次补遗，首刊于明万历十九年（1591）。该书是我国第一部类编医案专著。

中国中医科学院图书馆

串雅内编四卷 （清）赵学敏编　清咸丰九年（1859）杭城罗文显刻本

关于走方医医术和验方的专著。"走方医"，亦称"铃医"、"虎撑医"、"草泽医"，是对民间医生的泛称，《串雅内编·绪论》言"负笈行医，周游四方，俗呼为走方"。因走方医以摇串铃为标帜，故书名《串雅》，意在使铃医经验登大雅之堂。全书分内、外两编，收集了大量民间走方医的防治疾病经验，选药广泛、用方简便，丰富了中医学的内容。

中国中医科学院图书馆

银海精微二卷 题（唐）孙思邈撰　清乾隆内府写本

撰者不详，自明代刊刻流传后，清代书肆商贾翻刻时多托名孙思邈所著。道家以"目为银海"，故名。该书较全面地介绍了明代及其以前的眼科成就，将眼科理论和方药、手术治疗紧密结合，成为指导中医眼科临床的重要著作之一。

南京图书馆

重楼玉钥二卷 （清）郑宏纲撰　清道光十九年（1839）苏城喜墨斋刻本

清代著名喉科医家郑宏纲于乾隆年间撰著的中医喉科临证专著。《黄庭经》谓咽喉为"十二重楼"，"玉钥"喻指本书的治则治法如同钥匙，能把咽喉危急重症紧闭的大门开启，使生命复苏，故题此书名。郑氏创制的"养阴清肺汤"一直沿用至今。

国家图书馆

理瀹骈文 （清）吴师机撰　清同治四年（1865）刻本

中医外治法专著。初名《外治医说》，后取《子华子》"医者理也，药者瀹也"之义，正文以骈文体撰写，故改名《理瀹骈文》。该书总结了中医外治理论与治疗方法，详述熏蒸熨烙、敷涂膏贴、点嗜擦掺、坐导搓抹等三十余法，对外治疗法的发展产生了重要影响。吴师机（1806—1886），字尚先，精外治，擅用膏药，有外治法宗师之誉。

中国中医科学院图书馆

导引图 （清）敬慎山房主人编绘　清抄彩绘本

全书以图为主，配文说明，包括图示24幅，功法24种。练习方法简单，实用性强，绘图精美。

中国中医科学院图书馆

黄帝针灸明堂图 明代挂轴

古代针灸图多为腧穴图，是根据《黄帝明堂经》及其注本、重编本绘制，故又称"明堂图”。出现于汉代，图例呈现多样化，主要的三种传承形式都是在正人、伏人、侧人三人图的基础上进行衍化、发展的。展图共四幅：正人明堂图、伏人明堂图、背侧明堂图、侧人明堂图。

中国中医科学院图书馆

普济杂方　（清）高世格译　清同治十一年（1872）北京刻本

蒙古文。介绍简易有效的速治杂病之方药，附有藏、蒙、汉三种文字的药名表，用满文来标注药名的汉文读音。据序文，本书于清同治十一年（1872）由阿拉善和硕亲王高世格编纂并刊刻成本，交予护国寺、隆福寺萧氏书商出售。

国家图书馆

本草图解　清宣统三年（1911）刻本

藏、蒙、汉文。本书以图解形式，收录植物、动物、器物、人体等方面内容。每图注以藏文名称，间有蒙古文、汉文名称。

国家图书馆

治疗指南　（明）毛拉阿日甫·忽炭尼撰　十七世纪后叶写本

察合台文。成书于十七世纪后半叶，记述把脉诊断方法，四类津液的特征等，对于研究维吾尔医药学具有参考价值。入选《第二批国家珍贵古籍名录》，名录号06736。

新疆维吾尔自治区维吾尔医药研究所

医药处方书　清抄本

察合台文。医药处方著作。入选《第三批国家珍贵古籍名录》，名录号09714。

中央民族大学少数民族古籍研究所

献药经　（清）期麻抄写　清嘉庆二十年（1815）抄本

彝文。《献药经》是一部重要的彝族殡葬礼仪经书。书内涉及采药献药的过程，回顾了彝族先民寻药、识药的艰难历程，讲解各种动植物药类的功用，使亡者享受人间的药礼，求得遗体清洁，亡灵健康。

国家图书馆

难经脉诀四卷　清抄本

满文。汉文原书为明代张世贤撰《图注八十一难经》、《图注王叔和脉诀》。其中《脉诀》，此满文本译有“诸穴所在”的文字部分以及“诸穴法图”。《难经》则从一难至八十一难，每难先文后图，为满文全译本，除个别图文略有删改外，其内容大体与汉文本《图注八十一难经》一致。

国家图书馆

东渐西被

神农本草经　（日）森立之辑　日本嘉永七年（1854）温知药室刻本

中国中医科学院图书馆

医心方　（日）丹波康奈撰　日本安政元年至万延元年（1854—1860）刻本

日本丹波康赖编纂的《医心方》是日本现存最早的一部大型综合性方书，成书于日本圆融天皇永观二年（984），即日本历史上著名的平安时期。该书仿照唐代重要医学典籍《外台秘要》的体例格式，辑录204种中国医书及文史类书籍，包含治法、用药、方剂、美容、养生、房中、诸药禁忌、食补等丰富的内容。

国家图书馆

重订古今方汇八卷　（日本）甲贺通元编　日本延享四年（1747）刻本

江户时代流传最广的处方集。书中罗列各门，纂集众方，便于病中参验。甲贺通元以1692年梅村出版的《古今方汇》为底本，增补48个处方，于1733年出版《删补古今方汇》。后再增补43个处方，即为此本。

国家图书馆

本草图四卷　（日本）稻生若水订补　日本刻本

开篇详列所征引书目达150余种，分类编

次；卷一、二为草属；卷三为木、谷、菜、果四属；卷四为金石、兽、禽、虫四部。药图生动，文字简要，记载药物性味、功能等。稻生若水（1665—1715），别名宣义、彰信，日本江户时代新本草学派的代表人物之一。郑振铎西谛旧藏。

国家图书馆

东医宝鉴二十三卷目录二卷　（朝鲜）许浚撰　明崇祯七年（1634）朝鲜内医院刻本

选摘我国明以前医籍予以分类编纂而成，内容宏富而有条理，在朝鲜医家所撰的汉方医著中最负盛名，对"高丽医学"的发展起了极大作用。南陵徐文达修养堂旧藏。

国家图书馆

济众新编八卷　（朝鲜）康命吉辑　朝鲜刻本

综合性医书。朝鲜正祖时期内医院典医康命吉于1799年编纂而成。该书系以《东医宝鉴》为蓝本，参阅《内经》、《难经》及历代方书20余种，删繁取要，间附己见，分类编成。卷一至七分述临床各科多种病证，首脉法，次证治；卷八为药性歌，可谓《东医宝鉴》的通俗普及本。

国家图书馆

中国近事报道　（法）李明著　法国巴黎　1697—1700年

Nouveaux mémoires sur l'état present de la Chine, par le P. Louis Le Comte (1655-1728). Paris: J. Anisson, 1697-1700.

李明字复初，法国耶稣会传教士。1684年受法国国王路易十四派遣来华传教。1687年，与张诚、洪若翰、白晋、刘应一同到达中国。1691年，李明回到法国任耶稣会长老。其后出版了《中国近事报道》和《论中国礼仪书》。在《中国近事报道》中他谈及中国医生通过抚脉诊病的事，说"他们已取得有关脉搏方面的特殊知识，这使中国人闻名于世界。黄帝创立医学已有四千多年，从那至今，中国人始终视脉搏学为整个医学的基础"。他还介绍了《内经》"粹刺"疗法。

国家图书馆

耶稣会士书简集　法国巴黎　1717—1774年

Lettres édifiantes et curieuses, écrites des missions étrangères, par quelques missionaires de la Compagnie de Jésus. Paris: Chez Nicolas le Clerc., 1717-1774.

来华传教士殷宏绪（Francois Xavier d'Entrecolles，1664-1741）、钱德明（Jean Joseph Marie Amiot，1718-1793）、韩国英（Pierre Martial Cibot，1727-1780）、巴多明（Dominique Parrenin，1665-1741）介绍过中国的天花人工接种技术。殷宏绪还分析了痘字构成与痘疹的联系，介绍了技术要点。

国家图书馆

中华帝国全志　（法）杜赫德著　法国巴黎　1735年

Description Géographique, Historique, Chronologique, Politique, et Physique de l'Empire de la Chine et de la Tartarie Chinoise. Composed by Jean-Baptiste Du Halde(1674-1743). Paris: P. G. Le Mercier, 1735.

第一个用欧洲文字公开出版的《本草纲目》节译本。其第三卷由清代早中期在华的27位著名传教士（包括卫匡国、南怀仁等）提供稿件，部分地摘译了《本草纲目》。通过此书，欧洲广大读者开始了解到《本草纲目》。

国家图书馆

中华帝国全志　（法）杜赫德著　理查德·布鲁克斯译　英国伦敦　1741年

The General History of China: Containing a Geographical, Historical, Chronological, Political and Physical Description of the Empire of China, Chinese-Tartary, Corea and Thibet. Translated by Richard Brookes(1945-　). London: J. Watts, 1741.

《中华帝国全志》在1736年和1738年曾分别由布鲁克斯（Richard Brookes）和爱德华·凯夫（Edward Cave, 1691-1754）译成英文。通过英译本，《本草纲目》在欧洲的影响越来越大。

国家图书馆

北京传教士关于中国历史、科学、艺术、风俗、习惯录

Mémoires concernant l'histoire, les sciences, les arts, les moeurs, les usages, &c. des chinois, par les missionaires de Pékin. Paris: Nyon, Libraire, 1776-1814.

在此书中，钱德明注释了《中国医学》，同时介绍了《内经》对心脏、血液循环的说法，并发现了血流的速度，说血在血管中每次搏动可以移动三尺，每天24小时就可移动15930米。

国家图书馆

中华金石　（法）德梅里编著　法国巴黎　1896年

Les Lapidaires Chinois, introduction, texte et traduction avec la collaboration de M.H. Courel. Composed by Ferdinand de Mély (1851-1935). Paris: Ernest Leroux, 1896.

18世纪前半期，欧洲学者始注意到《本草纲目》。据李约瑟考证，1720年法国医生范德蒙德（Jacques Frangçois Vandermonde，生卒年不详）赴澳门行医，1732年得到《本草纲目》。他对照书中所载药物，采集了80种矿物标本，编为《本草纲目中水火土金石诸部药物》，属于《本草纲目》金石部摘译本。但其译文在积压了164年之后，于1896年才通过德梅里的著作得以全部发表。

国家图书馆

中华医学　（德）许宝德著　德国莱比锡　1929年

Die chinesische Medizin zu Beginn des XX. Jahrhunderts und ihr historischer Entwicklungsgang. Composed by Franz Hübotter (1881-1967). Leipzig, 1929.

许宝德（Franz Hübotter），德国人，研究东方医史的著名学者，医学与哲学教授、汉学家，曾在上海同济大学任教，兼做内科医生，造诣深厚，著述颇丰。《中华医学》内容丰富，极具史料价值，其中包含《本草纲目》江西本附刊之一《濒湖脉学》的德译本。

国家图书馆

后 记

本书是2011年5月于国家图书馆举办的“中华珍贵医药典籍展”的展览图录。此次展览由中华人民共和国文化部、国家中医药管理局联合主办，国家图书馆（国家古籍保护中心）、中国中医科学院（全国中医行业古籍保护中心）承办，湖北省蕲春县人民政府、湖北省蕲春县李时珍纪念馆、北京藏医院、北京同仁堂（亳州）饮片有限责任公司等单位联合承办。为了配合此次展览的举办，我们精选60余件展品，撰写较为详细的解题，配以文献图片及相关插图，编辑了这本图录。

周和平馆长非常关心图录的出版，多次就相关问题做出指示。国家图书馆组织专家进行选目，撰写样稿。中国中医科学院、国家图书馆等单位的余瀛鳌、孟庆云、李鸿涛、裘俭、张家玮、林世田、唱春莲、杨照坤、刘波、张明锐、侯酉娟、刘玉玮、甄雪燕、万芳、杨峰、朱玲、王柳青、李敬华、张燕婴、吕金山、甄艳、李哲、张伟娜、李金花、胡辉平、李慧、彭福英、翁莹芳、朱志美、胡颖翀等同志共同参与了此书的撰写工作。初稿汇总后，张志清副馆长组织国家图书馆古籍馆和古籍保护中心办公室的部分工作人员进行集体讨论，提出修改意见，由李鸿涛、唱春莲、林世田、杨照坤、洪琰、刘波等进行了统稿。裘俭、杨照坤、赵大莹等为图录出版做了大量组织协调工作。可以说，本书的每一个篇章，都是集体智慧的结晶。书中每一篇解题都经过反复修改、增补，行文避免直接引用学术论著，力求在扎实严谨的学术研究基础之上，做到通俗易懂。总之，我们希望本书能反映中华医药学发展的概貌。在此，我们向参与撰稿、审稿的学者和同仁致以诚挚的谢意。

本书吸收学术界大量的研究成果，解题的内容主要取自相关专家的研究论著。解题后附参考文献，为有兴趣的读者提供延伸阅读的线索。在此向为该文献的研究作出贡献的学者致敬。

本书的出版得到了国家图书馆出版社领导的大力支持，责任编辑孙彦、王燕来付出了辛勤的劳动。由于本书的编辑者也承担着其他繁重工作，加之时间短促，匆忙成书，疏漏之处在所难免，敬请读者不吝赐教。

编 者

2011年5月10日

靈蘭集萃

Treasury of Pharmacopoeia

Exhibition Illustrations of Rare Traditional Chinese Medicine Books